国家职业教育医学检验技术专业教学资源库配套教材

高等职业教育医学检验技术专业课－岗－证
一体化新形态系列教材

免疫学检验技术

主编　马春玲　胡　荣　宇芙蓉

高等教育出版社·北京

内容简介

本书是国家职业教育医学检验技术专业教学资源库配套教材，也是高等职业教育医学检验技术专业课-岗-证一体化新形态系列教材之一。

全书分免疫学基础理论、免疫学检验技术、临床免疫学检验及应用三篇，共二十三章，涵盖了免疫学检验技术的基本理论、基础知识、基本操作技能和临床常见疾病的免疫学检验。

本书各章章首设有“学习目标”“思维导图”，引导学生学习。正文中穿插有“知识链接”“知识拓展”“病例分析”等模块，增强教材的趣味性和思想性；链接有微课、视频、动画等数字化资源，帮助学生自主学习。每章后附有思考题，链接有在线测试，以检测学习效果。本书还配套建设有数字课程，学习者可以登录“智慧职教”网站（www.icve.com.cn）浏览课程资源，详见“智慧职教”服务指南。教师可以发送邮件至编辑邮箱 gaojiaoshegaozhi@163.com 获取教学课件。

本书可供高等职业教育医学检验技术、卫生检验与检疫技术及临床医学、口腔医学、护理等相关医学专业学生使用。

图书在版编目（CIP）数据

免疫学检验技术 / 马春玲，胡荣，宇芙蓉主编. --北京 ：高等教育出版社，2023.9
ISBN 978-7-04-060184-8

Ⅰ. ①免… Ⅱ. ①马… ②胡… ③宇… Ⅲ. ①免疫学-医学检验-高等职业教育-教材 Ⅳ. ①R446.6

中国国家版本馆CIP数据核字(2023)第035623号

MIANYIXUE JIANYAN JISHU
免疫学检验技术

策划编辑 陈鹏凯　责任编辑 陈鹏凯　封面设计 王 鹏　版式设计 杜微言
责任绘图 李沛蓉　责任校对 任 纳 高 歌　责任印制 高 峰

出版发行 高等教育出版社
社　　址 北京市西城区德外大街4号
邮政编码 100120
印　　刷 广东新京通印刷有限公司
开　　本 787 mm×1092 mm 1/16
印　　张 20.5
字　　数 460千字
购书热线 010-58581118
咨询电话 400-810-0598
网　　址 http://www.hep.edu.cn
　　　　 http://www.hep.com.cn
网上订购 http://www.hepmall.com.cn
　　　　 http://www.hepmall.com
　　　　 http://www.hepmall.cn
版　　次 2023年9月第1版
印　　次 2023年9月第1次印刷
定　　价 43.00元

物 料 号 60184-00

“智慧职教”服务指南

“智慧职教”（www.icve.com.cn）是由高等教育出版社建设和运营的职业教育数字教学资源共建共享平台和在线课程教学服务平台，与教材配套课程相关的部分包括资源库平台、职教云平台和 App 等。用户通过平台注册，登录即可使用该平台。

● **资源库平台：为学习者提供本教材配套课程及资源的浏览服务。**

登录“智慧职教”平台，在首页搜索框中搜索“免疫学检验技术”，找到对应作者主持的课程，加入课程参加学习，即可浏览课程资源。

● **职教云平台：帮助任课教师对本教材配套课程进行引用、修改，再发布为个性化课程（SPOC）。**

1. 登录职教云平台，在首页单击“新增课程”按钮，根据提示设置要构建的个性化课程的基本信息。

2. 进入课程编辑页面设置教学班级后，在“教学管理”的“教学设计”中“导入”教材配套课程，可根据教学需要进行修改，再发布为个性化课程。

● **App：帮助任课教师和学生基于新构建的个性化课程开展线上线下混合式、智能化教与学。**

1. 在应用市场搜索“智慧职教 icve”App，下载安装。

2. 登录 App，任课教师指导学生加入个性化课程，并利用 App 提供的各类功能，开展课前、课中、课后的教学互动，构建智慧课堂。

“智慧职教”使用帮助及常见问题解答请访问 help.icve.com.cn。

《免疫学检验技术》编写人员

主　编　马春玲　胡　荣　宇芙蓉

副主编　旷兴林　王江南　吴　静

编　者（以姓氏笔画为序）

马春玲（山东医学高等专科学校）
王　芳（南京医科大学）
王玉芳（泉州医学高等专科学校）
王江南（宜春职业技术学院）
刘孝桢（四川卫生康复职业学院）
刘琳琳（山东医学高等专科学校）
宇芙蓉（安徽医学高等专科学校）
孙业富（扬州市职业大学）
阳　莉（四川中医药高等专科学校）
李　瑜（益阳医学高等专科学校）
李庆华（岳阳职业技术学院）
吴　静（福建卫生职业技术学院）
吴阿阳（福建医科大学附属漳州市医院）
旷兴林（重庆医药高等专科学校）
郑　珍（辽宁医药职业学院）
胡　荣（永州职业技术学院）

前　言

本书是为贯彻落实国务院《国家职业教育改革实施方案》及《国务院关于深化医教协同进一步推进医学教育改革与发展的意见》的有关精神，进一步应用推广国家职业教育医学检验技术专业教学资源库建设成果，结合高等职业教育医学检验技术及相关医学专业的特点而编写的课–岗–证一体化新形态系列教材之一。

免疫学检验技术作为医学检验技术专业的一门重要专业课程，在临床实践中的作用越来越重要。本书的编写具有鲜明的高等职业教育特色，力求反映免疫学检验的新技术、新方法，适应职业教育的发展需求，以打牢基础理论、基本知识、基本技能，力求思想性、科学性、先进性、启发性、适用性，同时突出培养动手能力、提高实践技能，使学生具备系统的免疫学检验知识与扎实的实践操作技能，能够胜任临床免疫学检验工作的需求。

党的二十大报告指出必须坚持科技是第一生产力、人才是第一资源、创新是第一动力，深入实施科教兴国战略、人才强国战略、创新驱动发展战略，开辟发展新领域新赛道，不断塑造发展新动能新优势。为贯彻党的教育方针，培养造就德才兼备的高素质医学检验技术人才，落实立德树人根本任务，同时针对信息时代教育技术的发展及高职学生的特点，主编和所有编者制定了本教材的基本框架。全书分为三篇，第一篇为免疫学基础理论，包括第一至第五章，主要介绍基本理论和基本概念，各章内容按照学生循序渐进的认知特点进行科学合理的调整。第二篇为免疫学检验技术，包括第六章至第十五章，各种临床常用的免疫检验技术，如放射免疫技术、金免疫技术、化学发光免疫技术及免疫组织化学技术均独立成章，进行全面的介绍。第三篇为临床免疫学检验及应用，包括第十六章至第二十三章，涉及感染性疾病免疫学检验、超敏反应性疾病免疫学检验、自身免疫性疾病检验、免疫缺陷病及检验、免疫增殖病及检验、肿瘤标志物检验等内容。

本书各章章首设有“学习目标”“思维导图”，引导学生学习。正文中间穿插有“知识链接”“知识拓展”“病例分析”等模块，增强教材的趣味性和思想性；链接有微课、视频、动画等数字化资源以帮助学生自主学习。每章后附有思考题；链接有在线测试，以促使学生强化练习，实现学习方式多元化。本书在国家职业教育医学检验技术专业教学资源库配套建设有数字课程，内含丰富的教学资源，以期对线上线下混合式教学改革提供支撑。

本书凝结了 14 所高职院校的专业骨干教师，以及部分临床一线工作者的心血和汗水，在此向参与教材编写的各位编者表示衷心的感谢！鉴于我们学术水平和写作能力有限，又由于免疫学理论和技术发展迅速，内容多、时间紧、任务重，本书难免存在疏漏和不足，敬请广大师生在使用过程中提出宝贵意见和建议，以便使本书再版时能更加完善。

马春玲　胡　荣　宇芙蓉

2022.12

目　录

第一篇　免疫学基础理论

第二篇　免疫学检验技术

第一篇　免疫学基础理论

第一章　免疫学检验技术概论

第一章
思维导图

学习目标

1. 掌握免疫学的基本概念，免疫系统的三大功能。
2. 熟悉免疫学检验的方法分类及其应用范围。
3. 了解免疫学的发展简史。
4. 能正确地理解和描述免疫学的基本概念。

第一节　免疫学的基本概念

免疫学（immunology）是研究机体免疫系统结构、功能及其与疾病关系的学科。医学免疫学是研究人体免疫系统组成和功能、免疫应答规律和效应、免疫功能异常所致疾病及其发生机制，以及免疫学诊断、预防和治疗的一门科学。

一、免疫的概念

追溯“免疫”的词源发现，免疫（immunity）一词源于拉丁文“immunitas”，其原意为免除税赋及差役，引入医学则指免除瘟疫即传染病。早在2 000多年前，人们就发现了某些传染病患者康复后不会再患同样传染病的事实。这一现象表明，人得过某种传染病后机体会对该种传染病产生抵抗力。因此，传统免疫概念认为免疫就是机体抗感染的防御能力。机体的免疫功能是由一个完善的免疫系统来完成的。随着免疫学研究的不断深入，人们发现机体的免疫系统除了能清除入侵体内的病原生物，还能识别和清除体内发生突变的肿瘤细胞、衰老死亡的细胞及其他有害成分。后来人们又把那些能够激发机体产生免疫力的物质称为抗原。因此，现代免疫学将免疫定义为机体免疫系统识别和清除抗原性异物，维持自身生理平衡和稳定的功能。

二、免疫应答的类型

免疫应答是指机体免疫系统对抗原刺激所产生的以排除抗原为目的的生理过程。根据免疫应答识别的特点、获得形式以及效应机制，可分为固有免疫（innate immunity）和适应性免疫（adaptive immunity）两大类。固有免疫亦称为先天性免疫或非特异性免疫；适应性免疫亦称为获得性免疫或特异性免疫。固有免疫和适应性免疫是相辅相成、密不可分的。固有免疫往往是适应性免疫的先决条件，为适应性免疫应答的识别准备了条件，适应性免疫应答的效应分子可大大地促进固有免疫应答。

三、免疫系统的组成

免疫系统（immune system）是机体执行免疫应答及免疫功能的重要系统，由免疫器官、免疫细胞和免疫分子组成。免疫器官由骨髓、胸腺、脾脏、淋巴结、扁桃体、小肠集合淋巴结、阑尾等组成；免疫细胞由淋巴细胞、单核吞噬细胞、中性粒细胞、嗜碱粒细胞、嗜酸粒细胞、肥大细胞、血小板等组成；免疫分子由补体、免疫球蛋白、干扰素、白细胞介素、肿瘤坏死因子等组成。

四、免疫系统的功能

免疫系统具有识别和排除抗原性异物，与机体其他系统相互协调共同维持机体内环境稳定和生理平衡的功能。因此，免疫系统的功能可概括为免疫防御、免疫监视和免疫稳定三个方面。

（一）免疫防御

免疫防御是指机体防止外界病原体的入侵和清除已入侵的病原体（如细菌、病毒、真菌、寄生虫等）及其他有害物质的功能。该功能正常时，主要表现为抗感染免疫。而异常时，如反应过低或缺失，则会出现免疫缺陷，表现为严重感染，如艾滋病；如反应过强、持续时间过长，则可在清除病原体的同时导致机体的组织损伤或生理功能紊乱，发生超敏反应，如青霉素过敏性休克等。

（二）免疫监视

免疫监视是指机体免疫系统识别和清除因突变而产生的肿瘤细胞，阻止肿瘤发生的功能。当免疫监视功能低下时可导致肿瘤等疾病的发生。

（三）免疫稳定

免疫稳定是指机体免疫系统通过自身免疫耐受和免疫调节两种机制来实现免疫系统内环境稳定的功能。免疫系统对自身组织成分不发生免疫清除时称为自身免疫耐受，一旦自身免疫耐受状态被打破或免疫调节功能发生紊乱，就会导致自身免疫病的发生，如类风湿性关节炎。

综上所述，免疫系统的三大功能能否实现取决于免疫系统能否正确地识别“自己”和“非己”性的物质。免疫过程犹如一把双刃剑：当免疫功能正常时，其可对机体起到抗感染、抗肿瘤、维护自身稳定的保护作用；而一旦免疫功能发生紊乱时，就会影响健康，直接导致免疫性疾病的发生。长期的医学研究表明，人类的绝大多数疾病的发生、发展都与免疫功能异常有关。即便某些疾病的起因并非异常免疫，但其转化过程还是与免疫反应有关。

微课：免疫学基本概念

第二节　免疫学发展简史

一、经验免疫学时期（公元 400 年至 18 世纪末）

（一）人痘苗预防天花

大约在公元 11 世纪，我国民间就有人用人痘苗预防天花。天花是一种烈性传染病，死亡率极高，曾给人类造成毁灭性打击。在与该传染病作斗争的过程中，我国民间中医发明了人痘苗，明朝已经广泛使用人痘苗来预防天花，并先后传至东南亚、远东和欧洲等世界各地。

（二）琴纳发现牛痘苗

公元 18 世纪后期，英国乡村医生爱德华・琴纳（Edward Jenner）观察到挤奶女工感染牛痘后不会得天花的现象，他推测感染牛痘可能具有预防天花的作用。其后他从一位挤奶女工手背上的牛痘里吸取了少量脓汁，接种在一名 8 岁男孩身上，经多次接种，确认接种牛痘苗可以预防天花，并于 1798 年发表了相关论文。接种牛痘苗预防天花较接种人痘苗安全有效，是一个划时代的贡献。

二、科学免疫学时期（18 世纪末至 20 世纪中叶）

这个时期人们对机体免疫功能的认识进入到科学实验时期。1881 年路易斯・巴斯德（Louis Pasteur）用高温培养法获得了炭疽杆菌减毒株，用于炭疽病的预防；继之他又用动物传代和干燥法获得了狂犬病病毒减毒株，制备成狂犬疫苗，为人类预防狂犬病做出了贡献。1890 年，德国科学家贝林（Behring）和日本科学家北里柴三郎（Kitasato）将白喉外毒素给动物免疫，在免疫动物血清中获得一种能中和白喉外毒素的抗毒素成分，并用其成功救治了一名白喉患儿。抗毒素的问世，开创了人工被动免疫的先河。贝林也因此获第一届诺贝尔生理学或医学奖。

1883 年，俄国学者梅契尼科夫（Metchnikoff）提出了细胞免疫的假说即吞噬细胞理论，认为吞噬细胞是执行抗感染免疫作用的细胞。1890 年，兴起了体液免疫的研究，学界提出了抗原抗体的概念，建立了体液免疫学说。1897—1974 年，科学家相继提出了抗体产生的侧链学说、克隆选择学说和免疫网络学说，这三大免疫学理论对免疫学的深入研究产生了深远的影响。

三、现代免疫学时期（20 世纪中叶至今）

20 世纪中后期，分子生物学的迅速发展大大地推动了免疫学理论和技术的发展。1978 年，日本生物学家利根川进（Susumu Tonegawa）应用基因重排技术，揭示了抗体多样性的遗传学基础。1984 年马克・戴维斯（Mark Davis）等成功克隆了 T 细胞受体的基因。随着基因工程技术的应用，重组型的细胞因子已被广泛应用于临床治疗中。1975年，科勒（Kohler）和米尔斯（Milstein）创立了杂交瘤技术，以用来大量制备单克隆抗体，为基础医学和临床医学研究提供了广阔的应用前景。1976年，摩根（Morgan）等建立了T淋巴细胞克隆技术，该项技术的应用有力地推动了细胞免疫学的发展。近20年来，核酸杂交、基因工程、多聚酶链式反应、转基因动物等分子生物学技术的应用，推动了免疫球蛋白分子、补体分子、T细胞受体分子、细胞因子以及MHC分子等的基因结构、功能及其表达机制的研究。

知识拓展

免疫学发展与诺贝尔奖

在诺贝尔奖颁发的100多年的历程中，生理学或医学奖至今有16次颁发给了免疫学领域的科学发现。1901年，第一届诺贝尔生理学或医学奖颁给了使用抗毒素治疗白喉病的贝林（Behring）。1908年，诺贝尔生理学或医学奖同时授予免疫学的体液免疫和细胞免疫理论的创始人保罗·埃尔利希（Paul Ehrlich）和梅契尼科夫（Metchnikoff），这被认为是免疫学诞生的标志。此后，诺贝尔奖的颁发又见证了免疫学从免疫化学向生物免疫学的转型发展。最近的一次是2018年，美国免疫学家詹姆斯·艾利森（James P Alison）和日本免疫学家本生庶佑（Tasuku Honjo）因为在肿瘤免疫领域的突出贡献，荣获2018年诺贝尔生理学或医学奖。纵观诺贝尔奖颁发的历史，它基本涵盖了免疫学的发展历史，其中多次重大免疫学研究成果的获奖，更是印证了免疫学发展若干时期的历史节点。

第三节 免疫学检验技术的概述

一、免疫学检验技术的性质和任务

免疫学检验技术是医学检验技术专业的核心课程之一，主要分为免疫学基础理论和检验技术及其临床应用两部分。本课程以生理学、微生物学等课程为基础，后续课程有微生物学检验、临床输血检验技术、血液学检验等课程。免疫学检验技术以其特异性强、灵敏度高、结果稳定、方便快捷等特点，已发展成为一种微量分析方法，其应用范围已遍及医学和其他生物学科检验的各个领域，与多门课程相互交叉、渗透。

本课程的教学任务是掌握免疫学基本理论、免疫学检验技术方法，运用所学理论和技术辅助诊断临床常见免疫性疾病。着重培养学生理解、观察、分析和解决问题的能力，同时培养学生认真、细致、一丝不苟和实事求是的科学态度，完成以人为本、教书育人的目的。为学生将来从事临床医疗、公共卫生和相关医疗仪器试剂的研发、生产和销售打下良好的基础。

免疫学检验技术是研究免疫学技术及其在医学检验领域应用的一门学科。在临床上应用免疫学原理和方法对传染病、免疫性疾病等患者进行免疫功能的测定，由于免疫学检测具有高度特异性和敏感性，常用来作为一些疾病的辅助诊断方法。

二、免疫学检验技术的教学目标

（一）知识目标

1. 掌握免疫学检验基础理论　免疫学基本概念、抗原的概念和特点、免疫系统的组成和功能、免疫应答的过程、免疫学防治。

2. 掌握免疫学检验技术　抗体的制备、经典技术中的凝集反应和沉淀反应、各种标记技术、免疫细胞的分离和功能检测、各种技术的方法学评价。

3. 掌握临床免疫及检验　感染性疾病、超敏反应性疾病、自身免疫病、免疫缺陷病、免疫增殖病、器官移植及肿瘤标志物的免疫学检验。

（二）能力目标

1. 能描述人体免疫系统的组成和功能。
2. 学会如何应用免疫学理论对疾病进行预防和治疗。
3. 学会临床常见免疫学检验项目的操作过程并正确地进行临床意义分析。
4. 能正确地使用免疫学检验技术中常用的仪器，并能进行适当的维护和保养。

（三）素质目标

1. 具有热爱生命、献身医学事业的职业精神和实事求是、严谨踏实的工作作风。
2. 提高学生的自学能力，增强学生的逻辑思维、抽象思维及综合分析和解决问题的能力，启发学生的创新能力。
3. 具有生物安全意识，防止院内感染和自身感染，具有良好的沟通能力和社会适应能力。
4. 遵纪守法，具有良好的职业道德素养。

第四节　免疫学检验技术的应用和发展趋势

一、免疫学检验技术的方法分类

目前，临床常用的免疫学检验技术方法主要有两类：体液免疫检测法、细胞免疫检测法。

（一）体液免疫检测法

抗原抗体反应可以发生在体内，也可以发生在体外。在体内可表现为溶细胞、杀菌、促进吞噬、中和毒素或引起免疫病理损伤等；在体外可出现凝集、沉淀和细胞溶解等多种可见反应。由于抗体主要存在于血清中，临床上多用血清标本进行试验，故体外的抗原抗体反应过去曾被称为血清学反应。常见的抗原抗体反应类型有凝集反应、沉淀反应和免疫标记技术相关的抗原抗体反应，其中常用的免疫标记技术有酶免疫技术、荧光免疫技术、放射免疫技术等。抗原抗体反应的特点主要有特异性、可逆性、比例性和阶段性。

（二）细胞免疫检测法

特异性细胞免疫是由 T 细胞介导的，因此有关细胞免疫功能的检测多是检查 T 细胞或其所产生的细胞因子。测定机体外周血中 T 细胞的数量和免疫功能，对于了解体内的免疫状态有重要的意义，特别是研究免疫缺陷病、自身免疫病、肿瘤免疫以及细胞内病原体感染等疾病过程中免疫功能的变化。检测细胞免疫功能的方法，可分体外测定法和体内测定法两大类。体外测定法主要有 E 花环试验、淋巴细胞转化试验、T 细胞亚群测定、NK 细胞活性测定和细胞因子测定等。体内测定法主要是皮肤试验，是根据迟发型变态反应的发生机制建立的试验方法。其具体操作方法是将定量的抗原注入皮内，若注射局部出现红肿、硬结，为阳性反应。由于迟发型变态反应的发生本质是细胞免疫应答，所以本实验不仅可以检测受试者是否对某种抗原具有特异性细胞免疫反应能力，而且可以检测受试者细胞免疫功能状态。测定 T 细胞的数量和功能，对了解机体的细胞免疫状况，药物等对免疫功能的影响以及免疫性疾病等过程中免疫功能的改变具有重要的意义。

二、免疫学检验技术的应用范围

（一）用于免疫性疾病的诊断

机体内若出现免疫细胞、免疫复合物、抗体、补体及 MHC 分子等异常时，就会发生自身免疫病、免疫增殖病、免疫缺陷病及超敏反应等免疫性疾病。在临床上利用免疫学检验技术就可以诊断上述各种疾病。

（二）用于感染性疾病的诊断

在临床实践中，一般对病原生物感染常用检测抗原或抗体的方法进行诊断。由于机体被病原生物感染后，免疫系统受到来源于病原体的抗原刺激，血清中出现相对应的特异性抗体，用免疫学技术检测这些抗体，可辅助临床医生对疾病进行诊断。相反，利用含有某种病原体抗原的特异性抗体的诊断血清检测相应的病原体及其抗原，可为传染病的诊断提供实验依据。

（三）用于肿瘤的诊断

当肿瘤发生时，恶性肿瘤细胞，或由恶性肿瘤细胞产生的异常物质，以及宿主对肿瘤的刺激反应而产生的物质均可以作为肿瘤检测的靶分子。应用免疫学检验技术检测这些靶分子（肿瘤抗原、抗肿瘤抗体或其他肿瘤标志物），有助于肿瘤患者的诊断、免疫功能状态的评估、疗效跟踪观察以及复发的监控。

（四）在器官移植方面的应用

在器官移植的前后，免疫学检验技术对于供者的选择、移植后受者免疫功能状态及移植物存活的检测，发挥着重要的作用。

（五）其他方面的应用

免疫学检验技术还广泛应用于血型的鉴定、血液细胞的检测以及血液免疫病的诊断。机体内微量的酶、激素、蛋白质、药物和毒品等也可以利用免疫学检验技术进行检测。

随着免疫学检验技术的快速发展，许多与免疫无关的物质亦可特殊处理之后作为免疫原来制备其相应抗体并用于相关物质的测定，具有高度的特异性和敏感性，广泛应用于法医学、卫生学、兽医学、药物检定、海关检疫及农业、林业等各个领域。

三、免疫学检验技术的发展趋势

免疫学理论和技术的迅速发展，免疫学检验技术由仅能定性或半定量、低灵敏度、耗时费力的检验，发展为高灵敏度和高特异性的快速检测，为生命科学的研究提供了强有力的工具。在抗原制备方面由简单的组织和细胞裂解物提取，逐渐出现了基因工程抗原、融合蛋白抗原和多肽抗原片段等，减少了非特异性抗原成分，提高了免疫反应的特异性。在抗体的制备方面，由多克隆、单克隆抗体向基因工程抗体和双功能抗体转变。检测系统也实现了自动化、集成化和微型化，大大地提高了相关疾病的诊断水平和诊断速度。随着免疫学实验操作的规范化和标准化，免疫学检验技术的准确性和可重复性进一步增强，越来越多的实验室之间可以相互认可检测结果。这一发展趋势预示着将有更多有关生命现象的未解之谜会得到揭示，人类健康将会得到更好的维护。

微课：教师寄语

（马春玲）

思 考 题

第一章在线测试

1. 免疫应答的基本类型有哪些？其相互关系如何？
2. 免疫系统的功能有哪些？免疫功能正常和异常时可有哪些表现？
3. 临床常用的免疫学检验技术方法有哪些类型？

第二章　免疫系统

学习目标

1. 掌握免疫系统的组成、免疫器官的组成和功能、免疫细胞的分类。
2. 熟悉淋巴细胞的主要膜分子及其功能。
3. 了解免疫器官的结构。
4. 能正确地描述免疫系统的组成和主要功能。

第二章
思维导图

免疫系统（immune system）是在生物种系发育、进化过程中逐步建立和完善的，是人和高等动物执行免疫功能，维持自身稳定的组织系统。免疫系统由免疫器官、免疫细胞和免疫分子组成。

第一节　免疫器官

免疫器官（immune organ）按其发生和功能不同分为中枢免疫器官和外周免疫器官，二者通过血液循环和淋巴循环互相联系构成免疫系统的完整网络（图 2-1）。

一、中枢免疫器官

中枢免疫器官（central immune organ）是免疫细胞发生、分化、发育和成熟的场所，并对外周免疫器官的发育起主导作用。人或其他哺乳动物的中枢免疫器官包括骨髓和胸腺，禽类还有法氏囊（腔上囊），功能相当于骨髓。

（一）骨髓

骨髓（bone marrow）位于骨髓腔内，是各类血细胞和免疫细胞的发源地。骨髓中的造血干细胞（hematopoietic stem cell，HSC）分化为髓样干细胞和淋巴样干细胞，后者进一步发育为各种淋巴细胞的前体细胞，一部分在骨髓中继续分化为成熟 B 细胞和自然杀伤细胞（nutural killer，NK），另一部分随血流进入胸腺，发育为成熟 T 细胞。另外，骨髓也是发生再次体液免疫应答后产生抗体的主要部位。

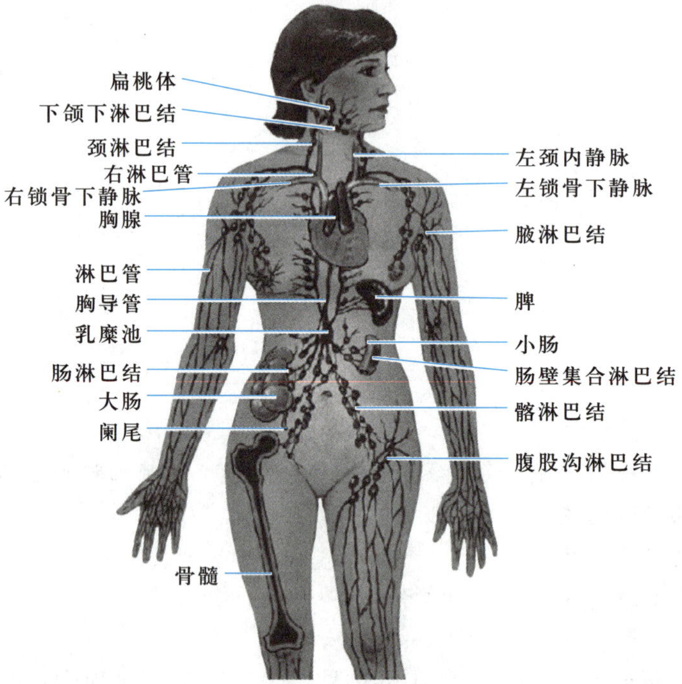

图 2-1　人体免疫器官的分布

（二）胸腺

胸腺（thymus）位于胸腔纵隔上方、胸骨后方，由不对称左、右两叶组成，其大小和结构有明显的年龄差异，新生儿期胸腺重量为 15~20 g，青春期可达 30~40 g，老年期胸腺明显缩小，皮质和髓质被脂肪组织取代，免疫功能减退。

胸腺是 T 细胞分化、成熟的场所，从骨髓迁入胸腺的 T 细胞前体（胸腺细胞）循被膜下→皮质→髓质移行，在胸腺微环境中，经过阳性选择和阴性选择过程，90% 以上的胸腺细胞发生凋亡，少部分胸腺细胞获得 MHC 限制性和自身免疫耐受，发育成熟为初始 T 细胞（$CD4^+$T 细胞和 $CD8^+$T 细胞），经血液循环至外周免疫器官。

二、外周免疫器官

外周免疫器官（peripheral immune organ）是成熟淋巴细胞（T、B 细胞）定居的场所，也是淋巴细胞对外来抗原产生免疫应答的主要部位。外周免疫器官包括淋巴结、脾和黏膜相关淋巴组织。

（一）淋巴结

人体的淋巴结（lymph node）有 500~600 个，广泛分布于全身非黏膜部位的淋巴通道汇集处。

1. 淋巴结的结构　淋巴结实质由皮质和髓质两部分组成（图 2-2），皮质分为浅皮

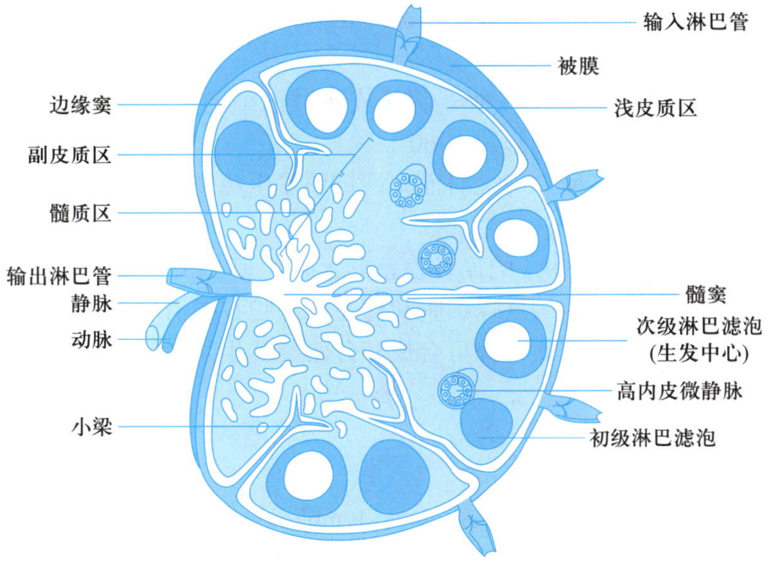

图 2-2 淋巴结的结构模式图

质区和深皮质区（又称副皮质区）。浅皮质区是 B 细胞定居的场所，大量 B 细胞聚集成初级淋巴滤泡。受抗原刺激后，淋巴滤泡内出现生发中心，内含增殖分化的 B 淋巴母细胞，后者转移至髓质的髓索并分化为浆细胞产生抗体。副皮质区是 T 细胞定居的场所，内含由组织转移而来的树突状细胞。副皮质区内有高内皮微静脉（high endothelial venule，HEV），是沟通血液循环和淋巴循环的重要通道。髓质由髓索和髓窦组成，髓索内含 B 细胞和浆细胞，髓窦内含巨噬细胞，有较强的滤过作用。

2. 淋巴结的功能

（1）T 细胞和 B 细胞定居的场所　淋巴结是成熟 T 细胞和 B 细胞的主要定居部位，其中 T 细胞约占淋巴结内淋巴细胞总数的 75%，B 细胞约占 25%。

动画：淋巴结的功能

（2）发生初次免疫应答的场所　抗原通过淋巴液进入淋巴结，分别激活 T 细胞和 B 细胞，使其分别分化为效应 T 细胞和浆细胞，后者可产生抗体。

（3）过滤作用　侵入机体的病原微生物、毒素或其他有害异物，随淋巴液进入局部淋巴结，被淋巴窦内的吞噬细胞吞噬清除，从而起到净化淋巴液的作用。

（4）参与淋巴细胞再循环　来自血液循环的 T 细胞和 B 细胞穿过 HEV 进入淋巴结实质，再迁移至髓窦，后经输出淋巴管汇入胸导管，最终经左锁骨下静脉返回血循环。

动画：淋巴细胞再循环

（二）脾

脾是人体最大的外周免疫器官，具有造血、贮血及对血源性抗原发生免疫应答等功能，在结构上不与淋巴管道相通。

1. 脾的结构　脾实质可分为白髓和红髓。白髓相当于淋巴结的皮质，围绕中央动脉分布的动脉周围淋巴鞘富含 T 细胞、少量树突状细胞和巨噬细胞，动脉周围淋巴鞘旁的脾小结富含 B 细胞和少量巨噬细胞等。红髓由脾索和脾血窦组成，脾索内含 B 细胞、浆细胞、巨噬细胞和树突状细胞。脾血窦内含大量巨噬细胞，可吞噬血液中的异物等。

2. 脾的功能

（1）T 细胞和 B 细胞定居的场所　脾是成熟淋巴细胞定居的场所，其中 T 细胞约占脾淋巴细胞总数的 40%，B 细胞约占 60%。

（2）发生免疫应答的场所　脾是对血源性抗原发生免疫应答的主要场所，是体内产生抗体的主要器官。

（3）过滤作用　体内约 90% 的循环血液流经脾，其内的病原体、衰老死亡的自身血细胞及其他异物，可被脾内的巨噬细胞和树突状细胞吞噬清除，使血液得到净化。

（4）合成某些生物活性介质　脾可合成和分泌某些生物活性介质，如补体成分和细胞因子等。

（三）黏膜相关淋巴组织

黏膜相关淋巴组织（mucosal-associated lymphoid tissue，MALT）主要指胃肠道、呼吸道、泌尿生殖道等黏膜固有层和上皮细胞下散在的淋巴组织，以及带有生发中心的淋巴组织，如扁桃体、阑尾等。在黏膜局部抗感染免疫防御中发挥重要的作用。在 MALT 中含大量产生分泌型 IgA（SIgA）的 B 细胞，SIgA 经黏膜上皮细胞分泌至黏膜表面，发挥局部抗感染作用。

第二节　免 疫 细 胞

免疫细胞（immune cell）是指参与免疫应答或与免疫应答有关的细胞及其前体细胞，主要包括淋巴细胞、抗原提呈细胞及其他免疫细胞。

一、淋巴细胞

淋巴细胞（lymphocyte）是构成机体免疫系统的主要细胞群，在机体免疫应答中起核心作用，其显著特征是具有异质性，可分为表型和功能不同的细胞群，如 T 淋巴细胞、B 淋巴细胞和大颗粒淋巴细胞等。

（一）T 淋巴细胞

T 淋巴细胞（T lymphocyte）来源于胸腺，简称 T 细胞，介导细胞免疫应答，在胸腺依赖性抗原（TD-Ag）介导的体液免疫应答中亦发挥重要的辅助作用。

微课：T 淋巴细胞

1. T 细胞的表面分子及其作用　T 细胞表面表达多种不同的膜分子，它们参与 T 细胞识别抗原、活化、增殖、分化及效应功能的发挥，其中一些分子亦是 T 细胞及其亚群重要的表面标志。

（1）TCR-CD3 复合物　T 细胞抗原受体（T cell receptor，TCR）是由两条不同的肽链组成的异二聚体，是 T 细胞表面的特征性标志。构成 TCR 的肽链有 α、β、γ 和 δ 四种类型，根据所含肽链不同，TCR 分为 TCR$\alpha\beta$ 和 TCR$\gamma\delta$ 两种类型，体内大多数 T

细胞表达 TCRαβ。TCR 与 CD3 通过非共价键结合，形成 TCR-CD3 复合物（图 2-3），TCR 的作用是识别抗原，但不能直接识别抗原表面的表位，只能特异性识别抗原提呈细胞或靶细胞表面的抗原肽-MHC 分子复合物，TCR 识别抗原所产生的活化信号通过 CD3 转导至 T 细胞内。

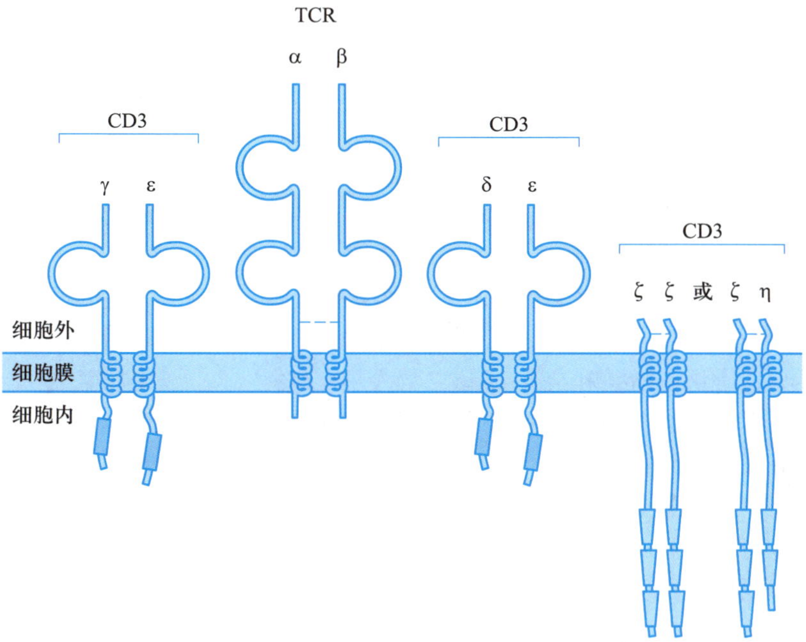

图 2-3 TCR-CD3 复合物结构模式图

（2）CD4 和 CD8　成熟 T 细胞只表达 CD4 或 CD8，即 $CD4^+T$ 细胞或 $CD8^+T$ 细胞。CD4 是单链跨膜蛋白，可与 MHC Ⅱ类分子结合（图 2-4）；CD8 是 α 和 β 链组成的异二聚体，两条肽链均为跨膜蛋白，可与 MHC Ⅰ类分子结合（图 2-5）。它们之间的识别

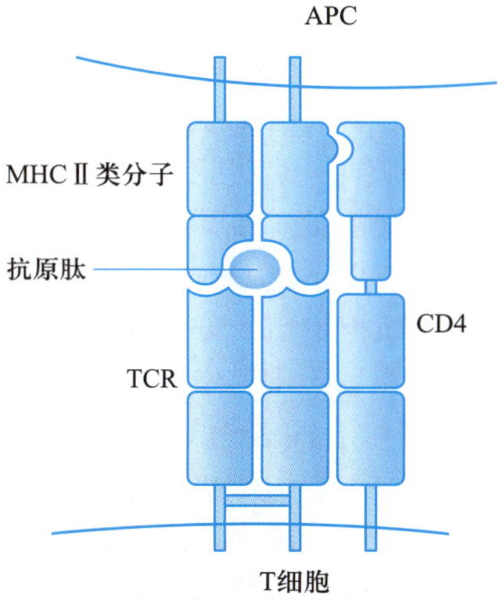

图 2-4 CD4 分子结构及其配体

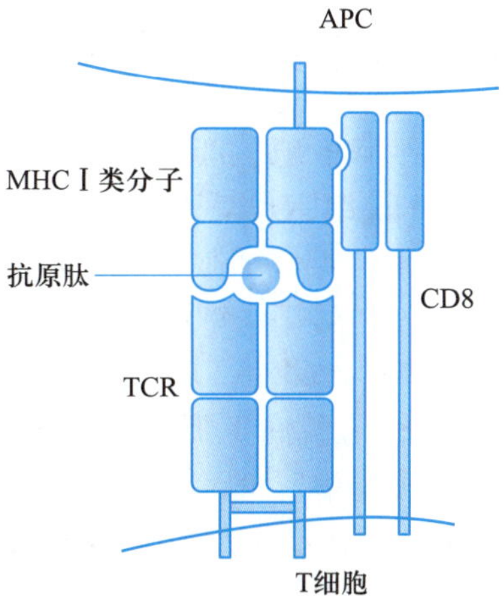

图 2-5 CD8 分子结构及其配体

结合，可增强 T 细胞与抗原提呈细胞（APC）之间的相互作用，辅助 T 细胞活化。此外，CD4 和 CD8 亦参与 TCR 识别抗原所产生的活化信号的转导过程。

CD4 是人类免疫缺陷病毒（HIV）的受体，HIV 的 gp120 与 CD4 结合是 HIV 侵入感染 $CD4^+$T 细胞的重要机制。

（3）协同刺激分子　是 T 细胞完全活化提供协同刺激信号的细胞表面分子及其配体。初始 T 细胞的完全活化需要双信号的刺激，第一信号由 TCR 识别抗原提呈细胞表面的抗原肽-MHC 分子复合物产生，经 CD3 分子将信号转导至细胞内。第二信号（又称协同刺激信号）由抗原提呈细胞或靶细胞表面的协同刺激分子与 T 细胞表面的相应协同刺激分子相互作用产生。重要的协同刺激分子及其配体有：CD28 和 B7（CD80 和 CD86）、淋巴细胞功能相关抗原 2（LFA-2）和 LFA-3、CD40 和 CD40L、LFA-1 和细胞间黏附分子-1（ICAM-1）等。

（4）丝裂原受体　T 细胞表面表达多种丝裂原受体，该受体与相应丝裂原如植物血凝素（PHA）、刀豆蛋白 A（ConA）和美洲商陆（PWM）等结合后，可非特异性直接诱导静息 T 细胞活化、增殖和分化。

（5）细胞因子受体　活化后的 T 细胞可分泌细胞因子和表达细胞因子受体，在细胞因子的作用下增殖和分化。

（6）其他表面分子　T 细胞也可表达 MHC 分子、Fc 受体和补体受体等。

2. T 细胞的分类和功能　T 细胞根据不同的分类方法可分为若干亚群，常见的分类方法有：① 根据所处的活化阶段分为初始 T 细胞、效应 T 细胞和记忆 T 细胞，其中初始 T 细胞为从未接受过抗原刺激的成熟 T 细胞，主要功能是识别抗原，最终分化为效应 T 细胞和记忆 T 细胞；② 根据 TCR 类型分为 αβT 细胞和 γδT 细胞；③ 根据是否表达 CD4 或 CD8 分为 $CD4^+$T 细胞和 $CD8^+$T 细胞；④ 根据功能特性不同分为辅助性 T 细胞（helper T cell，Th）、细胞毒性 T 细胞（cytotoxic T lymphocyte，TCL 或 Tc）和调节性 T 细胞（regulatory T cell，Treg）。

（1）$CD4^+$ 辅助性 T 细胞（$CD4^+$Th 细胞）　Th 细胞表面表达 CD4 分子，未受抗原刺激的初始 $CD4^+$T 细胞即为 Th0 细胞，Th0 细胞在不同抗原和细胞因子的调控下可分化为不同的 Th 细胞亚群。如胞内病原体和肿瘤抗原以及 IL-12 等可诱导 Th0 细胞向 Th1 细胞分化，Th1 细胞可分泌 IFN-γ、TNF-α 等，能促进 Th1 细胞的进一步增殖，同时抑制 Th2 细胞增殖。Th1 细胞的主要效应是增强吞噬细胞的功能，介导细胞免疫应答，此外，Th1 细胞也是迟发型超敏反应性 T 细胞。普通细菌和可溶性抗原以及 IL-4 诱导 Th0 细胞向 Th2 细胞分化，Th2 细胞可分泌 IL-4、IL-5、IL-6 等，能促进 Th2 细胞增殖，同时抑制 Th1 细胞增殖。Th2 细胞可促进 B 细胞增殖、分化和抗体生成，发挥体液免疫作用，此外，Th2 细胞在超敏反应及抗寄生虫感染中亦发挥重要作用。

（2）$CD8^+$ 杀伤性 T 细胞（$CD8^+$Tc 细胞）　CTL 细胞表面表达 CD8 分子，其通过特异性识别靶细胞（如病毒感染细胞或肿瘤细胞）表面的抗原肽-MHC Ⅰ类分子复合物直接杀伤靶细胞。CTL 杀伤靶细胞的机制主要有两种：① 分泌穿孔素、颗粒酶和颗粒溶素等物质直接杀伤靶细胞；② 表达 FasL 或分泌 TNF-α，分别与靶细胞表面的 Fas 和 TNF 受体结合，诱导靶细胞凋亡。CTL 杀伤靶细胞的过程中自身不受伤害，可连续杀伤多个靶细胞。

（二）B 淋巴细胞

微课：B 淋巴细胞

B 淋巴细胞（B lymphocyte）来源于骨髓，简称 B 细胞，介导体液免疫应答。

1. B 细胞的表面分子及其作用　B 细胞表面有众多的膜分子，它们在 B 细胞识别抗原、活化、增殖、分化及产生抗体的过程中发挥重要的作用。

（1）B 细胞抗原受体复合物　B 细胞抗原受体（B cell receptor，BCR）复合物是 B 细胞表面最重要的分子，该复合物由 mIg 和 Igα/Igβ（CD79a/CD79b）异二聚体组成（图 2-6）。mIg 是 B 细胞的特征性表面标志，能特异性识别和结合抗原，此结合信号可通过 Igα/Igβ 转导至 B 细胞内，在抗原的刺激下，B 细胞最终分化为浆细胞，浆细胞不表达 mIg。

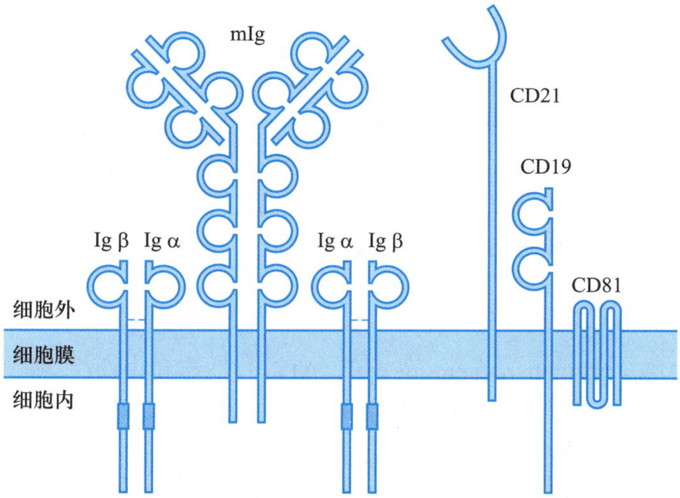

图 2-6　BCR 复合物和 B 细胞共受体结构模式图

（2）B 细胞共受体　B 细胞表面的 CD19、CD21 和 CD81 非共价相联，形成 B 细胞的多分子共受体（图 2-6），能增强 BCR 与抗原结合的稳定性并参与第一信号的传递。在 CD19/CD21/CD81 复合体中，CD19 传递活化信号，CD21 可结合补体 C3 活化后的片段，发挥 B 细胞共受体的作用。此外，CD21 也是 EB 病毒受体，与 EB 病毒选择性感染 B 细胞有关。

（3）协同刺激分子　B 细胞的完全活化需要双信号的刺激，第一信号由 BCR 识别抗原产生，经 Igα/Igβ 将信号转导至细胞内。第二信号（又称协同刺激信号）由 Th 细胞与 B 细胞表面相应的协同刺激分子相互作用产生，重要的协同刺激分子及其配体有：CD40 和 CD40L、LFA-1 和 ICAM-1 等。

（4）丝裂原受体　B 细胞表面表达多种丝裂原受体，该受体与相应丝裂原如葡萄球菌 A 蛋白（SPA）和美洲商陆（PWM）等结合后，可非特异性直接诱导 B 细胞活化、增殖和分化。

（5）其他表面分子　B 细胞表面也可表达细胞因子受体、Fc 受体和 CD20 等。

2. B 细胞的分类和功能　B 细胞根据不同的分类方法可分为若干亚群，常见的分类方法有：① 根据所处的活化阶段，分为初始 B 细胞、效应 B 细胞（浆细胞）和记忆 B 细胞；② 根据是否发挥固有免疫或适应性免疫功能，分为 B1 细胞和 B2 细胞。其中 B1 细胞占 B 细胞总数的 5%~10%，主要定居于胸膜腔、腹膜腔和肠道黏膜固有层中，属于固有免疫细胞，在免疫应答早期发挥作用，构成机体免疫的第一道防线。在无明显外源性抗原的刺激下，B1 细胞能自发分泌针对微生物脂多糖和某些自身抗原的 IgM，这些抗体称为天然抗体。B1 细胞也能产生多种针对自身抗原的抗体，与自身免疫病的发生有关。B2 细胞定位于外周免疫器官，参与适应性免疫，是介导体液免疫应答的主要细胞。B2 细胞在抗原的刺激和 Th 细胞的辅助下，最终分化成浆细胞，产生抗体。

（三）大颗粒淋巴细胞

体内存在一类无 T 细胞和 B 细胞特征性标志的淋巴细胞，其形态学特点是体积较 T、B 细胞大，细胞质内含有许多嗜天青颗粒，称为大颗粒淋巴细胞。此类细胞在血液中约占淋巴细胞的 10%，以 NK 细胞为代表。NK 细胞的表面标志为 $CD3^-CD19^-$ $CD56^+CD16^+$，该细胞无需抗原的刺激即可杀伤病毒感染的细胞和肿瘤细胞等靶细胞，在机体抗肿瘤、早期抗病毒和胞内寄生菌感染的免疫中发挥重要的作用。

二、抗原提呈细胞

抗原提呈细胞（antigen-presenting cell，APC）是指能摄取、加工处理抗原并以抗原肽-MHC 分子复合物的形式将抗原肽提呈给 T 细胞的一类细胞，在机体的免疫识别、免疫应答和免疫调节中起重要的作用。通过 MHC-Ⅱ类分子途径提呈外源性抗原肽给 $CD4^+$T 细胞的 APC 可分为专职 APC 和非专职 APC。专职 APC 具有直接摄取、加工处理和提呈抗原的能力，包括树突状细胞、单核–巨噬细胞和 B 细胞。在通常情况下，非专职 APC 不表达 MHC-Ⅱ类分子，但在炎症过程中或细胞因子的作用下，可表达 MHC-Ⅱ类分子，具有一定的抗原提呈能力，包括内皮细胞、上皮细胞和成纤维细胞等。通过 MHC-Ⅰ类分子途径提呈内源性抗原肽给 $CD8^+$T 细胞的靶细胞（如病毒感染的细胞和肿瘤细胞等），也属于 APC。

微课：抗原提呈细胞

（一）树突状细胞

树突状细胞（dendritic，DC）是一类成熟时具有许多树突样突起的功能最强的 APC，可激活初始 T 细胞。体内 DC 的数量较少，但分布很广。从骨髓造血干细胞分化而来的 DC 前体细胞经血液进入各种实体器官和上皮组织，成为未成熟 DC。未成熟 DC 摄取抗原后成为成熟 DC，成熟 DC 可高表达 MHC-Ⅱ类分子，有效地提呈抗原和激活 T 细胞，启动适应性免疫应答。不同组织、器官中有不同作用的成熟 DC，如黏膜中的 DC 可诱导黏膜局部免疫应答，胸腺中的 DC 可诱导 T 细胞的中枢免疫耐受。此外，DC 细胞也能分泌多种细胞因子和趋化因子，调节其他免疫细胞的功能。

（二）单核-巨噬细胞

单核-巨噬细胞包括血液中的单核细胞（monocyte）和组织中的巨噬细胞（macrophage，Mϕ）。单核细胞和巨噬细胞表面可表达多种受体（如 Fc 受体、补体受体和模式识别受体等）和分泌多种酶类及生物活性产物，摄取和加工抗原的能力很强。大多数单核细胞和巨噬细胞可表达 MHC 分子，后者在细胞因子等的诱导下表达水平增高，抗原提呈功能增强。

（三）B 细胞

B 细胞也是一类重要的专职 APC，主要通过细胞表面的抗原受体（BCR）识别、浓集和内化抗原，并将抗原加工为抗原肽，以抗原肽-MHC Ⅱ类分子复合物的形式表达于细胞表面，供 $CD4^+$T 细胞识别。

三、其他免疫细胞

在免疫应答中，粒细胞、红细胞、肥大细胞等也可发挥不同的作用，这些细胞亦属于免疫细胞。

（胡　荣）

思考题

1. 简述中枢免疫器官和外周免疫器官的组成及功能。
2. 简述 T 细胞表面有哪些重要膜分子及 T 细胞可分为哪些亚群？
3. 简述 B 细胞表面有哪些重要膜分子及 B 细胞可分为哪些亚群？

第二章
在线测试

第三章 免疫化学

第三章
思维导图

学习目标

1. 掌握抗原、免疫球蛋白的概念和特性；补体系统激活途径和补体的生物学作用。
2. 熟悉免疫球蛋白的结构及其功能，五类免疫球蛋白的异同点；抗原抗体反应的特点及其影响因素。
3. 了解抗原抗体反应的基本原理；常用测定补体的方法及其临床意义。
4. 学会利用抗原抗体反应的特点进行免疫学检验。

第一节 抗　原

一、抗原的基本知识

（一）抗原的概念和特性

抗原（antigen，Ag）是指能够刺激机体免疫系统产生特异性免疫应答，并能与相应的免疫应答产物（抗体或致敏淋巴细胞）在体内外发生特异性结合反应的物质。抗原通常具有两个重要特性：免疫原性（immunogenicity）和免疫反应性（antigenicity）。免疫原性指抗原能够刺激机体产生免疫应答，诱导机体产生特异性抗体及致敏淋巴细胞的能力。免疫反应性，又称抗原性，是指抗原能与其所诱导产生的抗体或致敏淋巴细胞在体内外发生特异性结合反应的能力。

（二）决定抗原免疫原性的因素

自然界中并不是所有物质都是抗原，某一物质对机体是否有免疫原性，能否成为抗原，既取决于抗原自身的性质又取决于机体对抗原刺激的反应性和抗原的免疫方式等。决定抗原免疫原性的因素主要有以下几个方面。

1. 抗原的异物性　异物性是抗原具有免疫原性的首要条件。凡在胚胎期未与免疫活性细胞充分接触过或化学结构与自身组织成分不同的物质都可被视为异物。抗原与机体之间的亲缘关系越远，组织结构差异越大，其异物性就越强，即免疫原性越强。具有异物性的物质通常包括三类：① 异种物质；② 同种异体物质；③ 自身物质。

2. 抗原的理化特性

（1）分子量　具有免疫原性的抗原分子量常在 10 kD 以上，抗原的分子量越大，化学结构越稳定，含有抗原决定基种类和数量越多，免疫原性越强，对免疫细胞的刺激能力越强。

（2）化学组成和结构　通常情况下蛋白质的免疫原性最强。糖蛋白、核蛋白、脂蛋白、多糖、脂多糖均具有免疫原性，而脂质和核酸分子多无免疫原性。此外，具备良好免疫原性的抗原必须有较复杂的分子结构，结构越复杂，免疫原性越强。如构成明胶的氨基酸为直链结构，缺乏苯环氨基酸，在体内易被降解，免疫原性很弱。而抗原表面含有芳香族的氨基酸，具有环状结构，其免疫原性较强。

（3）物理状态　聚合状态的蛋白质较单体蛋白质免疫原性强，颗粒性抗原较可溶性抗原的免疫原性强。因此，将免疫原性弱的物质吸附在某些大颗粒表面，能够增强其免疫原性。

（4）分子构象的易接近性　易接近性指抗原表面具有免疫原性的化学基团被免疫细胞抗原识别受体识别的难易程度，即在分子构象上具有易接近性，才能刺激免疫细胞产生应答。

3. 其他因素

（1）宿主反应性　机体对抗原刺激产生应答的能力受免疫应答基因（主要是 MHC）控制，不同种动物甚至同种动物不同个体间，因遗传基因不同，对同一抗原的应答强度亦不同。此外，年龄、性别、健康状况等均可影响免疫应答的强弱。如青壮年比幼年和老年人免疫应答强，雌性动物比雄性动物免疫应答强。

（2）免疫方法　抗原进入机体的途径、剂量、次数、间隔时间及免疫佐剂和佐剂类型等均可影响机体对抗原的免疫应答。抗原的免疫途径以皮内最佳，皮下次之，腹腔和静脉注射效果较差，而口服抗原在肠道内易被消化酶消化，失去免疫原性。抗原剂量太低或太高容易诱导免疫耐受。免疫次数不宜太频繁，间隔时间要适当。使用免疫佐剂可显著改变免疫应答的强度与类型。

二、抗原的特异性

抗原的特异性是指抗原刺激机体产生免疫应答，并与应答产物发生反应所显示的专一性。抗原的特异性表现在免疫原性和免疫反应性两方面。前者是指某一特定抗原只能激发机体相对应的淋巴细胞，产生针对该抗原的特异性抗体或效应淋巴细胞；后者是指某一特定抗原只能与其相对应的抗体或效应淋巴细胞特异性结合而发生免疫反应。免疫应答的特异性是由抗原的特异性决定的。特异性是免疫应答最基本的特点，也是免疫学诊断与防治的理论依据。决定抗原特异性的物质基础是存在于抗原分子中的抗原决定基。

（一）抗原决定基

1. 抗原决定基的概念　抗原决定基（antigenic determinant）是抗原分子表面决定

抗原特异性的特殊化学基团，又称表位（epitope）。抗原的表位是与抗体、TCR 及 BCR 特异性结合的基本结构单位，通常由 5~15 个氨基酸残基或 5~7 个多糖残基或核苷酸组成。一个抗原分子上能与相应抗体分子结合的抗原决定基的总数称为抗原结合价。半抗原为单价抗原，而天然抗原分子结构复杂，表面常有多个抗原表位，能与多个抗体分子特异性结合，为多价抗原。抗原表位的数目、种类、性质、化学组成、位置和空间构象等因素均可影响抗原的特异性。

2. 抗原决定基的类型

（1）构象表位与顺序表位　构象表位（conformational determinant）是由空间结构上相互连接，但在序列上不相连的氨基酸、多糖或核苷酸组成，多位于抗原分子表面，是 B 细胞或者抗体识别的抗原决定基。顺序表位（sequential determinant）是由序列上相连续的氨基酸组成，又称线性表位，一般位于抗原分子的内部，是 T 细胞识别的抗原决定基（图 3–1）。

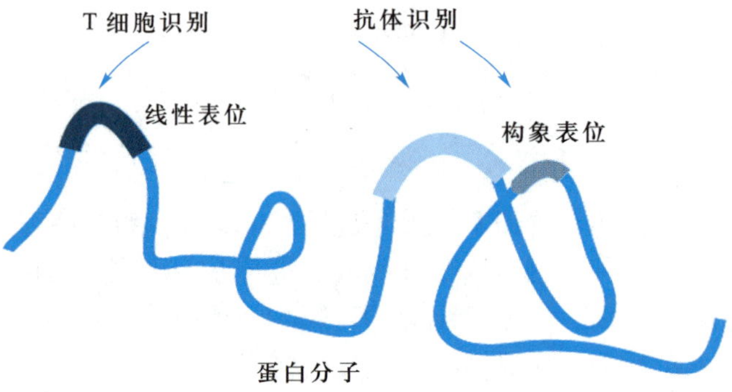

图 3–1　顺序表位和构象表位

（2）T 细胞表位与 B 细胞表位　T 细胞表位是与 T 细胞抗原识别受体结合的决定基，为顺序表位。B 细胞表位是与 B 细胞抗原识别受体结合的决定基，多为构象表位。

（3）功能性表位与隐蔽性表位　位于抗原分子表面，易被 B 细胞或抗体直接识别结合的表位称为功能性表位；位于抗原分子内部，不能被 B 细胞或抗体识别结合的表位称为隐蔽性表位。若体内隐蔽性抗原表位暴露在抗原表面，则有可能成为自身抗原引起自身免疫性疾病。

（二）共同抗原和交叉反应

天然抗原分子结构复杂，常存在多种抗原表位。不同抗原之间存在相同或相似的抗原决定基称为共同抗原决定基，具有共同抗原决定基的抗原称为共同抗原（common antigen）。抗体分子对具有相同或相似的抗原决定基的不同抗原发生的结合反应称为交叉反应（cross reaction）。在临床血清学诊断时，应注意排除由共同抗原引起的交叉反应对试验结果的干扰，采用单价特异血清或单克隆抗体代替易出现交叉反应的多价血清，以提高血清学试验的特异性与准确性。

动画：共同抗原和交叉反应

三、抗原的分类

（一）根据抗原诱导的免疫应答分类

1. 胸腺依赖性抗原（thymus dependent antigen，TD-Ag） 具有T细胞表位与B细胞表位，且激活抗体产生时需要T细胞辅助的抗原为TD-Ag，又称T细胞依赖性抗原，多为外源性抗原。TD-Ag的结构复杂，有多种不同表位。TD-Ag诱导体液免疫应答主要产生IgG类抗体，同时也能诱导细胞免疫应答和产生免疫记忆。

2. 胸腺非依赖性抗原（thymus independent antigen，TI-Ag） 只具有B细胞表位，刺激B细胞产生抗体时不需要T细胞辅助的抗原为TI-Ag，又称T细胞非依赖性抗原，多为内源性抗原。TI-Ag的抗原表位结构简单，带有多个重复的同一抗原表位，可单独激活B细胞，引起体液免疫应答，仅产生IgM类抗体。

3. 超抗原（superantigen，SAg） 只需极低浓度即可非特异性激活大量T细胞克隆，并产生极强的免疫应答的抗原称为超抗原。与普通抗原不同，超抗原的一端能直接与TCR的某些片段区结合，以完整蛋白形式激活T细胞，另一端和APC表面MHCⅡ类分子非多肽区外侧结合，而不与肽结合区沟槽结合，无MHC限制性。因此，超抗原通过非特异方式参与机体的某些病理与生理效应，在疾病的防治中逐渐受到重视。

动画：超抗原作用机制

知识拓展

超抗原抗肿瘤作用

超抗原可以大量激活细胞毒性T细胞，增强免疫细胞介导的杀伤肿瘤细胞的活性，在治疗肿瘤方面显示了良好的疗效。例如，超抗原高聚金葡素在恶性肿瘤、病毒感染性疾病及癌性胸腹水等的临床治疗中效果显著。目前，超抗原抗肿瘤的研究主要集中于抗体靶向介导的超抗原、基因肿瘤疫苗、肿瘤靶向性超抗原、结合在细胞表面的超抗原等方面，以超抗原作为生物制剂为抗肿瘤的治疗开辟了新途径和新思路。

（二）根据抗原与机体的亲缘关系分类

1. 异种抗原 来自不同种属间的抗原物质称为异种抗原。病原微生物及其产物、动物免疫血清及异种器官移植物等均为重要的异种抗原。通常情况下，异种抗原的免疫原性比较强，容易引起较强的免疫应答。

（1）病原生物 细菌、病毒和其他微生物都是良好的抗原。这些病原微生物结构简单，但化学组成复杂，每种结构具有不同的抗原成分，如病毒有表面抗原和内部抗原，细菌有表面抗原、菌体抗原、鞭毛抗原、菌毛抗原。

（2）细菌外毒素与类毒素 细菌外毒素指细菌分泌到菌体外的毒性蛋白质。外毒素经0.3%~0.4%的甲醛处理，使其失去毒性但保留免疫原性，变为类毒素。类毒素可刺激机体产生抗毒素，用于人工主动免疫，常用类毒素有破伤风类毒素和白喉类毒素。

（3）动物免疫血清　用微生物或其代谢产物免疫动物，得到含有相应抗体的血清即为动物免疫血清。如马血清抗毒素，既含有特异性抗体，可以中和相应的毒素防治疾病，又是异种蛋白，具有免疫原性，可引起过敏反应，因此在临床上使用此类生物制剂之前，必须做皮肤过敏试验。常用的抗毒素有破伤风抗毒素和蛇毒抗毒素等。

2. 同种异型抗原　同一种属不同个体之间存在的特异性抗原称为同种异型抗原。常见的同种异型抗原有血型抗原和主要组织相容性抗原。

（1）血型抗原　常见的包括 ABO 抗原和 Rh 抗原。ABO 血型抗原根据人类红细胞表面所含 A、B 抗原的不同，可将血型分为 A、B、AB、O 四型。有些人的红细胞与恒河猴的红细胞有共同抗原，故称此抗原为 Rh 抗原。

（2）主要组织相容性抗原　人类的主要组织相容性抗原称为人类白细胞抗原，是能引起强烈而迅速的排斥反应的抗原，也是目前所知人体最复杂的同种异型抗原。

3. 自身抗原　能诱导宿主发生自身免疫应答的自身组织细胞成分称为自身抗原。通常情况下，自身物质对机体本身不具有免疫原性，不会刺激自身的免疫系统发生免疫应答。但有时在感染、药物、外伤、电离辐射等影响下，使正常组织结构发生改变或隐蔽的自身抗原释放，免疫系统会将自身物质当抗原异物来识别，诱发自身免疫应答，引起自身免疫病。

4. 异嗜性抗原　是存在于人、动物、植物及微生物等不同物种间的共同抗原，最初由福斯曼（Forssman）发现，又称 Forssman 抗原。临床上常借助异嗜性抗原对疾病进行辅助诊断，例如由于变形杆菌的菌体抗原与引起斑疹伤寒的立克次体有共同抗原成分，可用变形杆菌抗原代替立克次体抗原辅助诊断斑疹伤寒。此外，某些病原微生物与人体某些组织有共同抗原成分，可引起宿主自身免疫病。如溶血性链球菌表面抗原与人体的心肌及肾小球基底膜之间存在着异嗜性抗原。因此，当链球菌感染人体后，刺激机体产生的抗体可以与心肌、肾小球基底膜结合，诱导免疫反应，造成机体组织损伤，进而引起风湿病和肾小球肾炎。

（三）根据抗原的基本性能分类

根据抗原的基本性能可分为完全抗原和半抗原两类。同时具有免疫原性和免疫反应性的物质为完全抗原（complete antigen），如大多数蛋白质和病原微生物等。只有免疫反应性而无免疫原性的物质称为不完全抗原（incomplete antigen）或半抗原（hapten）。半抗原多为小分子蛋白质，与大分子蛋白质载体结合后才具有免疫原性，成为完全抗原。

（四）其他分类方法

根据抗原的获得方式不同，可分为天然抗原和人工抗原。根据抗原物理性状的不同可分为可溶性抗原和颗粒性抗原。根据抗原来源可分为外源性抗原和内源性抗原。根据抗原诱导免疫应答的作用不同可分为移植抗原、变应原、肿瘤抗原、微生物抗原等。

第二节　抗体与免疫球蛋白

抗体（antibody，Ab）是B细胞接受抗原刺激后增殖分化为浆细胞，由浆细胞产生的，能与相应抗原特异性结合的具有免疫功能的球蛋白。抗体主要存在于血液、组织液等体液中，是介导体液免疫的重要效应分子。1939年，提塞留斯（Tiselius）和卡巴特（Kabat）在对血清蛋白自由电泳时，根据迁移率的不同，将血清蛋白分为白蛋白，α、β、γ球蛋白四种主要部分，并发现大部分抗体分子存在于γ区，因此认为抗体即是γ球蛋白。后来发现具有抗体活性的蛋白并不都出现在γ球蛋白区，且γ球蛋白区的球蛋白也不都具有抗体活性。于是世界卫生组织和国际免疫学会联合会的专门委员会先后决定，将具有抗体活性或化学结构与抗体相似的球蛋白统称为免疫球蛋白（immunoglobulin，Ig）。由此可见，抗体是生物学功能的概念，而免疫球蛋白是化学结构上的概念，因此所有的抗体都是免疫球蛋白，而免疫球蛋白并非都是抗体。

免疫球蛋白包括膜型Ig（membrane Ig，MIg）和分泌型Ig（secreted Ig，SIg）两种类型，其中MIg为B细胞膜上的抗原识别受体，SIg主要由活化的B细胞分泌至体液，多为有抗体活性的球蛋白。

一、免疫球蛋白的结构

（一）免疫球蛋白的基本结构

抗体分子的基本结构由四条多肽链构成，包括两条相同的重链（heavy chain，H链）和两条相同的轻链（light chain，L链）。四条肽链间通过二硫键相连，呈字母Y形结构（图3-2）。

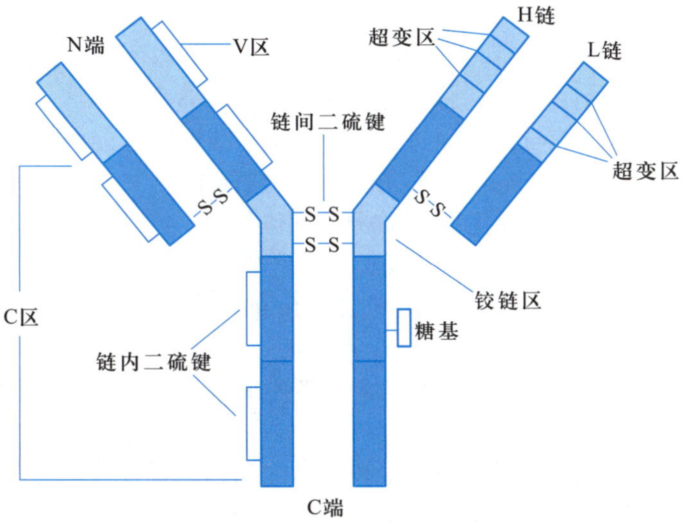

图3-2　Ig分子基本结构示意图

1. 四肽链结构　H 链由 450~550 个氨基酸残基组成，分子量为 50 kDa~75 kDa，链间由二硫键连接。依据 H 链恒定区氨基酸的组成、排列顺序及抗原特异性的不同，可将 H 链分为 γ 链、μ 链、α 链、δ 链和 ε 链，将 Ig 相应地分为 IgG、IgM、IgA、IgD 和 IgE 五类（class）或五个同种型（isotype）。每类 Ig 根据其铰链区氨基酸组成、二硫键的数目和位置的不同又可分为不同亚类（subclass）。L 链由 210 个氨基酸残基组成，分子量约 25 kDa。根据轻链抗原性的差异，分为 κ 链和 λ 链两型。每个 Ig 分子两条轻链总是同型，但同一个体内可存在分别带有 κ 链或 λ 链的抗体。正常人血清中 κ 型和 λ 型 Ig 之比约为 2∶1。

2. 连接链（joining chain，J 链）　由合成 IgM、IgA 的浆细胞产生的富含半胱氨酸的酸性糖蛋白，以二硫键形式共价结合到 Ig 的 H 链上。J 链可将两个单体 IgA 连接成二聚体，IgM 由一条 J 链将五个单体连接成五聚体。

3. 分泌片（secretory piece，SP）　为黏膜上皮细胞合成和分泌的含糖多肽，分子量约 75 kDa，以非共价形式与 IgA 二聚体结合，是分泌型 IgA（secretory IgA，SIgA）的辅助成分。SP 具有保护 SIgA 免受蛋白水解酶的降解作用，并介导 SIgA 的转运。

（二）免疫球蛋白的功能区

1. 可变区　Ig 的 H 链与 L 链中氨基酸组成、排列顺序及构型变化较大的区域称为可变区（variable region，V），由近 N 端 L 链的 1/2 和 H 链的 1/4 或 1/5 构成。H 链与 L 链的 V 区分别表示为 V_H 和 V_L，其内各有三个区域的氨基酸组成和排列顺序具有更高的变异程度，称为超变区（hypervariable region，HVR）或互补决定区（complementarity-determining region，CDR），分别为 CDR1、CDR2 和 CDR3，是直接与抗原结合的部位。V 区的 HVR 以外区域的氨基酸组成和排列顺序相对稳定，称为骨架区（framework region，FR），用于维持 CDR 的空间构型。

2. 恒定区　Ig 的 H 链与 L 链中氨基酸的组成、排列顺序及构型相对稳定的区域称为恒定区（constant region，C），由近 C 端 L 链的 1/2 和 H 链的 3/4 或 4/5 组成。H 链与 L 链的 C 区分别表示为 C_H 和 C_L。不同类 Ig 的 C_H 长度不同，IgA、IgD 和 IgG 有三个 C_H，而 IgM 和 IgE 有四个 C_H，依次为 C_H1、C_H2、C_H3 和 C_H4。

3. 功能区　Ig 的 H 链与 L 链间每约 110 个氨基酸可通过链内二硫键折叠成一个球形结构域，称为功能区（domain）。各功能区的功能如下。

（1）V_H 和 V_L 是特异性识别和结合抗原的部位。

（2）C_H1 和 C_L 是同种异型的遗传标志。

（3）C_H2（IgG）或 C_H3（IgM）具有补体 C1q 的结合位点，可启动补体活化的经典途径。

（4）C_H3（IgG、IgA）或 C_H4（IgE）能与多种细胞表面 Ig 的 Fc 受体结合，发挥不同的免疫效应（图 3-3）。

4. 铰链区　IgA、IgD 和 IgG 的 C_H1 和 C_H2 之间的区域含大量脯氨酸，富有弹性和伸展性，称为铰链区（hinge region）。铰链区使 Ig 分子两臂能张合自如，有利于抗体分子与不同距离的抗原决定基结合，也能让抗体分子构象发生变化，暴露补体 C1q 的结

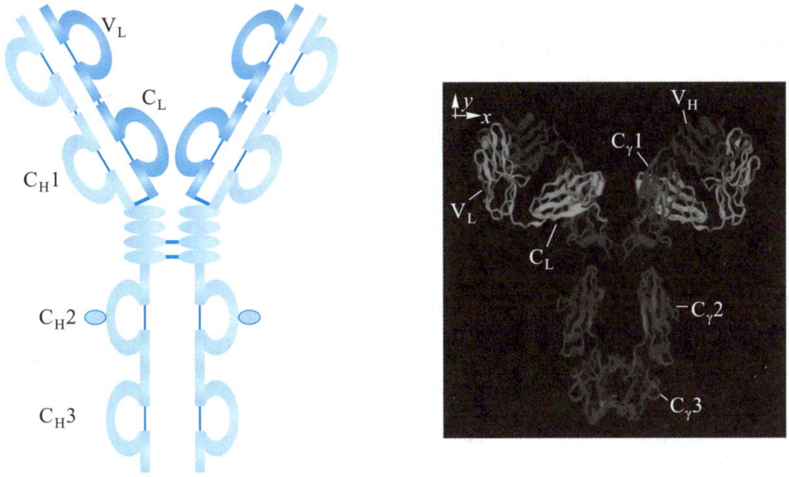

图 3-3 免疫球蛋白的功能区

合点从而激活补体。IgM 和 IgE 无铰链区。

5. Ig 的水解片段 Ig 在一定条件下，可被蛋白酶酶解分离为不同片段。常用的酶有木瓜蛋白酶和胃蛋白酶。用木瓜蛋白酶可将 IgG 的重链在铰链区近 N 端处解离，得到两个相同的抗原结合片段（fragment of antigen binding，Fab 段）和一个可结晶片段（fragment crystallizable，Fc 段）。其中 Fab 段仍保留结合抗原的能力。Fc 段是 Ig 与效应分子或细胞相互作用的部位。胃蛋白酶可将 IgG 在铰链区近 C 端裂解，得到一个大分子片段 $F(ab')_2$ 和若干小分子多肽碎片 pFc′。$F(ab')_2$ 保留铰链区和二硫键，能与两个相应的抗原决定基结合，具有双价抗体活性，pFc′则被胃蛋白酶水解成更小的片段，不具有任何生物学活性（图 3-4）。

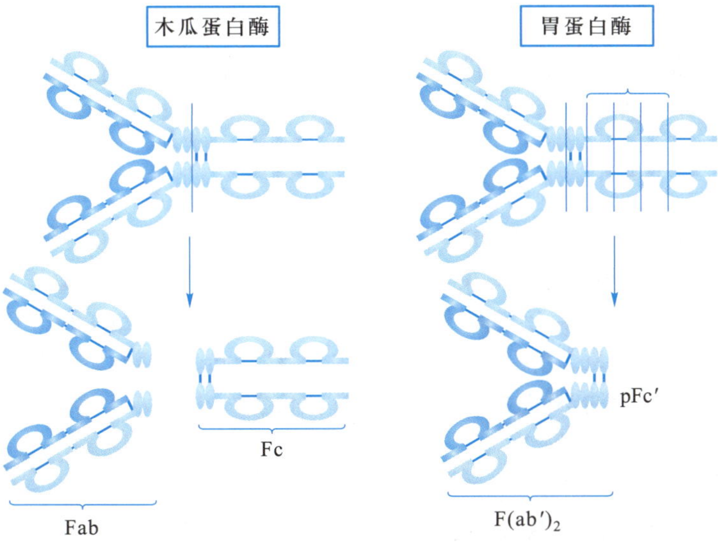

图 3-4 免疫球蛋白（IgG）的酶解片段

二、免疫球蛋白的抗原特异性

Ig 除具有抗体活性外，自身也是大分子糖蛋白，还具备抗原的各种特性。如果用自身抗体作为抗原来免疫异种动物、同种异体或自身，均可引起不同程度的免疫反应。因此，可将 Ig 的抗原特异性分为同种型、同种异型和独特型。

（一）同种型

同种型是指同一种属所有正常个体 Ig 共有的抗原特异性，其抗原决定基主要存在于 Ig 的 C 区，可刺激异种动物产生相应抗体。Ig 的 C 区肽段氨基酸组成和排列顺序的不同，可将 Ig 分为若干类和亚类、型和亚型。如 Ig 分为 IgG、IgM、IgA、IgD 和 IgE 五类。其中 IgG 和 IgA 又分为 IgG1~IgG4、IgA1~IgA2 亚类。根据 Ig 的 L 链 C 区氨基酸组成与排列的不同分为 κ 型和 λ 型。

（二）同种异型

同种异型是指同一种属不同个体的 Ig 分子具有不同的抗原特异性，在同种异体间能诱导免疫反应。主要表现在 Ig 分子的 C_H1 和 C_L 上的一个或数个氨基酸的不同，而这些差异是由不同个体的遗传基因决定的，因此可作为遗传标记。

（三）独特型

独特型是指同一个体内不同 B 细胞克隆所产生的 Ig 分子 V 区所具有的抗原特异性标志，由 Ig 所特有的氨基酸序列和构型所决定的。独特型抗原决定基能刺激异种、同种异体甚至同一个体产生相应的抗独特型抗体。体内独特型与抗独特型抗体组成的网络在免疫调节中发挥重要的作用。

三、抗体的生物学活性

抗体分子是体液免疫应答中最主要的免疫分子，抗体的功能由其分子的功能区决定，具有多种生物学活性。

（一）特异性结合抗原

抗体能够与相应的抗原特异性结合，这一特异性主要是由抗体的 V 区，尤其是超变区的氨基酸组成及空间构象所决定，其结构必须与相应的抗原决定基互补才能发生特异性结合。不同抗体分子结合抗原决定基的数量不同。IgG、IgD 和 IgE 单体可结合两个抗原决定基，结合价为 2 价，SIgA 为二聚体，结合价为 4 价，五聚体 IgM 理论上为 10 价，但由于立体构型的空间位阻，一般只有 5 价。

（二）激活补体

IgG1~IgG3 和 IgM 抗体与相应抗原结合后，可通过经典激活途径激活补体系统，导致对靶细胞的杀伤或溶解作用。当抗体与相应抗原结合后，构型发生变化，暴露结合 C1q 的补体结合位点，由经典激活途径激活补体系统。IgA、IgG4 和 IgE 形成聚合物后，可通过旁路途径激活补体系统。

（三）结合 Fc 受体

抗体与抗原结合后，其 Fc 段可与多种细胞表面的 Fc 受体结合，发挥多种不同的生物学效应。

1. 调理作用　指抗体和补体可促进吞噬细胞对抗原性异物的吞噬作用。IgG 与抗原结合后，可通过其 Fc 段与单核细胞、中性粒细胞和巨噬细胞表面的 Fc 受体结合，促进吞噬功能。血清中 IgA 单体的 Fc 段与单核细胞或中性粒细胞表面的 Fc 受体结合也可发挥免疫调理作用。

2. 介导超敏反应　IgE 可通过 Fc 段与肥大细胞或嗜碱性粒细胞上 IgE Fc 受体（FcεR）结合，使细胞脱颗粒，释放组胺、白三烯等活性介质，引起Ⅰ型超敏反应。

3. 抗体依赖性细胞介导的细胞毒作用　IgG 与靶细胞（病毒感染细胞或肿瘤细胞）结合后，其 Fc 段可与 NK 细胞、巨噬细胞或中性粒细胞表面相应的 Fc 受体结合，从而介导杀伤靶细胞的作用，称为抗体依赖性细胞介导的细胞毒作用（ADCC）。

4. 与细菌蛋白结合　人 IgG 的 Fc 段能非特异性与葡萄球菌 A 蛋白（SPA）、链球菌 G 蛋白结合，且 Fab 段活性不变。因此，可利用 SPA 作为载体，建立协同凝集试验用于免疫诊断。

（四）穿过胎盘和黏膜

IgG 能借助 Fc 段选择性地与母体胎盘一侧的滋养层细胞结合，主动转运穿过胎盘屏障进入胎儿血循环中。IgG 是唯一能通过胎盘的 Ig，对于新生儿抗感染具有重要的意义。而分泌型 IgA 可通过呼吸道和消化道黏膜，发生黏膜局部免疫。

四、五类免疫球蛋白的特性和功能

各类免疫球蛋白的主要理化性质及生物学特性不同，见表 3-1。

表 3-1　各类 Ig 的主要理化性质及生物学特性比较

特性	IgG	IgM	IgA	IgD	IgE
重链类别	γ	μ	α	δ	ε
分子量/kDa	150	900	160 或 400	180	190
血清含量/g·L^{-1}	6~16	0.6~2	2~5	0.03~0.05	0.002
占血清 Ig 总量/%	75	10	10~15	<1	<0.001
主要存在形式	单体	五聚体	单体/二聚体	单体	单体
半衰期/天	23	5	5	3	3
穿过胎盘	+	−	−	−	−

续表

特性	IgG	IgM	IgA	IgD	IgE
固定补体	+	++++	−	−	−
调理吞噬	++	±	+	−	−
参与Ⅰ型超敏反应	+(IgG4)	−	−	−	++++
结合 SPA	+	−	±	−	−

(一)IgG

IgG 主要由脾和淋巴结中的浆细胞合成，仅有单体形式，在出生后 3 个月开始合成，3~5 岁接近成人水平。IgG 是血清和细胞外液中含量最高、半衰期最长的 Ig，IgG 也是唯一可以通过胎盘的 Ig。人类 IgG 可分为 4 个亚类，即 IgG1、IgG2、IgG3 和 IgG4。不同亚类的 IgG 的铰链区长度和二硫键的位置不同，通过经典途径激活补体的能力不同（IgG3>IgG1>IgG2），而 IgG4 只能通过旁路途径激活补体。

IgG 是机体主要的抗感染抗体，在抗细菌、抗病毒和中和毒素中发挥重要的作用，也是机体再次免疫应答的主要抗体。IgG 的 Fc 段可与巨噬细胞、NK 细胞、中性粒细胞等细胞表面的 FcγR 结合，发挥调理吞噬、介导 ADCC 作用。

(二)IgM

IgM 的单体主要以膜蛋白的形式表达于 B 细胞表面，参与构成 B 细胞抗原受体。而血清中的 IgM 大多为五聚体，由五个 IgM 单体通过一个 J 链连接而成，是分子量最大的 Ig，又称巨球蛋白。IgM 一般不易透出血管，主要分布在血液中。IgM 是个体发育中合成与分泌最早的 Ig，在胚胎发育晚期已能合成。IgM 不能通过胎盘，若脐带血中 IgM 增多，则提示胎儿可能发生宫内感染。IgM 也是机体受感染后最先分泌的抗体，可用于感染的早期诊断，若血清中特异性 IgM 类抗体含量增高，表明有近期感染。IgM 具有较多的抗原结合价，结合抗原的能力最强，其激活补体、调理吞噬、促进杀菌、溶菌及凝集作用也明显高于 IgG。人体天然血型抗体为 IgM，IgM 对抗菌血症和败血症有重要的作用，若人体缺乏 IgM，可出现致死性败血症。

(三)IgA

IgA 分为血清型和分泌型两种类型。血清型 IgA 常以单体形式存在，主要由肠系膜淋巴组织中的浆细胞合成。血清型 IgA 具有中和毒素、抗菌、调理吞噬等多种作用。分泌型 IgA 多为二聚体，由两个 IgA 单体，一个 J 链和一个分泌片组成，由呼吸道、胃肠道、泌尿生殖道等黏膜固有层中的浆细胞产生。新生儿可从母乳中获得高浓度的 SIgA，这对婴儿抵抗呼吸道及消化道感染具有重要的作用。

(四)IgD

血清中 IgD 常为单体，含量很低，占血清 Ig 总量的 1% 以下。IgD 的铰链区较长，对蛋白酶敏感，易被水解。在血清中 IgD 的功能尚不明确。IgD 可表达于成熟 B 细胞膜表面，作为 B 细胞成熟的重要标志。

（五）IgE

IgE 主要由呼吸道和胃肠道上皮下的浆细胞合成，是种系进化过程中出现最晚的，也是血清中含量最低的 Ig，但在过敏性疾病和某些寄生虫感染患者的血清中则存在大量特异性 IgE。IgE 可通过 Fc 段与肥大细胞、嗜碱性粒细胞表面的 Fc 受体结合，使其活化释放大量生物活性介质，引发 I 型超敏反应。

第三节 抗原抗体反应

抗原抗体反应（antigen-antibody reaction）是指抗原与相应抗体的特异性结合反应。两者的特异性结合反应主要是由于抗原决定基和抗体超变区的空间结构高度互补，而且抗原决定基与抗体超变区必须紧密接触，才能产生足够的结合力。

一、抗原抗体反应的基本原理

（一）抗原抗体的结合力

抗原抗体之间的特异性结合为非共价键结合，两者结合的分子间引力主要有静电引力、范德华引力、氢键和疏水作用力。

1. 静电引力　是抗原抗体分子带有相反电荷的氨基和羧基基团之间相互吸引的作用力，又称库伦引力。静电引力的大小与两个电荷间距离的平方成反比。

2. 范德华引力　是抗原与抗体相互接近时分子极化作用发生的一种吸引力。范德华引力的作用强度小于静电引力，引力的大小与抗原抗体相互作用基团的极化程度的乘积成正比，与两个基团之间距离的七次方成反比。

3. 氢键　是供氢体（抗原）上的氢原子与受氢体（抗体）上的电负性大的原子之间形成的引力。具有亲水基团的抗原与相对应的抗体接近时，相互之间可形成氢键而使抗原抗体结合，氢键结合力强于范德华引力。

4. 疏水作用力　是在水溶液中抗原抗体间的疏水基团相互接触，由于对水分子的排斥而趋向聚集的力。当抗原表位与抗体超变区靠近时，相互间正负极性消失，由于静电引力形成的亲水层也消失，排斥了两者间的水分子，从而促进抗原抗体相互吸引并结合。疏水作用力对维系抗原抗体的结合最重要，提供的作用力最大。

（二）抗原抗体的亲和性与亲和力

亲和性（affinity）指抗体的一个抗原结合位点与对应的抗原决定基之间的结合强度，是两者之间固有的结合力。亲和性可用亲和常数 K 表示，K 值越大，抗体亲和性越高，结合越牢固。亲和性与抗体超变区和抗原决定基之间的空间结构互补程度有关，互补程度越高，亲和性越大。

亲和力（avidity）是多价抗体分子与抗原表面的多个相应抗原表位之间的结合强度，亲和力与抗体的结合价相关，存在多价优势，如IgG为2价，亲和力是单价的1 000倍。

（三）亲水胶体转化为疏水胶体

通常的血清学反应条件下，抗体与多数蛋白质抗原均带有负电荷，使极化的水分子在其周围形成水化层，成为亲水胶体，各自溶解在水中，不会相互聚集或沉淀。当抗原与抗体结合后，表面电荷减少，水化层变薄，甚至消失，抗原抗体复合物由亲水胶体转变为疏水胶体，此时在一定浓度的电解质作用下，中和胶体表面电荷，促进疏水胶体相互靠拢，形成可见的抗原抗体复合物（图3–5）。

动画：抗原抗体反应从亲水胶体转为疏水胶体的过程

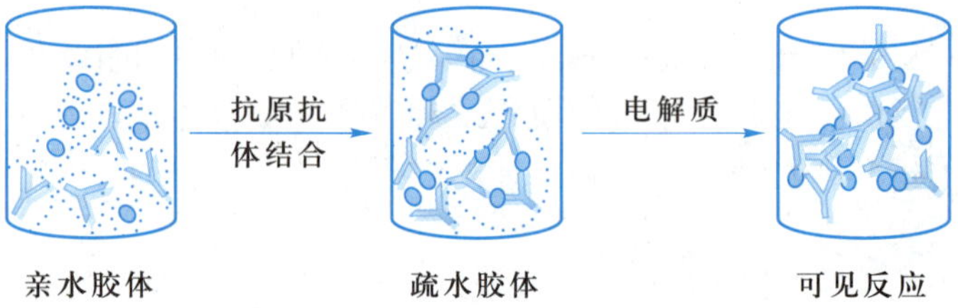

图3–5　亲水胶体转化为疏水胶体

二、抗原抗体反应的特点

抗原抗体结合反应具有特异性、可逆性、比例性和阶段性等特点。

（一）特异性

特异性是指一种抗原通常只能与其刺激机体产生的相应抗体结合。这种特异性是由抗体超变区与抗原表位在空间构型上的互补结合所决定的。抗原与抗体结合的高度特异性是应用于临床诊断的基础。天然抗原往往具有多种抗原表位，可刺激机体产生针对不同抗原表位的抗体。若两种不同抗原分子具有相同或相似的抗原表位，则可与彼此血清中的相应抗体结合而出现交叉反应，影响血清学诊断的准确性。采用单克隆抗体是克服交叉反应的有效方法之一。

（二）可逆性

可逆性是指抗原与相应抗体结合为分子表面的非共价键结合，形成复合物后，并不牢固，一定的条件下可发生解离，恢复成游离的抗原与抗体的特性。

抗原抗体复合物的解离与抗原抗体的亲和力以及环境因素两个方面有关。高亲和力抗体与抗原结合不易解离，反之亦然。解离后的抗原或抗体仍保留原来的理化特性及生物学活性。在进行抗原抗体反应的环境因素中，pH过高或过低，增加离子强度等，均能降低抗原抗体结合的静电引力，促进其解离。此外，增加温度也可增加分子间的热动能，加速复合物解离，但温度过高则容易引起蛋白质变性，实际应用较少。亲和层析法就是依据抗原抗体结合的可逆性，通过改变洗脱液的 pH 或离子强度，促进抗原抗体解离从而达到纯化抗原或抗体的目的。

（三）比例性

比例性是指抗原与抗体出现可见反应需要遵循一定的量比关系。只有当抗原和抗体的浓度比例合适时才能发生最强反应，出现肉眼可见的明显反应物。以沉淀反应为例，如果向含有固定量抗体的试管中依次加入递增浓度的相应可溶性抗原，根据沉淀物形成量及抗原抗体比例关系绘制反应曲线（图 3-6）。高峰部分为抗原抗体分子比例合适范围，称为抗原抗体反应的等价带（equivalence zone）。此范围内的抗原抗体结合充分，形成沉淀物快而多。等价带前后，分别由于抗原或抗体过多，形成的沉淀物少，能在上清液中检测出游离的抗原或抗体，称为带现象（zone phenomenon）。抗体过量为前带，抗原过量为后带。

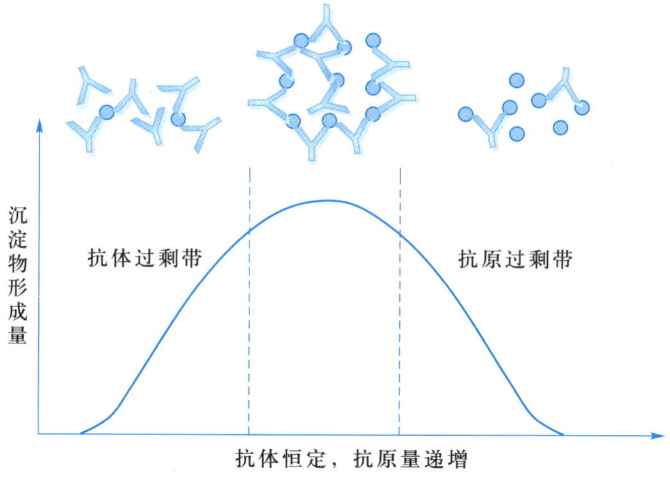

图 3-6　抗原抗体比例与沉淀物形成量关系

Marrack 提出的网格学说合理解释了抗原抗体反应比例性的机制。因为天然抗原大多是多价的，抗体多为二价，当抗原与抗体在等价带结合时，抗体分子的两个 Fab 段分别与两个抗原表位结合，相互交叉连接成具有立体结构的网格状复合物，形成肉眼可见的沉淀物，几乎没有游离的抗原或抗体。当抗原或抗体过量时，过量方的结合价没有饱和，存在较多的游离抗原或抗体，只能形成小网格复合物。因此，应用免疫技术检测抗原抗体时，应注意调整反应体系中抗原抗体的比例关系，避免带现象干扰而出现的假阴性结果。

动画：抗原抗体反应的比例性

（四）阶段性

抗原抗体反应分为两个阶段，第一阶段为抗原与抗体的特异性结合阶段，该阶段特点是反应快（数秒到数分钟内），一般不能为肉眼所见。第二阶段是反应可见阶段，根据参加反应的抗原的物理性状不同而出现凝集、沉淀及细胞溶解等现象，此阶段需要时间较长，数分钟、数小时到数天不等，且受多种因素影响。

三、抗原抗体反应的影响因素

影响抗原抗体反应的因素主要分为抗原与抗体的本身因素与环境因素两个方面。

（一）抗原与抗体的本身因素

1. 抗原因素　抗原的理化特性、分子量、抗原表位的种类和数目等均可影响抗原抗体反应的结果。例如，可溶性抗原与相应抗体结合出现沉淀现象，颗粒性抗原与相应抗体结合出现凝集现象等。

2. 抗体因素　抗体的来源、浓度、亲和力和特异性等均可影响抗原抗体反应。例如来源于家兔和羊等动物的 R 型抗血清，具有较宽的等价带，抗体与相应抗原结合后易出现可见的免疫复合物。而来源于马的 H 型抗血清，具有较窄的等价带，抗原或抗体过量均易形成可溶性复合物。单克隆抗体只与一种抗原表位结合，一般不出现凝集或沉淀反应。只有当抗原抗体浓度适当时才出现可见的反应，因此在检测抗原抗体反应前应先进行预实验滴定出抗原抗体最适反应浓度。此外，抗体的亲和力与特异性是影响抗原抗体反应的关键因素。抗体的特异性越高、亲和力越强识别目的抗原的能力越强，抗原抗体反应越准确、越快速。

（二）环境因素

抗原抗体反应需要合适的电解质、酸碱度、温度等环境。

1. 电解质　抗原与相应抗体结合后，由亲水胶体转变为疏水胶体的过程中易受电解质的影响，只有适当浓度的电解质参与中和抗原抗体复合物表面的电荷，才能促进复合物相互靠拢形成可见的凝集或沉淀，若没有电解质存在则不出现可见反应。因此，进行免疫学检测时常用 0.85% NaCl 作为稀释液，以提供适当浓度的电解质。

2. 酸碱度　抗原抗体反应一般在 pH 6~9 进行。pH 过高、过低均可影响抗原或抗体的理化性质。当反应液的 pH 达到或接近抗原或抗体的等电点时，往往引起非特异性沉淀或非特异性凝集现象，出现假阳性结果。

3. 温度　抗原抗体反应的最适温度为 37℃。通常在 15~40℃进行，在一定的范围内，适当提高反应温度可使抗原抗体分子运动加快，增加彼此碰撞的机会，反应加速。若温度高于 56℃则会导致抗原抗体变性失活。某些特殊抗原抗体反应需要在特定温度下进行，如冷凝集素与红细胞结合最好在 4℃进行，20℃以上反而解离。

四、抗原抗体反应的类型

免疫学检测技术依据抗原、抗体性质和反应条件的不同而表现为各种不同形式。例如细菌、细胞等颗粒性抗原与相应抗体结合后表现为凝集反应，蛋白质、多糖、脂类等可溶性抗原与相应抗体结合后表现为沉淀反应，补体参与时细菌或细胞抗原与抗体结合后出现的溶菌或溶细胞现象，细菌外毒素与抗体反应后出现的中和毒素反应等。随着检验技术的快速革新与发展，各种免疫标记技术实现了抗原或抗体的更加快速且精准的定性、定量以及定位检测，是目前最常用的免疫学检验技术。抗原抗体反应的基本类型见表 3-2。

表 3-2　抗原抗体反应的基本类型

反应类型	实验技术	检测方法	敏感度
凝集反应	直接凝集试验	用裸眼、放大镜或显微镜观察红细胞或胶乳等颗粒和各种凝集现象	+
	间接凝集试验		++
	凝集抑制试验		+++
	协同凝集试验		+++
	抗球蛋白试验		+++
沉淀反应	液相沉淀试验	观察沉淀，检测浊度，观察扫描沉淀线、沉淀环、沉淀峰、沉淀弧等	+,++++
	琼脂凝胶扩散		+
	凝胶电泳技术		++
补体参与的反应	补体溶血试验	以裸眼或光电比色仪观察测定溶血现象	++
	补体结合试验		+++
中和反应	病毒中和试验	病毒感染性丧失	+
	毒素中和试验	外毒素毒性丧失	++
免疫标记技术	荧光免疫技术	检测荧光现象	++++
	放射免疫技术	检测放射性强度	++++
	酶免疫技术	检测酶-底物显色	++++
	发光免疫技术	检测发光强度	++++
	金免疫技术	检测金颗粒沉淀	++++
	生物素-亲和素技术	结合其他标记技术	++++

第四节　补 体 系 统

一、概述

补体（complement，C）是存在于人和动物血清中的一组不耐热，具有酶活性的蛋白质，可补充抗体介导的溶菌作用，故称补体。比利时科学家博代（Bordet）研究霍乱弧菌抗毒素血清时，发现新鲜免疫血清可以溶解相应的细菌。若将免疫血清 56℃加热 30 分钟，则只能使细菌凝集而不溶解；若再加入新鲜的正常血清，则细菌又被溶解。这种免疫溶菌现象与两种成分有关，一种是对热相对稳定，能使细菌凝集的成分，即特异

微课：补体系统概述

性抗体；另一种是不耐热，能辅助抗体发挥溶菌作用的成分，即为补体。补体并非单一组分，而是由40多种可溶性蛋白和膜结合蛋白组成的复杂限制性蛋白酶解系统，称为补体系统（complement system）。补体系统是一个高度复杂的生物反应系统。在正常生理情况下，补体以非活化的酶原形式存在，被激活后才能发挥抗微生物感染和免疫调节作用。

（一）补体系统的组成

根据补体系统各组分的生物活性不同可分为补体固有成分、补体调节蛋白和补体受体三类。

1. 补体固有成分　是指存在于血清及组织液中参与补体激活过程的补体成分，包括经典激活途径的C1q、C1r、C1s、C4、C2和C3；旁路激活途径的B因子、D因子、P因子；甘露聚糖结合凝集素（mannan-binding lectin，MBL）激活途径的MBL、MBL相关丝氨酸蛋白酶（MBL-associated serine protease，MASP）；共同末端通路的C5、C6、C7、C8和C9。

2. 补体调节蛋白　是参与调控补体活化的蛋白分子，包括C1抑制物（C1 inhibitor，C1INH）、H因子、I因子、C4结合蛋白（C4 binding protein，C4BP）、细胞膜表面衰变加速因子（decay-accelerating factor，DAF）、膜反应溶解抑制物、膜辅助因子蛋白（membrane cofactor protein，MCP）、S蛋白等。

3. 补体受体（complement receptor，CR）　是指表达于不同细胞表面，能与有活性的补体片段结合而介导多种生物效应的受体分子。目前已发现C1q受体、C3受体、过敏毒素受体和调节因子受体等。

（二）补体系统的命名和性质

世界卫生组织（WHO）命名委员会对补体统一命名，参与经典激活途径的补体通常以字母“C”表示，按发现的顺序分别称为C1~C9，其中C1由C1q、C1r和C1s三个亚单位组成。参与旁路激活途径的成分用大写字母表示，如B因子、D因子、P因子等。补体调节成分则根据其功能命名，如C1抑制物、C4结合蛋白等。具有酶活性的成分或复合物在其上面加一横线表示，如$C\overline{4b2a3b}$、$C\overline{3bBb}$等。灭活的补体成分则在C前加i表示，如iC3b。而补体活化后的裂解片段，在其后附加小写字母，如C3a，C3b等。通常a为小片段，b为大片段，C2裂解片段除外，C2a为大片段，C2b为小片段。

肝是合成补体的主要部位，肝细胞和巨噬细胞是合成补体的主要细胞。补体的化学组成为糖蛋白，多数为β球蛋白，少数属于α或γ球蛋白，约占人体血清球蛋白总量的10%。补体的分子量为25~550 kDa。补体性质不稳定，加热、机械振荡、乙醇、酸碱等均能使补体失活。补体56℃加热30分钟即被灭活，在0~10℃条件下活性只保持4天，冷冻干燥后能较长时间保存。

二、补体系统的激活

在正常情况下，体内多数补体成分以非活化的酶原形式存在，只有当病原体或抗原抗体复合物使之活化后，补体才以级联酶促反应方式依次活化，发挥多种生物学作用。补体系统可通过三条途径激活：经典激活途径（classical pathway，CP）、旁路激活途径（alternative pathway，AP）和甘露聚糖结合凝集素（mannan-binding lectin，MBL）激活途径。三条途径具有共同的末端通路和生物学效应，即膜攻击复合物（membrane attack complex，MAC）发挥溶解细胞的作用。

（一）经典激活途径

经典激活途径由抗原与抗体（IgM 或 IgG 类）结合形成的免疫复合物作为激活剂，使补体系统由 C1~C9 连续发生激活反应，最终产生溶细胞效应。

1. 激活物　IgG1~IgG3 和 IgM 类抗体与相应抗原结合形成的免疫复合物（immune complex，IC）是经典激活途径的激活物。

2. 激活过程

（1）识别阶段　指 C1 识别免疫复合物而活化形成 C1 酯酶的阶段。C1 是由 1 个 C1q 分子依赖于 Ca^{2+} 与 2 个 C1r 和 2 个 C1s 分子组成的多聚体（图 3-7）。C1q 由 6 个亚单位聚合而成，每一个亚单位的球形头部是 C1q 与 Ig 的结合部位，一个 C1q 必须有 2 个以上的球形头部与 Ig 分子结合后才被激活。因此，需 2 个以上 IgG 与相应抗原结合后才能激活 1 个 C1q，而 IgM 是五聚体，1 个 IgM 分子与抗原结合后即可激活 C1q，故 IgM 活化补体的作用大于 IgG。

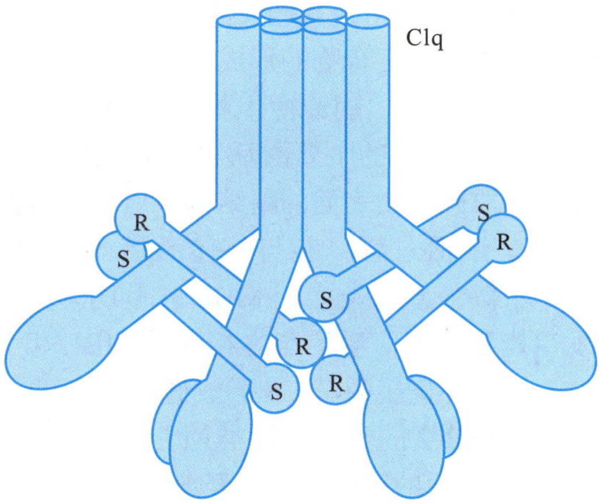

图 3-7　C1q 结构

IgG 或 IgM 与抗原结合后，分子构型改变，暴露出 Fc 段上的补体结合位点，被 C1q 分子识别并结合，引起 C1q 构象改变，相继活化 C1r 和 C1s。活化的 C1s 为 C1 酯酶，即完成识别阶段。

（2）活化阶段　为 C3 转化酶和 C5 转化酶形成阶段。活化的 C1 酯酶依次裂解 C4 和 C2，产生的片段 C4a 和 C2b 释放入液相，C4b 和 C2a 则结合在黏附有抗体的靶细胞膜上，形成具有酶活性的 C3 转化酶（$C\overline{4b2a}$），C3 转化酶进一步裂解 C3，产生的小分子片段 C3a 释放入液相，大分子片段 C3b 与 C4b2a 结合形成 C5 转化酶（$C\overline{4b2a3b}$），裂解 C5，引起共同的末端效应。

（二）旁路激活途径

旁路激活途径又称替代途径，该途径越过 C1、C4 和 C2，直接激活 C3、B 因子、D 因子、P 因子等参与激活过程。

1. 激活物　旁路途径的激活物质主要是细菌的细胞壁成分（如脂多糖、肽聚糖），酵母多糖和凝聚的 IgA 和 IgG4 等。激活物的主要作用是为补体活化提供接触表面。

2. 激活过程　在正常生理条件下，血清中的 C3 在蛋白酶的作用下，可缓慢持续产生少量 C3b，液相中的 C3b 会被 I 因子灭活。当有 Mg^{2+} 存在时，C3b 与 B 因子结合形成 C3bB 复合物，血清中 D 因子裂解复合物中的 B 因子形成 Ba 和 Bb，Ba 释放入液相，Bb 与 C3b 结合形成 C3 转化酶（C$\overline{3bBb}$）。C$\overline{3bBb}$ 不稳定，容易被 I 因子和 H 因子灭活，可与 P 因子结合形成 C$\overline{3bBbP}$ 稳定其活性。当有激活物质（脂多糖、酵母多糖等）存在时，C3b 和 C3bBb 可与激活物结合并受到保护，不易被 I 因子和 H 因子灭活。C3 转化酶裂解 C3，产生 C3b，C3b 和沉积于细胞表面的 C3bBb 结合形成新的复合物 C$\overline{3bBb3b}$ 或 C$\overline{3bnBb}$，即 C5 转化酶，裂解 C5，引起共同的末端效应。在此过程中，C3b 既是 C3 转化酶的组成成分，又是 C3 转化酶的作用产物，所以 C3b 在旁路激活途径中形成了正反馈放大效应。

（三）MBL 激活途径

MBL 激活途径与经典激活途径相似，只是不需要免疫复合物和 C1 的参与，也不依赖于抗原抗体复合物的形成，因而在感染早期就能发挥免疫防御功能。

1. 激活物　病原微生物表面的糖结构（如甘露糖、岩藻糖、N-乙酰葡糖胺等）是 MBL 激活途径的主要激活物。病原微生物感染早期诱导机体产生 MBL，MBL 识别并结合病原微生物表面的糖结构，启动补体的活化。

2. 激活过程　参与补体激活的 MBL 是一种钙依赖性糖结合蛋白，分子结构与 C1q 相似，急性炎症期 MBL 含量明显升高，与病原微生物表面的甘露糖残基结合并发生构象改变。激活与之相连的 MBL 相关丝氨酸蛋白酶（MASP-1，MASP-2），其中 MASP-1 可直接裂解 C3 形成旁路途径的 C3 转化酶 C$\overline{3bBb}$，参与旁路激活途径正反馈环。MASP-2 的生物活性类似 C1s，能够裂解 C4 和 C2 形成 C3 转化酶 C$\overline{4b2a}$，进而活化 C3，其后的反应过程与经典激活途径相同。

（四）补体激活的共同末端效应

三条补体激活途径的终末成分及活化过程相同，各条途径形成的 C5 转化酶均可将 C5 裂解为 C5a 和 C5b，其中小片段 C5a 进入液相，大片段 C5b 结合于靶细胞表面，依次与 C6、C7、C8 结合形成 C5b678 复合物插入靶细胞膜磷脂双层中并黏附于细胞表面，使细胞膜出现损伤，但还不能溶解细胞。当 12~19 个 C9 与 C5b678 结合形成 C5b6789n 复合物（图 3-8），即膜攻击复合物（MAC）时，MAC 中的 C9 环状聚合形成穿透细胞膜磷脂双层的内径约为 10 nm 的孔道，使得小分子、离子和水分子自由进出，而蛋白质类大分子难以逸出，造成电解质外流，水分子内流，最终导致细胞溶解。

由于补体旁路激活途径和 MBL 激活途径不依赖抗体的形成，病原微生物表面的成分即可激活，因此两条途径在机体感染早期的防御反应中具有重要意义。补体激活的经典激活途径有赖于特异性抗体的产生，所以主要在感染的晚期或感染持续过程中发挥作用。补体三条激活途径虽起点各异，但密切相关，具有共同的末端效应（图 3-9）。

正常情况下的补体活化是机体的一种保护性反应，但不受控制的补体活化可造成补

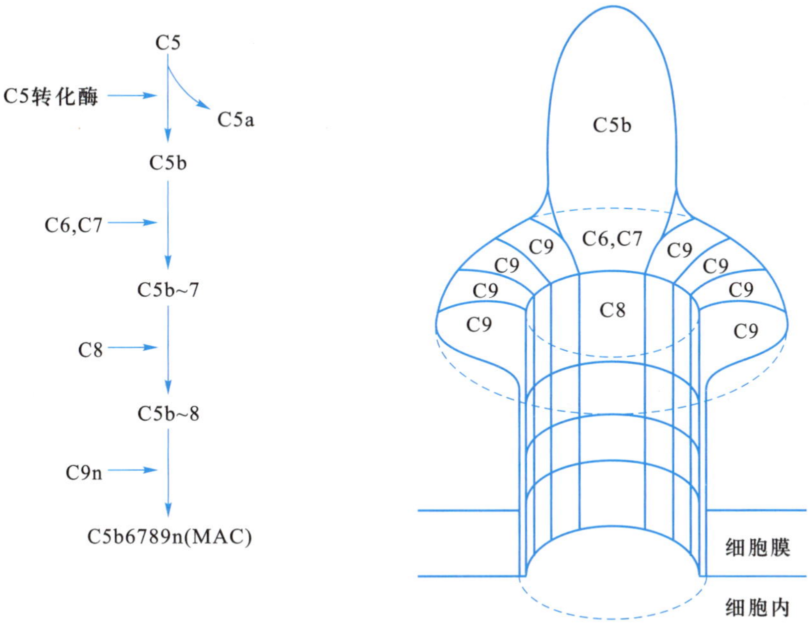

图 3-8 MAC 形成与结构

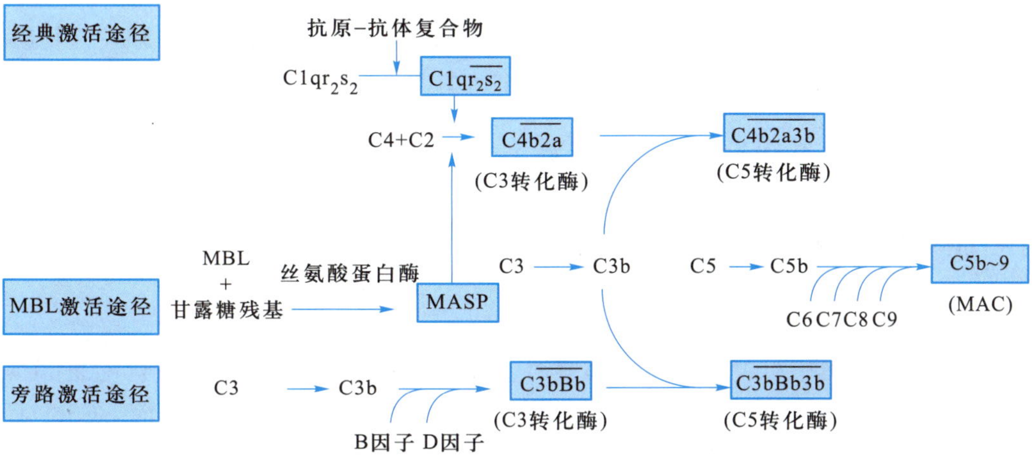

图 3-9 补体激活的三条途径激活示意图

体成分的过度消耗和自身的组织细胞损伤。补体激活和末端效应均受到严密调控。补体激活的调控主要通过补体成分的自身衰变和各种调节因子来实现。如补体活化片段 C3b、C4b 和 C5b 极不稳定，一旦形成就要立即结合到细胞膜上，才能活化后续补体成分，若不与细胞结合，则很快失去活性。可溶性 C1INH、C4BP、I 因子等，对补体激活过程中产生的活性片段 C1s、C4b、C3b 等具有灭活作用，从而抑制补体活化过程。这些作用使补体的激活与抑制处于平衡状态，在有效杀灭外来病原微生物的同时，也能防止补体过度活化对自身组织造成的损伤。

三、补体的生物学作用

补体系统有多种生物学活性，在补体活化的共同末端效应中，靶细胞膜上形成的MAC，介导细胞溶解。此外，补体激活过程中产生的多种活性片段，通过与不同细胞膜表面相应受体结合后，可介导多种生物学效应。

（一）溶解细胞作用

补体系统活化后，在靶细胞表面形成MAC，破坏细胞膜磷脂双层结构，从而导致靶细胞溶解。补体能溶解细胞、细菌和病毒，是机体抵抗微生物感染的重要防御机制。在某些病理情况下（如自身免疫性疾病），补体也可引起宿主自身细胞溶解，导致组织损伤与疾病。

（二）清除免疫复合物作用

动画：补体清除免疫复合物的作用

血液循环中若形成中等分子量IC则可能沉积于血管壁，通过激活补体而引起炎症反应，造成周围组织损伤。补体参与清除循环IC，维护机体自身内环境稳定。补体结合Ig的Fc段可改变Ig的空间构象，抑制新的IC形成，或者使形成的IC溶解。

（三）调理作用和免疫黏附作用

补体激活过程中产生的C3b、C4b和iC3b等，可固定于细菌或其他颗粒性物质表面，通过与吞噬细胞表面相应的补体受体结合而促进吞噬细胞的吞噬作用，称为补体的调理作用。

C3b与免疫复合物结合后，通过C3b与具有C3b受体的红细胞、血小板等结合，随着血流运送至肝和脾，被吞噬细胞捕获与吞噬清除，此为免疫黏附作用。免疫黏附作用在机体抗感染过程中具有重要的意义。

（四）炎症介质作用

补体活化过程中可产生一些具有炎性介质作用的活性片段，如C5a、C3a、C4a、C2a等，表现为过敏毒素作用、激肽样作用和趋化作用，从而介导炎症反应。C3a、C4a和C5a作为过敏毒素，可与肥大细胞或嗜碱性粒细胞膜表面的相应受体结合，促进其脱颗粒，释放组胺等活性物质，导致血管扩张，毛细血管通透性增加，平滑肌收缩，其中C5a的过敏毒素作用最强。C2a、C4a具有激肽样作用，能使血管通透性增加，引起炎性充血。C3a、C5a等能吸引中性粒细胞向炎症部位聚集，具有强烈的趋化作用。

生理情况下，具有炎性介质作用的补体片段引发的急性反应发生在病原微生物入侵的局部，促进机体对抗原的清除。但有时补体介导的炎症反应也能对自身组织造成损伤。

四、补体的测定方法和临床意义

补体是机体免疫防御系统的重要组成部分。正常人血清中补体含量相对稳定，由于补体系统异常会导致某些疾病的发生，对补体成分含量与活性的测定，有助于了解机体内补体系统的状况，对疾病的诊断、鉴别和发病机制的研究具有重要的意义。

（一）补体总活性测定

补体总活性测定是补体激活后检测补体最终效应的一种方法，可借此了解补体的整体功能。目前已建立的补体总活性测定方法，通常以红细胞的溶解为指标，以 50% 溶血为判定终点，故称 50% 溶血试验（50% complement hemolysis，CH50）。

1. CH50 检测的基本原理　补体主要的活性是溶细胞作用。利用绵羊红细胞（sheep red blood cell，SRBC）与相应抗体（溶血素）结合后可激活补体，导致 SRBC 溶血。当 SRBC 和溶血素量一定时，在规定的反应时间内，溶血程度与补体含量成正相关，但并非直线关系，而是一条特殊的 S 形曲线（图 3–10）。从曲线图可见轻微溶血和完全溶血时，溶血对补体含量变化不敏感，在 30%~70% 溶血时几乎呈直线，故实验常以 50% 溶血作为判定终点。以引起 50% 溶血所需的最少补体量为一个 CH50 单位（U），可计算出待测血清中总的补体溶血活性，以 CH50 U/ml 表示。

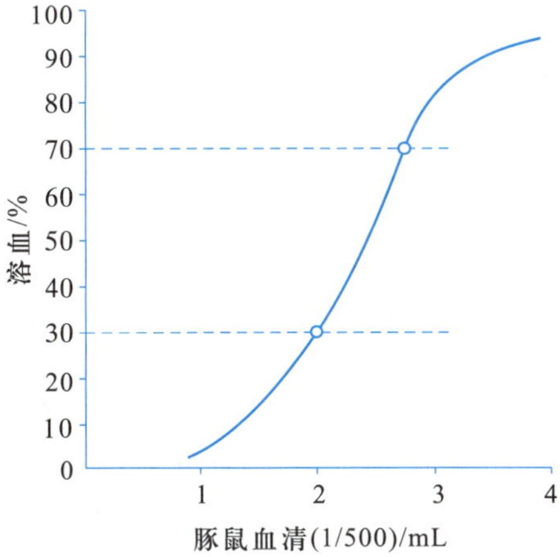

图 3–10　溶血程度与补体含量的关系

动画：补体溶血试验CH50 的基本原理

2. CH50 测定方法

（1）采集脱纤维抗凝羊血，用 pH 7.2~7.4 的磷酸缓冲液或巴比妥缓冲液调制成 2% 的 SRBC 悬液。

（2）对溶血素进行效价滴定，确定使用浓度，一般使用 2 U 的溶血素。

（3）用蒸馏水和缓冲液配制全溶血标准管和 50% 溶血标准管。

（4）取一定量的稀释血清和 SRBC 反应，观察选取与 50% 溶血标准管相近的两管，通过分光光度计在波长 542 nm 测其 OD 值，以最接近者所加待检血清用量，通过公式计算 CH50 值。CH50（U/ml）=（1/血清用量）× 稀释倍数。

3. 方法评价　CH50 方法简便快速，虽然敏感性较低，但能满足对血清总补体含量测定的要求。用于检测补体经典途径的溶血活性，结果反映补体 C1~C9 各组分的量与活性的综合水平，但此法影响因素较多。

4. 临床意义　CH50 升高多见于急性炎症、组织损伤和某些恶性肿瘤患者，妊娠期妇女和甲状腺炎、糖尿病等患者补体含量也可升高。CH50 降低可见于：① 补体消耗增多，如系统性红斑狼疮、急性肾小球肾炎、类风湿关节炎等患者；② 补体大量丢失，如大面积烧伤、大出血及肾脏疾病患者；③ 补体合成不足，主要为肝脏疾病和营养不良患者；④ 先天性某些补体成分缺陷，如由于 C1、C3 和 C5 先天性缺乏所导致的先天性某些补体成分缺陷病。因此，补体检测常可用于自身免疫病的辅助诊断，也可作为某些疾病活动期的参考指标。

（二）补体单一成分的测定

根据世界卫生组织（WHO）和国际免疫学会报告，在40多种补体成分中，通常检测C3、C4、C1q、B因子和C1INH五种成分。测定方法可分为免疫溶血法（测定溶血活性）和免疫化学法（测定含量）。

1. 免疫溶血法　以SRBC-溶血素作为指示系统参与反应，将人或动物血清用化学或物理方法特异性灭活某一补体成分，然后加入SRBC-溶血素指示系统，由于缺乏某种补体成分，不能使补体级联激活，不发生溶血。再加入待检血清，使原来缺乏的补体成分得到补偿，补体级联活化，导致SRBC溶解，发生溶血反应。溶血程度以50%溶血为判定终点。该法不是检测某一补体成分的具体含量，而是检测其活性。可辅助诊断补体某个成分缺失或其含量虽然正常但无溶血活性的先天性补体缺陷疾病。

2. 免疫化学法　分为单向免疫扩散、火箭免疫电泳、免疫比浊法（透射比浊法和散射比浊法）和酶联免疫吸附试验（enzyme-linked immunosorbent assay，ELISA）。其中单向免疫扩散、火箭免疫电泳因手工操作繁琐，影响因素多且结果重复性差，已趋于淘汰。免疫比浊法可通过仪器对补体的C3，C4，B因子等单个成分进行自动化测定。根据补体与相应抗体反应形成复合物，通过仪器对复合物产生的光散射或透射信号进行自动检测，并换算成所测补体浓度。该法简单、重复性好、自动化程度高，并能进行标准化流程管理与质量控制。此外，也可用ELISA对补体系统单个成分及其裂解产物进行测定。ELISA操作简单、特异性强、敏感度高，能够自动化测量，既能进行定性检测也能进行定量检测。

（三）补体结合试验

补体结合试验（complement fixation test，CFT）是根据抗原抗体复合物可激活和固定补体的特性，从而用一定量的补体和致敏红细胞检查抗原抗体间有无特异性结合的实验。CFT有抗原、抗体、补体、红细胞和溶血素五种成分参与反应，分属三个系统：①反应系统，即已知抗原（或抗体）与待测抗体（或抗原）；②补体系统；③指示系统，即SRBC和相应溶血素。试验首先将反应系统与补体系统发生反应，反应一定时间后再加入指示系统，根据致敏SRBC是否发生溶血来判断试验结果。以50%不溶血作为判定终点。可用已知抗体检测未知抗原，也可用已知抗原检测未知抗体。目前，该试验在临床上已很少使用，但试验原理和设计思路仍对新型免疫学检测方法具有启迪和指导作用。

（郑　珍）

思考题

第三章
在线测试

1. 简述TD-Ag和TI-Ag的区别。
2. 简述五类免疫球蛋白功能的异同。
3. 试比较三条补体系统激活途径的异同。

第四章 免疫分子

学习目标

1. 掌握 HLA 的概念及医学意义；人白细胞分化抗原、黏附分子及细胞因子的概念。
2. 熟悉 HLA 复合体的遗传特征、HLA 分子的分布与功能。
3. 了解细胞因子的分类及功能。
4. 学会在临床实际中应用免疫分子。

第四章
思维导图

第一节 主要组织相容性复合体及编码分子

主要组织相容性复合体（major histocompatibility complex，MHC）是一组决定移植组织器官是否相容、与免疫应答密切相关的紧密连锁的基因群。MHC 基因的编码产物为主要组织相容性抗原（major histocompatibility antigen，MHA），又称为 MHC 分子。哺乳动物均有 MHC，动物种类不同其命名各有差异。小鼠的 MHC 称为 H-2 基因复合体；猪的 MHC 称为 SLA 基因复合体；人类的 MHC 分子因其最早在白细胞上发现且含量最高，被称为人类白细胞抗原（human leukocyte antigen，HLA），也称为 HLA 分子或 HLA 抗原，其编码基因为人类的 MHC，也称为 HLA 复合体。

一、人类主要组织相容性复合体的结构与遗传特点

（一）HLA 复合体的结构

人类的 HLA 基因复合体位于第 6 号染色体短臂 6p21.31 内，共由 224 个基因座位组成，其中 128 个为功能性基因，其余为假基因。HLA 基因复合体由 HLA Ⅰ类、Ⅱ类和Ⅲ类基因区组成，其基因类型包括两类：经典的Ⅰ、Ⅱ类基因和免疫功能相关基因（图 4-1）。经典的 HLA Ⅰ类基因分布在远离着丝点的一端，按序为 B、C、A 三个基因座位，其产物为 HLA Ⅰ类分子。但Ⅰ类基因仅编码Ⅰ类分子异二聚体的重链（α 链），其轻链 β_2 微球蛋白（β_2m）由第 15 号染色体编码。经典的 HLA Ⅱ类基因分布在靠近着丝点的一端，依次由 DP、DQ 和 DR 三个亚区构成，每个亚区又包括 A 和 B 两种功能基因座位，分别编码Ⅱ类分子的 α 链和 β 链，形成 α/β 异二聚体蛋白。免疫功能相关基因分布于

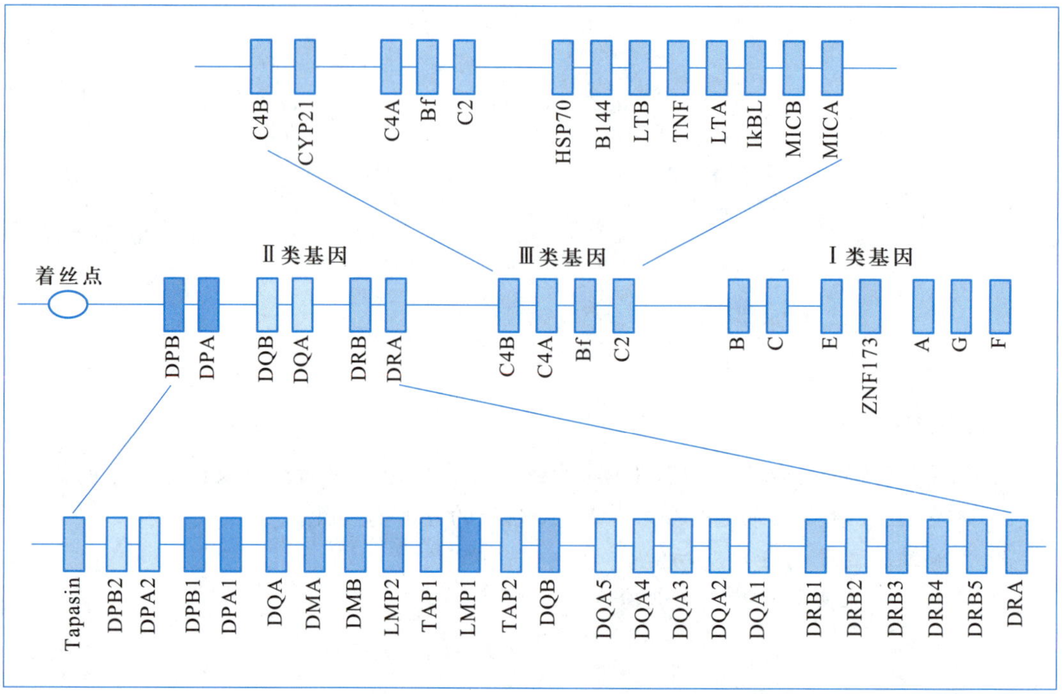

图 4-1 HLA 复合体基因组结构

HLA Ⅰ类、Ⅱ类和Ⅲ类基因区，通常不显示或仅显示有限的多态性，一般不能和抗原肽形成复合物，不参与抗原提呈，但可参与抗原加工或在固有免疫和免疫调节中发挥作用。

（二）HLA 复合体的遗传特征

HLA 基因复合体是人体多态性最丰富的基因系统。多态性是指群体中单个基因座位存在两种以上不同等位基因的现象。截至 2017 年 9 月，人类的 HLA 等位基因总数达到 17 331 个，等位基因数量最多的座位是 HLA-B，且同源染色体上两个等位基因具有共显性表达的特点，这极大地增加了 HLA 分子的数量和多态性。

HLA 复合体还具有单体型遗传和连锁不平衡的特点。单体型是指同一染色体上紧密连锁的 MHC 不同座位等位基因的组合。MHC 基因在染色单体上以一个整体的形式遗传给子代（图 4-2）。在遗传过程中 HLA 复合体等位基因的出现具有非随机性表达的特点，且两个或两个以上基因座位的等位基因同时出现在一条染色体上的概率高于随机出现的频率（即连锁不平衡），这一现象赋予了物种群体极大的应变能力，使之能够应对复杂多变的环境及病原体的侵害。

动画：HLA 复合体的遗传特性

二、人类主要组织相容性抗原的结构、分布和功能

（一）HLA 分子的结构和分布

HLA Ⅰ类分子由重链（α 链）和轻链（β_2m）组成，其 α 链胞外段有三个结构域

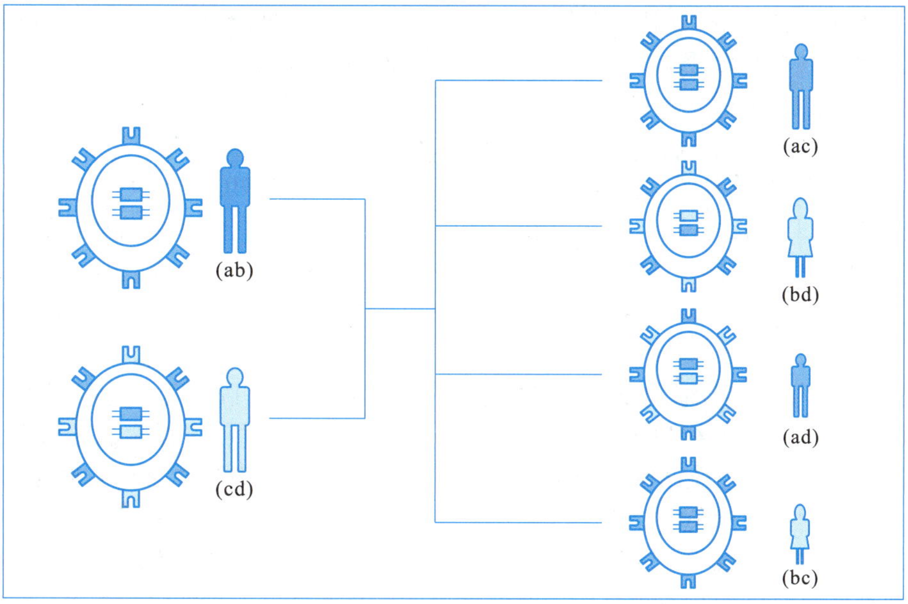

图 4-2　HLA 复合体单体型遗传

（α1、α2、α3），远膜端的结构域 α1 和 α2 构成抗原结合槽。HLA Ⅱ类分子由重链（α 链）和轻链（β 链）组成，其 α、β 链的胞外段各有两个结构域（α1、α2；β1、β2），其中 α1 和 β1 构成抗原结合槽（图 4-3）。

HLA Ⅰ类分子分布在几乎所有的有核细胞表面，包括血小板以及网织红细胞。但成熟红细胞、胎盘滋养层细胞和神经细胞均不表达 HLA Ⅰ类分子。HLA Ⅱ类分子分布比

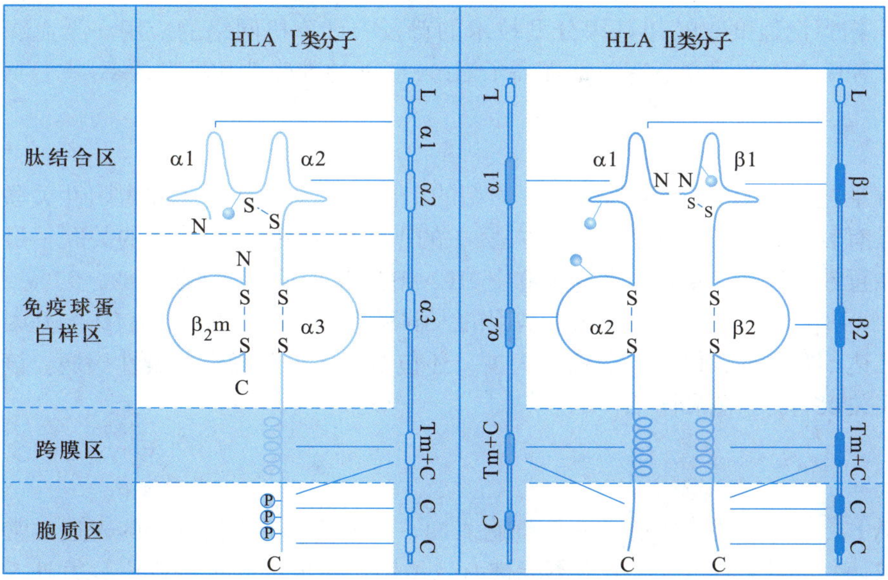

图 4-3　HLA 分子结构

较局限，主要表达于淋巴组织中的某些细胞表面，如专职抗原提呈细胞（包括巨噬细胞、树突状细胞、B 细胞）、胸腺上皮细胞及活化的 T 细胞等。

（二）HLA 分子的功能

1. 作为抗原提呈分子参与适应性免疫应答　经典的 MHC Ⅰ类和Ⅱ类分子通过提呈抗原肽激活 T 淋巴细胞，参与适应性免疫应答，决定了 T 细胞识别抗原的 MHC 限制性，即 T 细胞只能识别自身 MHC 分子提呈的抗原肽。外源性抗原由 MHC Ⅱ类分子提呈给 $CD4^+$Th 细胞识别，内源性抗原由 MHC Ⅰ类分子提呈给 $CD8^+$CTL 细胞识别。

2. 在胸腺内参与 T 细胞发育的选择和分化　T 细胞在胸腺中经历阳性选择和阴性选择才能发育为成熟 T 细胞，MHC 分子参与了这两种选择过程。在胸腺髓质中发育的 T 细胞若能与自身抗原肽-MHC 分子复合物高亲和力结合，则该 T 细胞克隆发生凋亡，由此建立 T 细胞的中枢免疫耐受。

3. 作为调节分子参与固有免疫应答　MHC 复合体中免疫相关基因中的补体编码基因编码的补体成分可参与炎症反应、杀伤病原体，与免疫性疾病的发生有关；炎症相关基因编码的多种细胞因子和其他分子可参与机体的炎症反应；非经典Ⅰ类基因的编码产物可调节 NK 细胞的活性。

三、人类主要组织相容性抗原的医学意义

（一）HLA 与器官移植

器官移植的成败主要取决于供、受者间的组织相容性，其中 HLA 等位基因的匹配尤其重要。对供、受者分别做 HLA 分型以及进行供、受者间的 HLA 交叉配合试验可确定组织相容性程度。PCR 基因分型技术的普及、计算机网络的应用、无血缘关系个体骨髓库和脐血库的建立，有效地提高了 HLA 匹配的准确性和配型效率。

（二）HLA 和疾病的关联

带有某些特定 HLA 等位基因或单体型的个体易患某种疾病（称为阳性关联）或对该疾病具有较强的抵抗力（称为阴性关联）的现象称为 HLA 和疾病的关联。最典型的例子为强直性脊柱炎（AS），患者人群中 HLA-B27 抗原阳性率高达 58%~97%，健康人群仅为 1%~8%，由此认为带有 B27 基因的人群易患 AS。目前发现与 HLA 基因相关联的疾病已达 500 多种，以自身免疫病为主，还包括一部分肿瘤和传染性疾病。该项研究有利于相关疾病的预测和防治。

（三）HLA 分子的表达异常与疾病

HLA Ⅰ类分子表达于所有的有核细胞表面，但恶变细胞Ⅰ类分子的表达常常减弱或缺失，致使特异性 $CD8^+$CTL 细胞不能被有效激活，造成肿瘤免疫逃避。另外，某些自身免疫病患者原本不表达 HLA Ⅱ类分子的细胞，在受到诱导表达Ⅱ类分子后可促进免

疫细胞过度活化，导致疾病发生，如胰岛素依赖性糖尿病中的胰岛 β 细胞、慢性萎缩性胃炎中的胃壁细胞、乳糜泻中的肠道细胞等。

（四）HLA 与法医学

HLA 复合体的遗传特征决定了两个无血缘关系的个体之间所有 HLA 基因座位上拥有相同等位基因的概率几乎是零。每个人的 HLA 等位基因型别一般终身不变，可以作为个体的遗传标志。因此，HLA 基因分型在法医学上被用于亲子鉴定和个体识别。

第二节　免疫膜分子

免疫应答过程中细胞间的相互作用是通过免疫细胞之间的直接接触以及间接通过分泌细胞因子或其他生物活性分子介导的。细胞表面表达的功能分子是免疫细胞相互识别和作用的重要分子基础，包括细胞表面的多种抗原、受体和黏附分子等。

一、人白细胞分化抗原

（一）人白细胞分化抗原的概念及组成

人白细胞分化抗原（human leukocyte differentiation antigen，HLDA）是指造血干细胞在分化为不同谱系、各个细胞谱系在不同的分化阶段以及成熟细胞活化过程中表达在细胞表面的标记分子。根据其胞膜外区结构特点的不同，人白细胞分化抗原可分为不同的家族和超家族。常见的有免疫球蛋白超家族、细胞因子受体家族、C 型凝集素超家族、选择素家族、整合素家族、肿瘤坏死因子超家族和肿瘤坏死因子受体超家族等。

（二）分化群的概念

在白细胞分化抗原的研究过程中，国际专门命名机构以单克隆抗体鉴定为主要方法，将来自不同实验室的单克隆抗体所识别的同一种分化抗原归为同一个分化群（cluster of differentiation，CD）。在多数情况下，单克隆抗体和其所识别的相应抗原都用同一个 CD 编号。目前人 CD 分为 14 个组，编号从 CD1 至 CD363。

（三）人白细胞分化抗原的功能

根据功能，人白细胞分化抗原可分为受体和黏附分子，其中受体包括特异性识别抗原的受体及其辅助受体、模式识别受体、补体受体、细胞因子受体、NK 细胞受体及 IgFc 受体等。黏附分子包括共刺激（或抑制）分子、归巢受体及血管地址素等。人白细胞分化抗原能介导可溶性生物学活性介质与相应受体的结合，广泛参与免疫细胞间的相互作用。

二、黏附分子

（一）黏附分子的概念

黏附分子是介导细胞与细胞间或细胞与细胞外基质（extracellular matrix，ECM）间相互结合和作用的分子的统称。黏附分子以受体–配体结合的形式发挥作用，通过细胞间或细胞与基质间的相互黏附，参与免疫应答、炎症反应、凝血、肿瘤转移及创伤愈合等一系列重要的生理或病理过程。

（二）黏附分子的组成

黏附分子属于人白细胞分化抗原，大部分已有 CD 编号，也有部分黏附分子尚无 CD 编号。根据结构特点，黏附分子可分为免疫球蛋白超家族、整合素家族、选择素家族、钙黏蛋白家族及一些尚未归类的黏附分子。免疫球蛋白超家族（immunoglobulin superfamily，IgSF）在免疫细胞膜分子中最为庞大，主要参与淋巴细胞的抗原识别、免疫细胞间相互作用及细胞的信号转导，如 CD4、CD8、CD28、CTLA-4（CD152）、CD80（B7-1）、CD86（B7-2）等。整合素家族主要介导细胞与细胞外基质的黏附，使细胞得以附着形成整体而得名。选择素家族包括三个成员：L-选择素、P-选择素和 E-选择素，主要介导白细胞与内皮细胞黏附，参与淋巴细胞归巢及炎症反应的发生。钙黏蛋白是同亲型结合（两个相同分子的相互结合）、Ca^{2+} 依赖的细胞黏附分子，参与胚胎发育中的细胞识别、迁移和组织分化，同时对成体组织器官构成具有重要的作用。

（三）黏附分子的功能

1. 参与免疫细胞之间的相互作用及活化　免疫细胞之间的相互作用均有赖于黏附分子的作用。如 T 细胞与 APC 识别时，首先通过 TCR 识别抗原，同时还需共受体 CD4/CD8 与 MHC 分子结合，以构成 T 细胞活化的第一信号；同时需要 CD28-CD80 或 CD86、LFA-1-ICAM-1 以及 CD2-CD58 等共刺激分子结合提供的第二信号。如果 APC 不能表达共受体 CD80/CD86，则抗原刺激后的 T 细胞会处于免疫应答无能状态。

2. 参与炎症反应中白细胞与血管内皮细胞黏附　在炎症反应中，中性粒细胞依靠多种黏附分子与内皮细胞紧密黏附，介导其穿出血管内皮细胞到达炎症局部发挥重要的作用。

3. 参与淋巴细胞归巢　淋巴细胞表面的归巢受体与表达在内皮细胞上的血管地址素的相互作用导致淋巴细胞定向迁移，从而完成淋巴细胞归巢。

此外，黏附分子还参与细胞的发育、分化、迁移和多种疾病的发生。

第三节 细胞因子

细胞因子（cytokine）是由免疫细胞及组织细胞合成并分泌的一类小分子可溶性蛋白质，具有多种生物学功能。

一、细胞因子的共同特性

（一）细胞因子的理化特性

细胞因子为小分子可溶性蛋白质，以糖蛋白居多；大多数以单体形式存在，少数以双体或三聚体形式存在。其半衰期短，效应范围小，绝大多数需近距离发挥作用。

（二）细胞因子的作用方式

细胞因子的作用无抗原特异性，不受 MHC 限制，主要通过与相应受体结合发挥生物学效应。其作用方式主要包括：① 自分泌方式，即作用于分泌细胞本身；② 旁分泌方式，即作用于邻近细胞；③ 内分泌方式，少数细胞因子可通过循环系统对远距离靶细胞发挥作用。

（三）细胞因子的作用特点

1. 多效性　一种细胞因子可以对多种靶细胞发挥不同的作用。
2. 重叠性　几种不同的细胞因子可以针对同一种靶细胞发挥相同或相似的生物学效应。
3. 协同性　一种细胞因子可以增强另一种细胞因子的功能。
4. 拮抗性　一种细胞因子可以抑制另一种细胞因子的作用。
5. 网络性　细胞因子的作用并非独立存在，在免疫应答过程中，具有不同生物学效应的细胞因子之间相互刺激和制约，形成细胞因子网络，从而维持免疫系统的稳定与平衡。

二、细胞因子种类

细胞因子种类繁多，目前根据其结构和功能不同分为六大类。

（一）白细胞介素（interleukin，IL）

白细胞介素是一类由淋巴细胞、单核吞噬细胞及其他非免疫细胞产生的细胞因子，主要调节机体免疫应答、刺激造血功能和介导炎症反应。目前，已发现 38 种 IL，按其发现顺序命名为 IL-1~IL-38。

（二）干扰素（interferon，IFN）

干扰素是最早发现的细胞因子，因具有干扰病毒复制的功能而得名。根据其来源和生物学活性，可将其分为Ⅰ型、Ⅱ型和Ⅲ型。Ⅰ型干扰素包括 IFN-α 和 IFN-β，分别来自白细胞和成纤维细胞；Ⅱ型干扰素即 IFN-γ，来自活化的 T 细胞和 NK 细胞；Ⅲ型干扰素主要由 DC 细胞产生，包括 IFN-λ1、IFN-λ2 和 IFN-λ3。干扰素具有抗病毒、抗肿瘤和免疫调节等多种作用。

（三）肿瘤坏死因子（tumor necrosis factor，TNF）

肿瘤坏死因子包括 TNF-α 和 TNF-β 两种，因其能引起肿瘤组织出血坏死而得名。TNF-α 来自活化的单核巨噬细胞；TNF-β 来自活化的 T 细胞，又称为淋巴毒素（lymphotoxin，LT）。TNF 家族目前发现的细胞因子已有三十余种，它们在调节免疫应答、杀伤靶细胞和诱导细胞凋亡等过程中发挥重要的作用。

（四）集落刺激因子（colony-stimulating factor，CSF）

集落刺激因子是一类能刺激造血干细胞及不同发育阶段的造血细胞增殖分化的细胞因子。根据其功能和作用细胞的不同，可分为巨噬细胞集落刺激因子（M-CSF）、粒细胞集落刺激因子（G-CSF）、粒细胞-巨噬细胞集落刺激因子（GM-CSF）、红细胞生成素（EPO）、干细胞因子（SCF）和血小板生成素（TPO）等。

（五）趋化因子（chemokine）

趋化因子是一类具有趋化功能的细胞因子，包括 CC、CXC、C 和 CX3C 四个亚家族。趋化因子除介导免疫细胞定向迁移外，还可参与淋巴器官及细胞的发育，调节血管生成，参与炎症反应、细胞凋亡及调控免疫应答等，并在自身免疫病及移植排斥反应中发挥作用。

（六）生长因子（growth factor，GF）

生长因子是一类能促进相应细胞生长分化的细胞因子，包括肝细胞生长因子（HGF）、转化生长因子-β（TGF-β）、表皮生长因子（EGF）、血管内皮生长因子（VEGF）、成纤维细胞生长因子（FGF）、神经生长因子（NGF）及血小板生长因子（PDGF）等。

三、细胞因子的主要生物学作用

（一）调控免疫细胞的发育、分化活化和功能

细胞因子能参与调控免疫细胞的发育、分化、活化和功能（图 4-4）。骨髓多能造血干细胞（HSC）在发育分化为不同谱系的免疫细胞过程中受到多种细胞因子调控，如 IL-7、SCF 等；IL-4、IL-5、IL-6 及 IL-13 等能促进 B 细胞的活化、增殖和分化；IL-2、IL-7、IL-18 等能活化 T 细胞并促进其增殖，而 IL-12、IFN-γ 及 IL-4 分别诱导 T 细胞向 Th1 和 Th2 细胞亚群分化。

（二）抗感染、抗肿瘤作用

细胞因子参与抗感染免疫的全过程。在机体感染时，固有免疫和适应性免疫在细胞

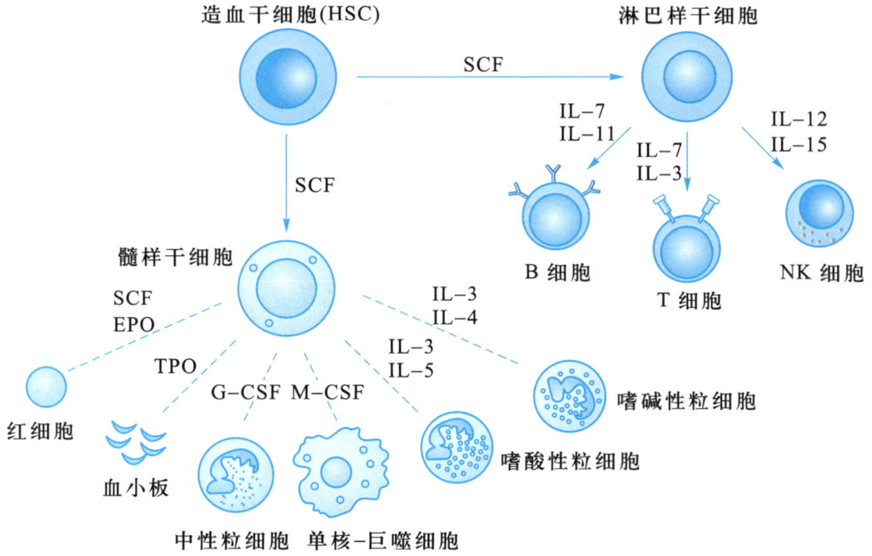

图 4-4 细胞因子对各类免疫细胞分化过程的作用

因子网络调控下构成机体重要的抗感染防御体系，从而有效地清除病原体。如细菌感染时，感染部位的巨噬细胞释放 IL-1、IL-6 等引起炎症反应。另外，多种细胞因子可直接或间接发挥抗肿瘤作用。如 TNF-α 和 TNF-β 可直接杀伤肿瘤细胞；IFN-γ 可诱导肿瘤细胞表达 MHC Ⅰ类分子，增强机体的抗肿瘤能力。

（三）刺激造血

能刺激造血功能的细胞因子主要是各类 CSF，它们通过促进造血功能，参与并调节机体的生理或病理过程。

（四）诱导细胞凋亡

细胞凋亡可维持内环境稳定，对胚胎发育、肿瘤消退、炎症反应、正常细胞更新具有重要的意义。如 TNF-α 能诱导肿瘤细胞或病毒感染细胞的凋亡；IL-2 可诱导抗原活化的 T 细胞发生凋亡。

四、细胞因子的医学意义

（一）细胞因子与疾病的发生

1. 引起发热和炎症病理损害 IL-1、IL-6、TNF-α 均为内源性致热源，可引起机体发热；IL-1、TNF-α 等还可刺激内皮细胞和白细胞产生一系列炎症介质，诱发感染性休克。

知识拓展

细胞因子风暴

细胞因子风暴(cytokine storm)又称高细胞因子血症,是由于短时间内机体大量分泌多种细胞因子,诱发全身炎症反应的综合征,严重者可因多器官功能障碍综合征而导致死亡。细胞因子风暴可发生于多种感染性和非感染性疾病,如急性呼吸窘迫综合征(ARDS)、脓毒血症、移植物抗宿主反应、流感等。其本质是因为各种因素通过不同机制刺激机体内的巨噬细胞、$CD8^+$T 细胞等释放大量促炎细胞因子,如 IL-1、IL-6、TNF-α、IFN 等,导致促炎细胞因子和抗炎细胞因子之间的平衡失调所致。使用 IL-4、IL-10、IL-13、TGF-β、抗 IL-6 单抗等可拮抗炎性介质,防止组织过度损伤。

2. 诱导肿瘤发生　细胞因子及其受体的表达异常可诱导某些肿瘤的发生和发展。如骨髓瘤细胞可产生大量的 IL-6，通过自分泌作用与细胞表面高表达的 IL-6R 结合，促进其自身生长；多种肿瘤细胞能分泌 TGF-β、IL-10 等细胞因子抑制机体的免疫功能，导致肿瘤出现免疫逃避。

3. 导致某些免疫系统相关疾病及代谢性疾病　某些细胞因子或其受体表达异常可导致免疫缺陷病，如 IL-2Rγ 链基因突变使 IL-2、IL-4、IL-7、IL-9 等多种受体介导的信号转导通路发生障碍，引起性连锁重症联合免疫缺陷病；在某些自身免疫病患者的体内有高水平的细胞因子表达，如类风湿关节炎、银屑病、强直性脊柱炎的患者体内均可检测到高水平的 TNF-α；急性器官移植排斥反应时，受者血清及移植物局部的 IL-1、IL-2、TNF-α 等水平增高。细胞因子还可参与代谢性疾病的发生，如 IL-1、IL-6、IL-18、TNF-α 等可参与胰岛炎症反应。TNF-α 可直接杀伤胰岛细胞，干扰胰岛素受体的信号转导，降低外周组织对胰岛素的敏感性，参与糖尿病发病。

（二）细胞因子与疾病的治疗

多种重组细胞因子药物、细胞因子抗体和细胞因子拮抗剂广泛用于感染、肿瘤、造血系统疾病等的治疗。目前已批准上市的重组细胞因子药物，如表 4–1。另外，还可使用细胞因子拮抗治疗，如应用抗 IL-2R 抗体防治移植排斥反应、抗 TNF 抗体治疗类风湿关节炎等。

表 4–1　已批准上市的重组细胞因子药物

细胞因子	适应证
IL-2	癌症、免疫缺陷
IL-11	放疗、化疗所致血小板减少症
IFN-α	白血病、卡波西肉瘤、乙型病毒性肝炎、恶性肿瘤、AIDS
IFN-β	多发性硬化症

续表

细胞因子	适应证
IFN-γ	慢性肉芽肿、过敏性皮炎、类风湿关节炎、生殖器疣
G-CSF	自体骨髓移植、再生障碍性贫血、化疗导致的粒细胞减少症
GM-CSF	自体骨髓移植、再生障碍性贫血、化疗导致的粒细胞减少症
SCF	与 G-CSF 联合应用于外周血干细胞移植
EPO	慢性肾衰竭导致的贫血、癌症或癌症化疗后导致的贫血、失血性贫血
EGF	外用药治疗烧伤、口腔溃疡
bFGF	外用药治疗烧伤、外周神经炎

（阳　莉）

思考题

1. 简述 HLA 的分布及其医学意义。
2. 什么是黏附分子？有何功能？
3. 细胞因子有何共同特点？

第四章
在线测试

第五章 免疫应答

第五章
思维导图

学习目标

1. 掌握免疫应答的概念、适应性免疫应答的基本过程和特点；细胞免疫和体液免疫的机制与意义；Ⅰ型超敏反应的特点、发生机制、常见疾病；Ⅱ、Ⅲ、Ⅳ型超敏反应的临床常见疾病。

2. 熟悉免疫应答的类型、抗原提呈过程、免疫耐受的概念，Ⅱ、Ⅲ、Ⅳ型超敏反应的发生机制。

3. 了解免疫耐受的类型、机制及意义。

4. 学会应用免疫应答相关知识解释多种免疫现象；能解释超敏反应相关临床检验技术的原理。

第一节 细胞免疫和体液免疫

免疫应答是指抗原刺激机体所引起的免疫细胞对抗原产生的一系列免疫反应的总称。免疫应答的生物学意义在于能及时清除体内抗原性异物，以维持自身的平衡与稳定。

免疫应答可分为固有免疫（innate immunity）和适应性免疫（adaptive immunity）两大类。固有免疫又称先天性免疫或非特异性免疫，是人类在长期的种系发育进化过程中逐渐建立起来的天然防御机制。固有免疫系统在组成上包括组织屏障、固有免疫细胞（如单核巨噬细胞、树突状细胞、NK 细胞等）和固有免疫分子（如补体系统、急性期蛋白、细胞因子等），其识别抗原不具有特异性，主要通过模式识别受体识别抗原，在感染早期发挥快速应答作用。适应性免疫又称为获得性免疫或特异性免疫，是体内 T、B 细胞识别抗原后，自身活化、增殖、分化为效应细胞，产生一系列生物学效应的全过程。固有免疫和适应性免疫密切联系并相互补充。固有免疫是适应性免疫启动的先决条件，在固有免疫阶段，APC 完成对抗原的摄取、加工和提呈；适应性免疫在形成后可促进固有免疫应答。二者相辅相成，共同完成免疫应答的全过程。

适应性免疫应答按照参与的细胞类型和效应，可分为细胞免疫应答和体液免疫应答；按照免疫应答发生时与抗原的接触次数分为初次应答和再次应答；按照免疫反应的结果分为正免疫应答和负免疫应答（即免疫耐受）；按照免疫反应对机体的损伤程度分为正常免疫应答和超敏反应。

一、免疫应答的基本过程

通常所指的免疫应答即为适应性免疫应答。其发生过程包括三个阶段：① 感应阶段，也称为抗原提呈与识别阶段，是指抗原提呈细胞捕获、加工、处理、提呈抗原，以及抗原特异性淋巴细胞（T、B 细胞）识别抗原的阶段；② 反应阶段，即活化、增殖、分化阶段，是指 T、B 细胞接受抗原刺激后，活化、增殖、分化为效应细胞的阶段，可产生免疫记忆细胞；③ 效应阶段，是指效应 T 细胞发挥特异性细胞免疫作用及浆细胞分泌抗体发挥特异性体液免疫作用的阶段。

适应性免疫应答具有特异性、记忆性、放大性和 MHC 限制性等特点。① 特异性：适应性免疫应答具有针对性，只能对刺激机体的特定抗原物质产生免疫效应。② 记忆性：由于免疫应答过程中有记忆细胞产生，故相同抗原物质再次进入机体时，机体的免疫系统能迅速产生反应。③ 放大性：少量抗原刺激机体所产生的免疫应答在一定条件下可以扩大至整个免疫系统产生应答，即全身性免疫应答。④ MHC 限制性：T 细胞在接受 APC 或靶细胞传递来的抗原肽时，需要同时识别 APC 或靶细胞的 MHC 分子，此现象称为 MHC 限制性。

二、抗原的加工、处理和提呈过程

APC 摄取、加工、处理抗原形成抗原肽，并将其与自身的 MHC 分子结合形成复合物转运至细胞表面，供 T 细胞识别、诱导 T 细胞活化的过程称为抗原提呈。根据来源不同抗原可分为内源性抗原和外源性抗原两类。靶细胞将内源性抗原以抗原肽-MHC Ⅰ类分子复合物的形式提呈给 $CD8^+$T 细胞识别；APC 将外源性抗原以抗原肽-MHC Ⅱ类分子复合物的形式提呈给 $CD4^+$T 细胞识别。

（一）内源性抗原的提呈

内源性抗原主要通过 MHC Ⅰ类分子途径进行加工与提呈。由于所有有核细胞均可表达 MHC Ⅰ类分子，因此，它们都具有通过 MHC Ⅰ类分子途径加工处理和提呈抗原的能力。提呈内源性抗原的基本过程如下：① 细胞质内的蛋白抗原被蛋白酶体（LMP）降解成抗原肽；② 内质网（ER）表面的抗原加工相关转运物（TAP）将抗原肽以主动转运的方式转移至内质网腔内；③ 抗原肽与内质网中新合成的 MHC Ⅰ类分子结合，形成抗原肽-MHC Ⅰ类分子复合物；④ 结合抗原肽的 MHC Ⅰ类分子经高尔基体转运至细胞膜上，提呈给 $CD8^+$T 细胞（图 5-1）。

（二）外源性抗原的提呈

外源性抗原主要通过 MHC Ⅱ类分子途径进行加工与提呈。APC 对外源性抗原的提呈过程如下：① APC 通过吞噬、胞饮等方式摄入外源性抗原，在胞内形成内体（蛋白质抗原）或吞噬溶酶体（颗粒性抗原）；② 内体和吞噬溶酶体与胞质中的 MHC Ⅱ类

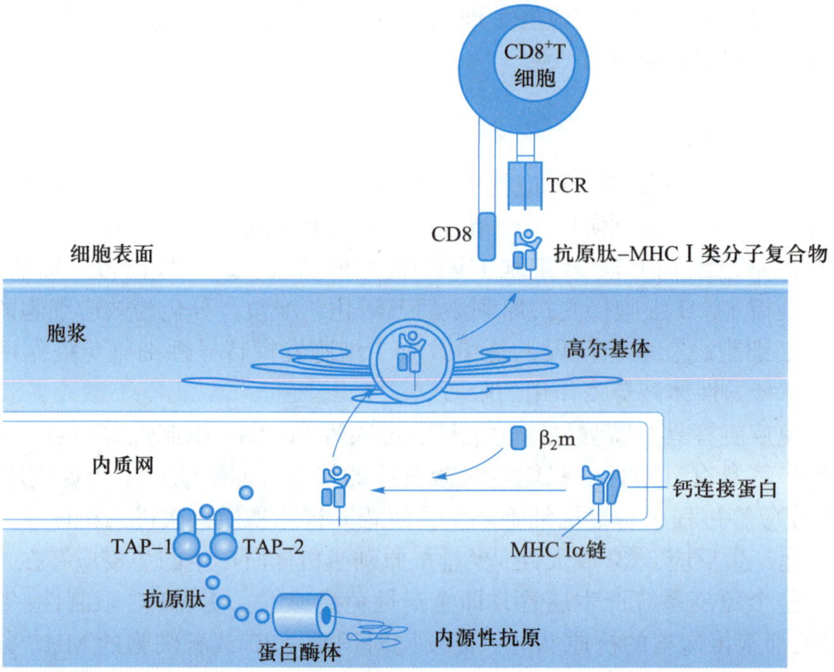

图 5-1　内源性抗原的加工与提呈

小室（MⅡC）融合，MⅡC 和吞噬溶酶体中的多种酶类被激活将抗原降解为抗原肽；③ 在内质网中新合成的 MHCⅡ类分子在 MⅡC 内被降解，仅留有称为 MHCⅡ类分子相关的恒定链多肽（CLIP）的小片段在抗原肽结合槽中以防止其他肽段与之结合；④ 在 MⅡC 中，HLA-DM 分子介导 CLIP 与抗原肽结合槽分离，同时结合抗原肽形成抗原肽-MHCⅡ类分子复合物，复合物被转运至 APC 膜表面，供 $CD4^+T$ 细胞识别（图 5-2）。

三、T 细胞介导的细胞免疫应答

细胞免疫应答（cellular immune response）是指在抗原刺激下，T 细胞转化为效应 T 细胞（Th1 细胞和 CTL 细胞）发挥特异性免疫应答的过程。能诱导细胞免疫的抗原主要是 TD-Ag，参与细胞免疫应答的细胞包括 APC、$CD4^+Th1$ 和 $CD8^+CTL$ 细胞。

（一）细胞免疫应答的基本过程

1. T 细胞识别特异性抗原阶段　初始 T 细胞膜表面的 TCR 与 APC 表面的抗原肽-MHC 分子复合物发生特异性结合是 T 细胞特异性活化的第一步。T 细胞与 APC 的结合过程是通过免疫突触来完成的。免疫突触的中央聚集着一组 TCR，其周围是一圈黏附分子。在 T 细胞膜表面的 TCR 特异性识别相应抗原肽的同时，共受体 CD4 和 CD8 分子分别识别和结合 APC 或靶细胞表面的 MHCⅡ类分子和 MHCⅠ类分子，增强 TCR 与特异性抗原结合的亲和力以及信号传导。

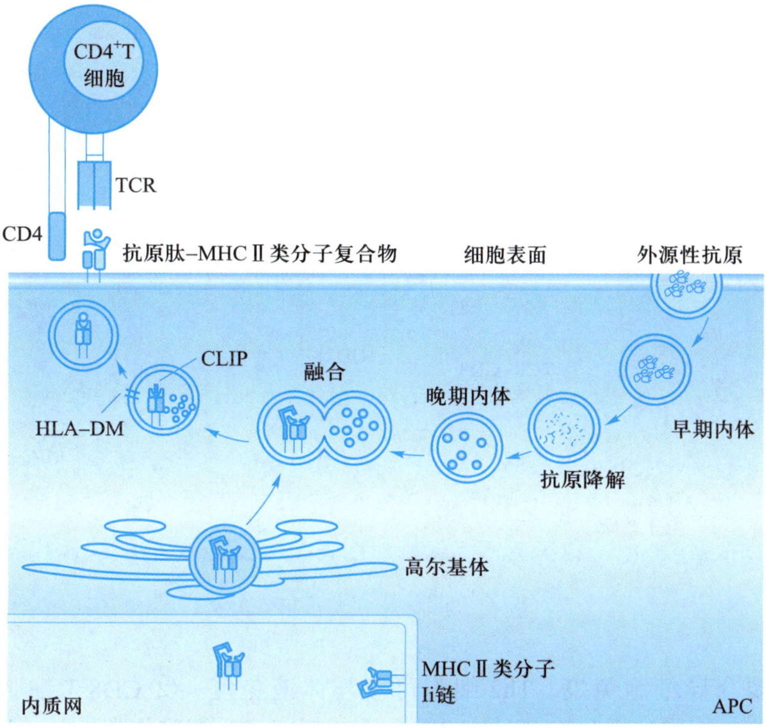

图 5–2 外源性抗原的加工与提呈

2. T 细胞的活化、增殖与分化

（1）T 细胞活化的信号 T 细胞的完全活化需要抗原信号和共刺激信号的双信号刺激和细胞因子的作用。① TCR 与抗原肽-MHC 分子复合物的特异性结合构成 T 细胞活化的第一信号。APC 将抗原肽-MHC 分子复合物提呈给 T 细胞，TCR 特异性识别并结合 MHC 分子槽中的抗原肽，使 CD3 分子与共受体（CD4 或 CD8）的胞浆段相互作用，启动激酶活化的级联反应，使 T 细胞初步活化。② APC 表面表达的共刺激分子与 T 细胞表面的相应受体相互作用构成 T 细胞活化的第二信号（共刺激信号），如 B7（CD80、CD86）与 CD28、淋巴细胞功能相关抗原 3（LFA3，即 CD58）与 LFA-2（CD2）、细胞间黏附分子 1（ICAM-1）与 LFA-1 等的结合，可导致 T 细胞完全活化。其中 CD28 是最重要的共刺激分子，当 CD28 与 B7 分子结合后能有效促进 IL-2 的合成，IL-2 是参与 T 细胞增殖与分化最重要的细胞因子。活化的 T 细胞可表达多种细胞因子和细胞因子受体，同时活化的 APC 也可产生多种细胞因子，为 T 细胞完全活化提供了条件。在 T 细胞活化的过程中，若只有第一信号而缺乏第二信号，T 细胞会进入克隆无应答状态，称为 T 细胞失能（图 5–3）。T 细胞的完全活化还有赖于多种细胞因子的作用，如 IL-1、IL-2、IL-4、IL-6、IL-10、IL-12、IL-15 和 IFN-γ 等。其中至关重要的是 IL-1 和 IL-2。

（2）特异性 T 细胞的增殖与分化 ① $CD4^+$T 细胞的分化：初始 $CD4^+$T 细胞（Th0）在 IL-12 和 IFN-γ 等的诱导下向 Th1 细胞分化；在 IL-4 等的诱导下向 Th2 细胞分化。

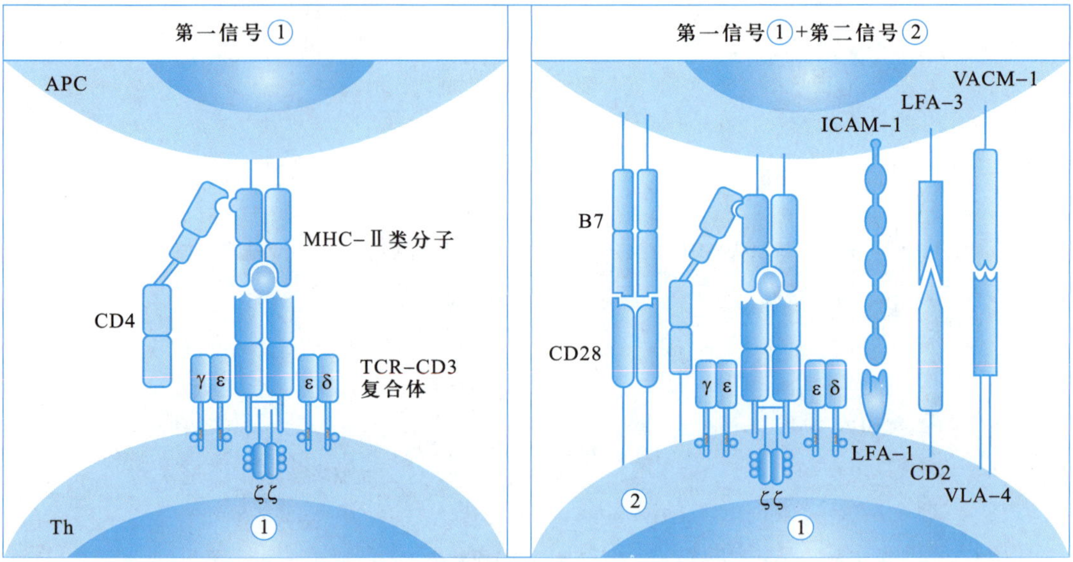

图 5-3　T 细胞活化相关信号分子

Th1 细胞主要介导细胞免疫，Th2 细胞可参与体液免疫。② $CD8^+T$ 细胞的增殖与分化：初始 $CD8^+T$ 细胞的活化有两种方式。一种方式为 Th 细胞依赖性的，即其活化需要 APC 和 $CD4^+T$ 细胞的辅助；另一种方式为 Th 细胞非依赖性的，可不需要 Th 细胞的辅助直接刺激 $CD8^+T$ 细胞自身增殖分化为 CTL。在此阶段，部分 T 细胞分化成为记忆 T 细胞。

3. 效应阶段　主要通过效应 T 细胞（包括 $CD4^+$ Th1 细胞和 $CD8^+CTL$）针对细胞内抗原及细胞型抗原发挥细胞免疫效应。在效应阶段，$CD4^+Th1$ 细胞释放细胞因子引起炎症反应，$CD8^+CTL$ 释放穿孔素和颗粒酶等导致靶细胞凋亡，既可以清除抗原，也可以导致免疫损伤。

（二）T 细胞的免疫效应

1. $CD4^+$ Th1 细胞介导的炎症反应　$CD4^+$ Th1 细胞通过释放 IL-2、TNF-β 和 IFN-γ 等细胞因子，募集和活化单核/巨噬细胞及淋巴细胞，增强单核/巨噬细胞清除胞内寄生病原体的能力，同时促进淋巴细胞活化增殖，发挥细胞免疫效应，使局部组织产生以单个核细胞浸润为主的慢性炎症反应或迟发型超敏反应。

2. $CD8^+CTL$ 细胞介导的细胞毒作用　CTL 在特异性抗原刺激下，可高效、特异性杀伤靶细胞，包括胞内寄生病原体（胞内寄生菌、病毒）的细胞、肿瘤细胞等。CTL 主要通过两条途径杀伤靶细胞。① 穿孔素/颗粒酶途径：穿孔素和颗粒酶均储存于 CTL 胞质颗粒中。当效应 CTL 与靶细胞相互识别并结合后，效应 CTL 细胞脱颗粒释放穿孔素。穿孔素单体插入靶细胞膜，形成跨膜孔道，使颗粒酶迅速进入靶细胞，激活内切酶系统，导致靶细胞凋亡。② FasL/Fas 途径：效应 CTL 可高效价表达 FasL，并分泌 TNF-α，它们分别与靶细胞表面的 Fas 和 TNF 受体结合，诱导靶细胞凋亡（图 5-4）。

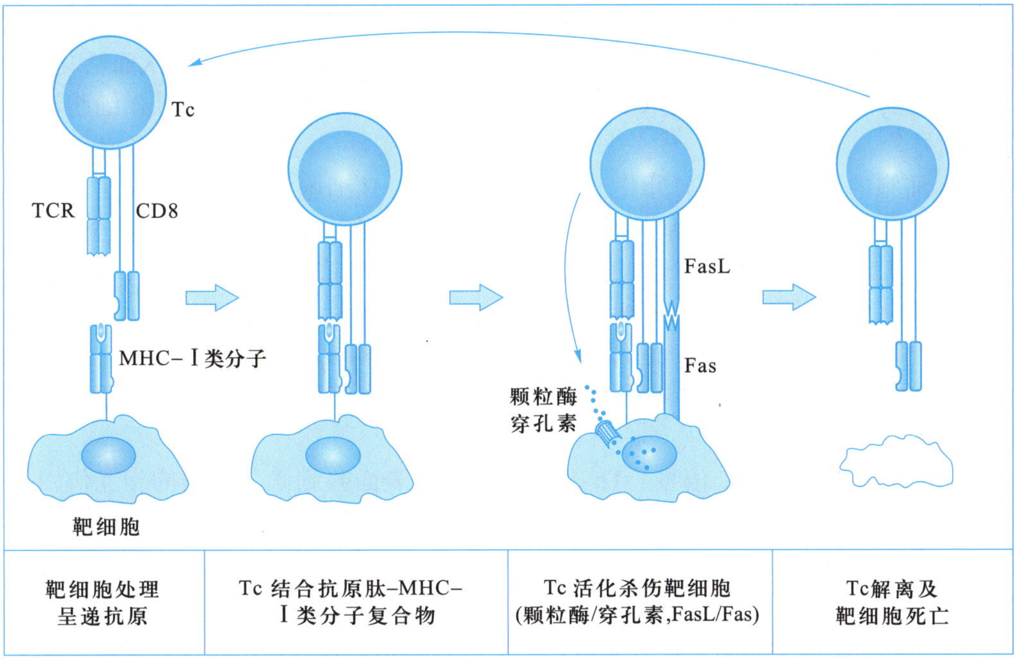

图 5-4　CD8⁺CTL 杀伤靶细胞的过程

效应 CTL 细胞的杀伤作用具有抗原特异性，并受到 MHC Ⅰ类分子的限制，在杀伤靶细胞时具有连续性和高效性的特点。

（三）细胞免疫的生物学意义

1. 抗感染　细胞免疫应答（Th1 和 CTL 介导）主要针对胞内寄生病原体的感染，如胞内寄生细菌、病毒、寄生虫等。

2. 抗肿瘤　特异性细胞免疫是抗肿瘤的主要因素。Th1 细胞分泌细胞因子可直接抗肿瘤，也可通过活化巨噬细胞或 NK 细胞发挥抗肿瘤作用；CTL 可特异性杀伤肿瘤细胞。

3. 免疫病理损伤　在某些情况下，细胞免疫应答可引起迟发型超敏反应、移植排斥反应及某些自身免疫性疾病。

四、B 细胞介导的体液免疫应答

体液免疫应答（humoral immune response）是指在抗原刺激下，B 细胞活化、增殖、分化为浆细胞，浆细胞合成并分泌抗体，发挥特异性免疫效应的全过程。根据抗原种类和成分的不同，体液免疫应答可分为针对 TD-Ag 的免疫应答和针对 TI-Ag 的免疫应答，前者需要 Th 的辅助，后者不需要。

（一）B 细胞对 TD-Ag 的免疫应答

1. B 细胞对 TD-Ag 的识别　B 细胞通过 BCR 识别特异性抗原。BCR 识别抗原有两个作用：① BCR 特异性识别抗原是 B 细胞活化的第一信号；② B 细胞内化、加工、处理抗原，形成抗原肽-MHC Ⅱ类分子复合物，提呈给 Th 细胞识别，从而活化 Th 细胞，而活化的 Th 细胞通过表达 CD40L 与 B 细胞表面的 CD40 结合，为 B 细胞活化提供第二信号。

2. B 细胞的活化、增殖与分化　与 T 细胞类似，B 细胞活化也需要双信号。特异性抗原提供第一信号启动 B 细胞活化，共刺激分子提供第二信号使 B 细胞完全活化。

（1）B 细胞活化的第一信号　B 细胞表面的 BCR 与抗原特异性结合，由 Igα/Igβ 将 B 细胞活化的第一信号转入 B 细胞内，启动与 B 细胞活化、增殖、分化相关基因的表达。与此同时，B 细胞膜表面的 CD19、CD21、CD81 以非共价键形式组成 B 细胞活化共受体复合物，能加强 B 细胞活化信号的转导，显著提高 B 细胞对抗原刺激的敏感性。

（2）B 细胞活化的第二信号　Th 细胞与 B 细胞表面共刺激分子间的相互作用提供了 B 细胞活化的第二信号。B 细胞不仅是体液免疫应答的介导细胞，而且也是专职抗原提呈细胞。B 细胞作为 APC 通过双信号活化 $CD4^{+}T$ 细胞，Th 细胞活化后，其表面能表达 CD40L，与 B 细胞表面的 CD40 结合，构成 B 细胞活化最重要的第二信号（图 5-5）。B 细胞在双信号刺激下，开始活化、增殖、分化，其表面出现多种受体，接受活化的 Th 细胞分泌的细胞因子（如 IL-4、IL-5、IL-21）增殖分化为浆细胞。部分 B 细胞在分化过程中分化为记忆性 B 细胞（Bm），当机体再次接触相同抗原时可迅速活化，产生大量抗体。

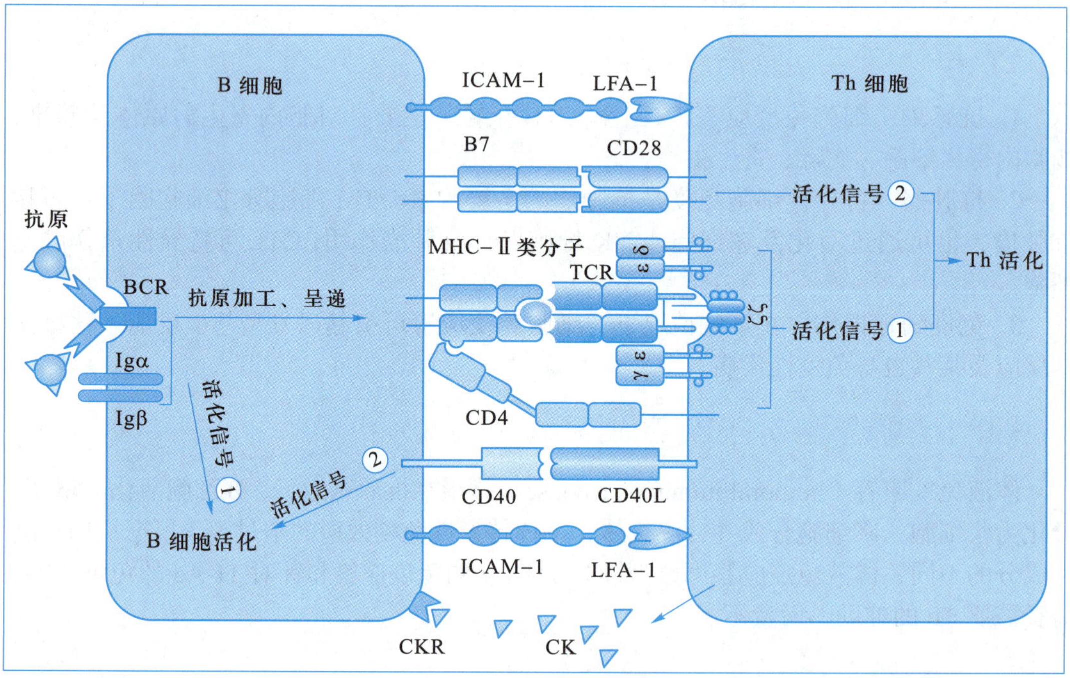

图 5-5　B 细胞与 Th 细胞间的相互作用

3. 效应阶段　是浆细胞产生抗体发挥特异性体液免疫效应的阶段。抗体发挥作用需借助机体其他免疫细胞或分子的协同，其效应包括中和作用、调理作用、活化补体、ADCC 效应等。体液免疫应答在抗毒素、抗胞外菌感染及胞外病毒感染等方面发挥重要的作用。但在某些情况下，也可引起病理性免疫损伤，如Ⅰ、Ⅱ、Ⅲ型超敏反应。体液免疫应答的过程见图 5–6。

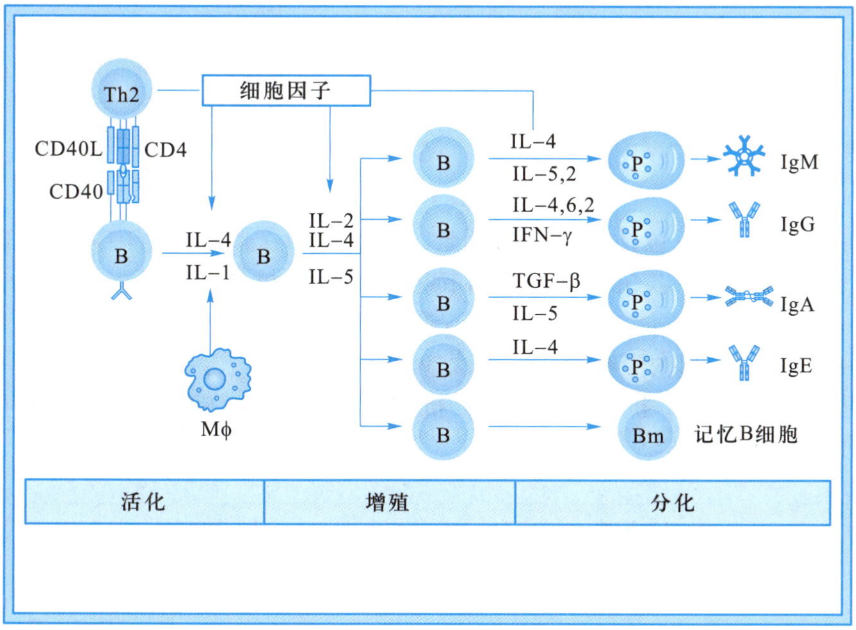

图 5–6　体液免疫应答的过程

（二）TI-Ag 诱导的体液免疫应答

根据抗原分子构型不同，TI-Ag 可分为 TI-1 抗原和 TI-2 抗原两类。TI-1 抗原包括细菌脂多糖、聚合鞭毛素等，它们可直接与 BCR 结合，同时通过其表面的丝裂原成分与 B 细胞膜上的丝裂原受体结合，引起 B 细胞活化。成熟和不成熟的 B 细胞均可被 TI-1 抗原诱导活化，产生低亲和力抗体 IgM。TI-2 抗原包括细菌胞壁多糖、荚膜多糖等，其具有高度重复的结构，能引起 mIg 广泛交联，激活 B1 细胞（图 5–7）。与 TD-Ag 相比，TI-Ag 能直接刺激 B 细胞，无需 APC 作用和 Th 细胞的辅助，不产生记忆细胞，无再次应答，且只能产生 IgM 类抗体。由于大多数胞外菌具有胞壁多糖，能抗吞噬，在感染早期无特异性 T 细胞辅助下，B 细胞对 TI-Ag 产生免疫应答形成的抗体，能通过调理作用促进吞噬。

（三）抗体产生的一般规律

抗原第一次进入机体产生的免疫应答称为初次应答；相同抗原再次刺激机体，因为记忆细胞的存在而产生迅速、高效、持久的免疫应答称为再次应答。

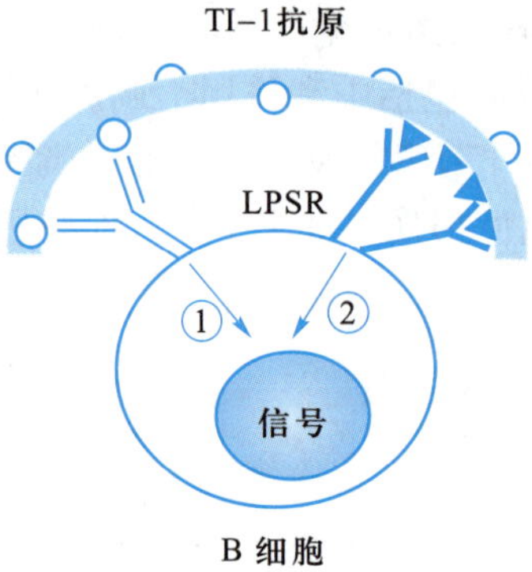

图 5-7　TI-Ag 激活 B 细胞的机制

1. 初次应答　特点包括：① 潜伏期长，一般为 1~2 周，血清中才能出现特异性抗体；② 抗体浓度低；③ 抗体在体内维持时间短；④ 抗体与抗原亲和力低，以 IgM 为主。

2. 再次应答　与初次应答相比，再次应答具有以下特点：① 潜伏期短，一般为初次应答潜伏期的一半；② 抗体浓度高；③ 抗体在体内维持时间长；④ 抗体与抗原亲和力高，以 IgG 为主（图 5-8）。

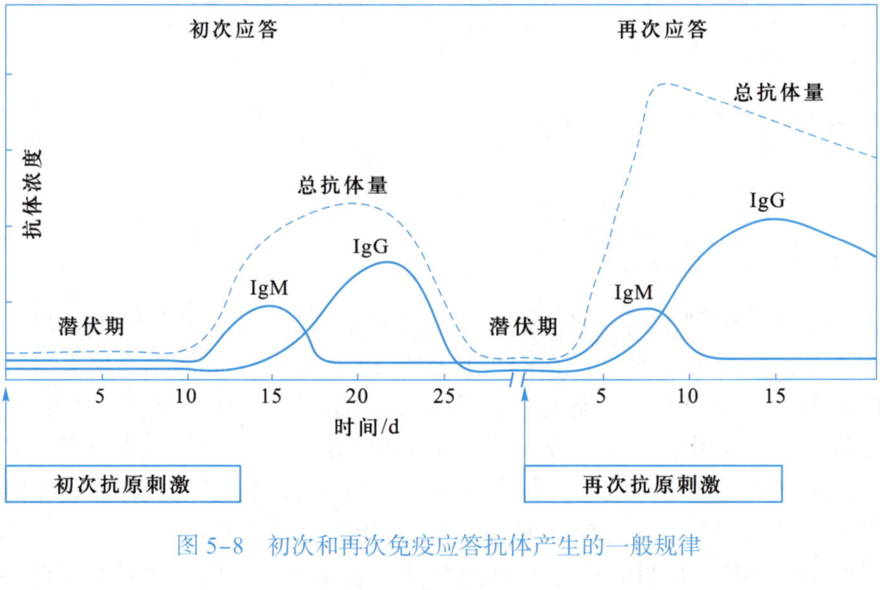

图 5-8　初次和再次免疫应答抗体产生的一般规律

抗体产生的一般规律对指导临床实践具有重要的意义：① 在疫苗接种或制备免疫血清时可准确地把握接种次数和间隔时间，获得最佳免疫效果；② 特异性 IgM 可作为传染病早期诊断的依据；③ 可根据抗体含量变化掌握患者病程及评估疾病转归，若恢复期血清抗体浓度较发病初期增长 4 倍或 4 倍以上有诊断意义。

第二节 免疫耐受

免疫耐受（immunological tolerance）是指免疫系统对某种抗原刺激产生的特异性免疫无应答状态。免疫耐受具有特异性，仅对特定抗原不应答，不影响对其他抗原产生免疫应答，与免疫缺陷、免疫抑制有着本质的区别。免疫耐受与多种临床疾病的发生、发展和转归密切相关。

一、免疫耐受形成的条件

免疫耐受能否形成取决于抗原和机体两个方面的因素。

（一）抗原因素

抗原的剂量、性质和免疫途径等均可影响免疫耐受的发生。① 抗原剂量：抗原剂量过低或过高均可引起免疫耐受，分别称为低带耐受和高带耐受。一般而言，低剂量 TD-Ag 可诱导 T 细胞耐受，高剂量 TD-Ag 同时诱导 T、B 细胞耐受；TI-Ag 在高剂量才能诱导 B 细胞耐受。② 抗原性质：一般能诱导免疫耐受的物质多为小分子、可溶性、非聚合单体物质，也称为耐受原。③ 免疫途径：口服抗原最易诱导免疫耐受，其次为静脉注射、腹腔注射，皮下或皮内注射最难诱导免疫耐受。

（二）机体因素

机体的年龄、发育阶段、生理状态、遗传背景及所处的环境因素等均可影响免疫耐受的形成。一般来说，最易诱导免疫耐受的是胚胎期，其次为新生儿期，成年期诱导免疫耐受比较困难。但若同时使用免疫抑制剂，则针对成年个体可诱导耐受。另外，遗传背景不同会导致某些个体对特定抗原存在天然耐受。

二、免疫耐受发生的机制

（一）中枢免疫耐受

T、B 细胞在中枢免疫器官发育的过程中，经过阴性选择（主要借助克隆清除）以建立对自身抗原的耐受，称为中枢免疫耐受。中枢免疫耐受对防止自身免疫有重要作用。如 T 细胞在胸腺发育过程中，经过阳性选择和阴性选择，使识别自身抗原的未成熟 T 细胞凋亡；B 细胞在骨髓中发育到仅表达 mIgM 的未成熟阶段，若此时的 mIgM 能与自身抗原结合，则通过阴性选择，导致细胞凋亡，形成克隆清除。

（二）外周免疫耐受

成熟淋巴细胞在外周免疫器官遇到自身抗原或外源性抗原形成的耐受称为外周免疫耐受。外周免疫耐受主要针对逸出外周的自身反应性淋巴细胞。自身反应性淋巴细胞在外周遭遇高水平、持续表达的自身抗原时会导致T细胞反复活化，T细胞表面表达的Fas及其配体FasL水平升高，当Fas结合自身细胞表达的FasL后将激活受体介导的细胞凋亡通路，此现象被称为活化诱导的细胞凋亡。如果高水平的自身抗原导致B细胞受体广泛交联且缺乏T细胞提供的辅助信号，则B细胞也将被诱导发生凋亡。

在某些情况下，T、B细胞的表面虽然仍能表达与抗原反应的TCR或BCR，但是对该抗原呈功能上无应答或低应答状态。如成熟的T、B细胞在活化过程中均需要双信号刺激，若缺乏共刺激分子的第二信号，则T、B细胞将失能。此外，自身抗原表达过低或与TCR、BCR亲和力过低，会导致免疫忽视；某些机体的特殊部位因生理屏障、局部微环境或抑制性细胞因子的产生等原因会导致免疫豁免；免疫调节细胞对外周耐受等的形成也发挥了一定作用。

知识拓展

免疫耐受在临床医学中的应用

免疫耐受与多种疾病的发生有密切关系。如慢性感染和肿瘤的发生与机体对病原体和肿瘤细胞发生病理性免疫耐受有关；而自身免疫病的发生是机体丧失对自身抗原的生理耐受所致。故临床上针对慢性感染和肿瘤的患者，可以考虑打破免疫耐受。如采用检查点阻断、激活共刺激信号、抑制Treg细胞的功能、增强DC的功能及合理使用细胞因子及抗体等方法。对于自身免疫病和移植排斥反应，可以人工诱导免疫耐受。如口服或静脉注射抗原、使用变构肽配体、阻断共刺激信号、诱导免疫偏离、采取骨髓和胸腺移植等。目前这些治疗手段有些已经开始用于临床，不过更多的还在进行临床前和临床试验。

第三节　超 敏 反 应

超敏反应（hypersensitivity）也称为变态反应（allergy），是指机体接受某些抗原刺激时所出现的以生理功能紊乱或组织细胞损伤为主的异常适应性免疫应答。根据超敏反应发生机制和临床特点的不同，可将其分为Ⅰ、Ⅱ、Ⅲ、Ⅳ型。

一、Ⅰ型超敏反应

Ⅰ型超敏反应又称为速发型超敏反应或过敏反应，是最常见的超敏反应。其主要特点为：① 发生快，消退快；② 常引起生理功能紊乱，极少发生组织细胞损伤；③ 由IgE抗体介导；④ 具有明显个体差异和遗传倾向。

（一）参与Ⅰ型超敏反应的主要成分

1. 变应原（allergen）　能引起Ⅰ型超敏反应的抗原也称为变应原，能诱导机体产生特异性IgE抗体。常见的变应原有：① 药物或化学物质，如青霉素、磺胺、抗毒素、普鲁卡因、有机碘化合物等；② 吸入性变应原，如花粉颗粒、动物皮毛、昆虫毒液、尘螨排泄物、真菌孢子和菌丝等；③ 食入性变应原，如蛋、奶、鱼、虾、蟹等；④ 某些酶类物质，如枯草杆菌的枯草菌溶素、尘螨中的半胱氨酸蛋白等。

2. IgE 抗体　变应原诱导机体产生特异性 IgE 抗体是Ⅰ型超敏反应发生的先决条件。IgE 为亲细胞抗体，在不结合抗原的情况下即可通过其 Fc 段与肥大细胞、嗜碱性粒细胞表面的高亲和力 IgE Fc 受体结合，使机体处于致敏状态。

3. 参与细胞

（1）肥大细胞和嗜碱性粒细胞　二者均来自骨髓髓样前体细胞。肥大细胞主要分布在呼吸道、胃肠道和泌尿生殖道的黏膜上皮及皮肤下的结缔组织内靠近血管处；嗜碱性粒细胞主要分布于外周血中，数量较少。两种细胞表面均可高表达 IgE Fc 受体（FcεRⅠ），细胞质中均含有嗜碱颗粒，其内储存有组胺、激肽原酶等预先储备的生物活性介质，在活化时还可产生白三烯（LTs）、前列腺素 D_2（PGD_2）、血小板活化因子（platelet activating factor，PAF）等多种新合成的介质。

（2）嗜酸性粒细胞　来自骨髓髓样前体细胞，内含嗜酸颗粒，主要分布于呼吸道、胃肠道和泌尿生殖道的黏膜组织内，外周血中仅少量存在。活化的嗜酸性粒细胞能释放嗜酸性粒细胞阳离子蛋白、主要碱性蛋白、嗜酸性粒细胞衍生的神经毒素及过氧化物酶、胶原酶等物质参与抗感染免疫；也可产生 IL-5、IL-8、IL-13、血小板活化因子及白三烯等炎性细胞因子参与过敏反应中的迟缓相反应；还可以释放组胺酶、芳基硫酸酯酶等灭活组胺、白三烯等参与过敏反应的调节。

4. 生物学活性介质　参与Ⅰ型超敏反应的生物学介质包括组胺、激肽原酶、PAF、LTs、PGD_2、各种细胞因子（如 IL-4、IL-13、嗜酸性粒细胞趋化因子）等，作用于效应器官后主要引起：① 毛细血管扩张、通透性增加；② 平滑肌痉挛；③ 腺体分泌增加；④ 刺激感觉神经。各种介质的作用具有相似之处，但又各有特点。如组胺释放快（数分钟内）、维持时间短（≤2 小时）、扩张血管能力强，是引起痒感的唯一介质；而白三烯除能使毛细血管扩张、通透性增加和腺体分泌增加外，还能使支气管平滑肌发生强烈而持久收缩，是引起支气管哮喘的主要原因。

（二）发生机制

1. 致敏阶段　变应原初次进入机体，刺激 B 细胞产生 IgE 类抗体。IgE 以其 Fc 段与肥大细胞和嗜碱性粒细胞表面的 FcεRⅠ结合，形成致敏肥大细胞或嗜碱性粒细胞，使机体处于致敏状态。通常致敏状态可维持数月甚至更长时间。但若长期不接触相应变应原，致敏状态可逐渐消失。

2. 发敏阶段　已致敏的机体再次接触相同变应原，变应原能迅速与致敏肥大细胞或嗜碱性粒细胞表面的 IgE 特异性结合。只有变应原与致敏细胞表面的两个以上相邻的 IgE 抗体结合，使 FcεRⅠ交联形成复合物，细胞才能活化。活化的细胞开始脱颗粒释放多种生物活性介质。

3. 效应阶段　生物活性物质作用于效应组织和器官，引起毛细血管扩张、通透性增加，平滑肌收缩，腺体分泌增加，使机体出现以生理功能紊乱为主的一系列临床表现（图 5-9）。

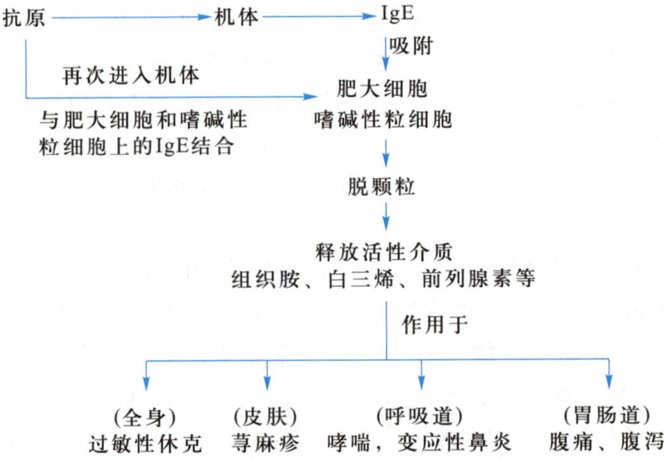

图 5-9 Ⅰ型超敏反应的发生机制

Ⅰ型超敏反应根据反应发生的快慢和持续时间的长短，可分为速发相反应和迟发相反应两种。速发相反应常在接触变应原后数秒钟内发生，持续数小时，主要由组胺、前列腺素等引起。迟发相反应发生在接触变应原后 4~6 小时，可持续数天或更长时间，表现为嗜酸性粒细胞、中性粒细胞、嗜碱性粒细胞、巨噬细胞、Th2 细胞浸润为主要特征的炎症反应。

（三）临床常见疾病

1. 过敏性休克

（1）药物过敏性休克　最常见的药物为青霉素，链霉素、头孢菌素、普鲁卡因等也可引起。青霉素分子量小，本身无免疫原性，但其降解产物青霉烯酸、青霉噻唑醛酸可与体内组织蛋白结合成为完全抗原，刺激机体产生特异性 IgE，使肥大细胞和嗜碱性粒细胞致敏。当机体再次接触青霉素时发生过敏反应，重者可发生过敏性休克，甚至死亡。青霉素在弱碱性溶液中，易形成青霉烯酸，因此青霉素应临用前配制，放置 2 小时后不宜使用。临床上少数人初次注射青霉素时也会发生过敏性休克，这可能与其曾吸入空气中的青霉菌孢子或使用过被青霉素污染的医疗器械导致机体致敏有关。

微课：青霉素过敏

（2）血清过敏性休克　临床上应用动物免疫血清如破伤风抗毒素、白喉抗毒素进行治疗或紧急预防时，个别患者可因曾经注射过相同的动物血清制剂使机体处于致敏状态，导致过敏性休克，严重者可发生死亡。

2. 呼吸道过敏反应　最常见的呼吸道过敏反应为过敏性哮喘和过敏性鼻炎，常因吸入花粉、真菌、毛屑、尘螨等变应原或呼吸道病原微生物感染引起。

3. 消化道过敏反应　有些人在进食鱼、虾、蛋、奶、蟹等食物后可发生过敏性胃肠炎，表现为恶心、呕吐、腹痛、腹泻等症状，严重时可出现过敏性休克。消化道过敏反应可能与肠道菌群失调、胃肠道黏膜表面 SIgA 含量明显减少和蛋白水解酶缺乏有关。

4. 皮肤过敏反应　主要包括荨麻疹、湿疹和血管神经性水肿，常表现为皮疹伴剧烈瘙痒，多由药物、食物、肠道寄生虫或冷热刺激等引起。

（四）防治原则

1. 查明变应原，避免再接触　预防Ⅰ型超敏反应最有效的方法是通过询问过敏史及皮肤试验查明变应原，并避免再接触。皮肤试验是临床检测变应原最常用的方法，常用的如皮内试验、点刺试验等。也可在体外检测患者血清中特异性 IgE，常用的方法为荧光酶联免疫吸附试验。

2. 脱敏疗法

（1）异种免疫血清脱敏疗法　对抗毒素皮试阳性但又必须使用者，可采用小剂量、短间隔（20~30 分钟）、反复多次注射的方法进行脱敏治疗。其机制可能与小剂量变应原进入机体引起致敏靶细胞分期分批脱敏，最终全部解除致敏状态有关。此时大剂量注射抗毒素血清就不会发生过敏反应。但是这种脱敏是暂时的，经一定的时间后机体将再次处于致敏状态。

（2）特异性变应原脱敏疗法　针对变应原（如花粉、尘螨等）已被查明又难以避免接触的患者，可采用小剂量、间隔较长时间、反复多次皮下注射的方法进行脱敏治疗。其机制可能是：① 通过改变变应原进入机体的途径，诱导机体产生大量特异性 IgG 类抗体，降低 IgE 抗体应答；② IgG 类封闭抗体能与致敏靶细胞上的 IgE 竞争结合相应变应原。

3. 药物治疗

（1）抑制生物活性介质合成和释放的药物　如色甘酸二钠可稳定细胞膜，阻止致敏靶细胞脱颗粒释放生物活性介质；阿司匹林可抑制前列腺素 D_2 等介质合成。

（2）生物活性介质拮抗药物　苯海拉明、氯苯那敏等抗组胺药，可与组胺竞争性结合效应器官细胞膜上的组胺受体而发挥抗组胺的作用。

（3）改善效应器官反应性的药物　肾上腺素不仅能解除支气管平滑肌痉挛，还可使外周毛细血管收缩而升高血压，在抢救过敏性休克时能发挥重要的作用；葡萄糖酸钙、氯化钙、维生素 C 等不仅可以解痉，还能降低毛细血管通透性和减轻皮肤黏膜的炎症反应。

知识拓展

Ⅰ型超敏反应的免疫疗法

由于Ⅰ型超敏反应的发生与 IgE 密切相关，所以利用 IgE 介导Ⅰ型超敏反应的机制和细胞因子对 IgE 产生的调控作用，近年来采用新型的免疫生物疗法治疗Ⅰ型超敏反应。常用的包括：① 用抗 IL-5 抗体抑制 IL-5 的活性，或采用人源化抗 IgE 单克隆抗体抑制肥大细胞和嗜碱性粒细胞释放生物学活性介质，治疗哮喘；② 将重组可溶性 IL-4 受体与 IL-4 结合，阻断其生物学效应，降低 Th2 型免疫应答，减少 IgE 的产生；③ 利用 DNA 重组技术将编码变应原的基因插入 DNA 载体制成疫苗进行接种，可成功诱导 Th1 型免疫应答；④ 将 IL-12 等细胞因子与变应原共同使用，可使 Th2 型免疫应答向 Th1 型转换，下调 IgE 的产生。

二、Ⅱ型超敏反应

Ⅱ型超敏反应是由特异性 IgG 和 IgM 类抗体与相应抗原结合后，在补体、吞噬细胞和 NK 细胞的参与下引起以细胞溶解或组织损伤为主的病理性免疫应答，又称为细胞毒型或细胞溶解型超敏反应。

（一）发生机制

1. 靶细胞及其表面抗原　Ⅱ型超敏反应的靶细胞包括正常或改变的自身组织细胞和被抗原或抗原表位结合的自身组织细胞及细胞外基质。靶细胞表面抗原包括：① 正常细胞表面的同种异型抗原，如 ABO 血型抗原、HLA 抗原；② 异嗜性抗原，如链球菌与肾小球基底膜、关节组织之间具有的共同抗原；③ 改变或修饰的自身抗原，常因感染或理化因素所致；④ 结合在自身组织细胞表面等的药物抗原或抗原–抗体复合物。

2. 损伤机制　特异性 IgG 和 IgM 抗体与相应的靶抗原结合后，主要通过三条途径杀伤靶细胞。① 活化补体：通过补体系统经典激活途径，形成膜攻击复合物而溶解靶细胞。② 调理吞噬作用：抗体与补体都可与吞噬细胞表面相应的受体结合而发挥调理作用，促进吞噬细胞吞噬杀伤靶细胞。③ ADCC 作用：IgG 抗体与靶细胞表面抗原特异性结合后，其 Fc 段与 NK 细胞表面 Fcγ 受体结合，通过 ADCC 作用杀伤靶细胞（图 5–10）。

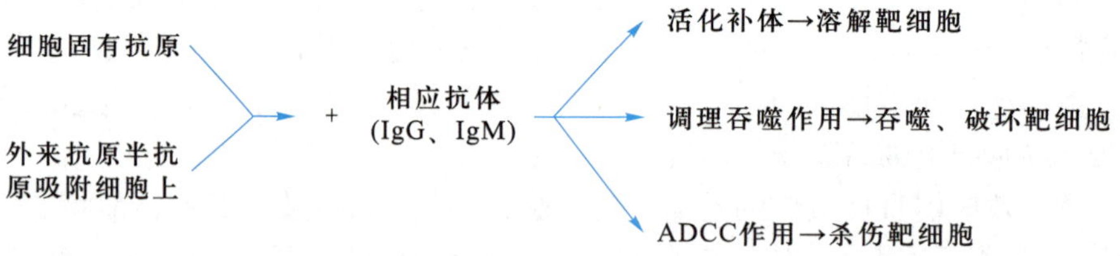

图 5–10　Ⅱ型超敏反应的发生机制

（二）临床常见疾病

1. 输血反应　多发生于 ABO 血型不符的输血。由于供血者红细胞表面的血型抗原与受血者血清中存在的天然抗体（IgM）特异性结合，从而激活补体溶解红细胞，引起溶血反应。反复输血者若因 HLA 不同导致受血者产生抗白细胞或抗血小板抗体，可导致非溶血性输血反应。

2. 新生儿溶血症　多见于母子间 Rh 血型不符。Rh^- 的母亲可因输血、流产、分娩等原因接受 Rh^+ 红细胞刺激，产生抗 Rh（IgG 类抗体）。当母体再次妊娠且胎儿血型为 Rh^+，母体内的抗 Rh 抗体能通过胎盘进入胎儿体内与胎儿红细胞表面相应抗原结合，激活补体，溶解红细胞，引起流产、死产或新生儿溶血症。为防止新生儿溶血症，可在产妇初次分娩后 72 小时内注射抗 Rh 抗体，阻断母体致敏。

3. 药物过敏性血细胞减少症　青霉素、磺胺、奎尼丁、安替比林、非那西汀等药物属于半抗原，在与血细胞膜蛋白或血浆蛋白结合成为完全抗原后，可刺激机体产生针对药物的特异性抗体。抗体与结合药物的血细胞作用，或与药物结合形成免疫复合物再与表达该抗体 Fc 受体的血细胞结合，引起药物性溶血性贫血、粒细胞减少症或血小板减少性紫癜。

4. 自身免疫性溶血性贫血　服用甲基多巴类药物，或感染流感病毒、EB 病毒等，可使红细胞膜表面成分发生改变，从而刺激机体产生自身抗体，引起自身免疫性溶血性贫血。

5. 肺出血-肾炎综合征（Goodpasture's syndrome）　感染、药物或吸入有机溶剂等可诱导机体产生针对肺泡基底膜抗原的 IgG 类抗体。因肺泡基底膜与肾小球基底膜具有共同抗原，故自身抗体与相应抗原结合后，通过激活补体或调理吞噬作用，导致肺出血和肾炎。

6. 甲状腺功能亢进　最常见的原因是弥漫性毒性甲状腺肿（Graves 病）。Graves 病是一种特殊的Ⅱ型超敏反应，患者体内可产生针对甲状腺细胞表面促甲状腺素（TSH）受体的自身抗体，该种抗体与 TSH 受体结合后，能刺激甲状腺细胞合成分泌大量甲状腺素，引起甲状腺功能亢进。

微课：Ⅱ型超敏反应

三、Ⅲ型超敏反应

Ⅲ型超敏反应又称为免疫复合物型或血管炎型超敏反应，是因 IgG、IgM、IgA 类抗体与相应抗原形成中等大小可溶性免疫复合物，沉积在局部或全身多处毛细血管基底膜后，激活补体，在中性粒细胞、血小板、肥大细胞及嗜碱性粒细胞等的参与下，引起的以充血水肿、局部坏死和中性粒细胞浸润为主要特征的炎症反应和组织损伤。

（一）发生机制

1. 可溶性免疫复合物的形成与沉积　可溶性抗原与相应的抗体结合，可形成抗原-抗体复合物，即免疫复合物（immune complex，IC）。通常大分子 IC 易被吞噬细胞吞噬、清除，小分子 IC 可被肾小球滤过排出，而中等大小的 IC 不易被有效清除，或因机体清除免疫复合物能力降低，致使免疫复合物长期存在于血液循环中，沉积于毛细血管基底膜，尤其是血压较高、形成涡流的肾小球基底膜、关节滑膜等处，引起炎症反应和组织损伤。

2. 损伤机制　沉积的 IC 激活补体系统，导致中性粒细胞浸润并释放溶酶体酶，是导致Ⅲ型超敏反应损伤的主要原因。① 补体的作用：IC 通过经典激活途径激活补体，产生 C3a、C5a，C3a 和 C5a 与肥大细胞或嗜碱性粒细胞上的相应受体结合，促进其释放组胺等活性介质，使局部毛细血管通透性增高，渗出增多，出现水肿。同时，C3a、C5a 还能趋化中性粒细胞在免疫复合物的沉积部位聚集。② 中性粒细胞的作用：聚集的中性粒细胞在吞噬 IC 的同时，还释放多种溶酶体酶，如蛋白水解酶、胶原酶、弹性纤维酶、碱性蛋白等，致使血管基底膜及周围组织损伤。③ 血小板的作用：活化的血小板可产生血管活性胺类物质，加重局部水肿。同时，肥大细胞或嗜碱性粒细胞活化释放的血小板活化因子（PAF）可使血小板聚集、活化，形成血栓，导致局部出血、坏死（图 5-11）。

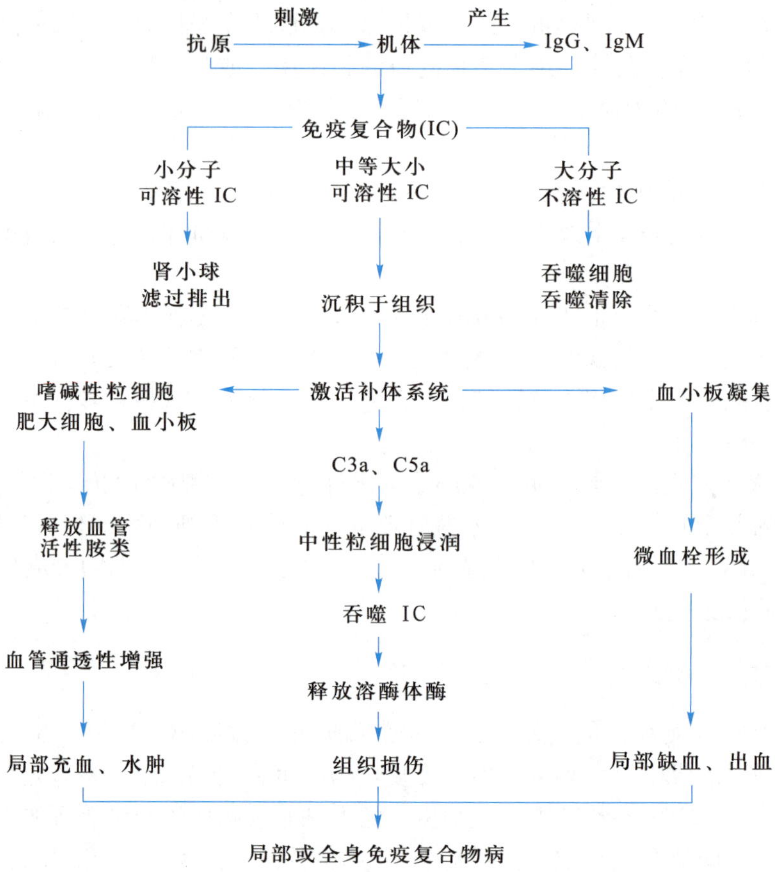

图 5-11 Ⅲ型超敏反应的发生机制

（二）临床常见疾病

1. 局部免疫复合物病

（1）阿图斯（Arthus）反应　1903 年莫里斯·阿图斯（Maurice Arthus）用马血清给家兔进行皮下注射数周后，再次注射局部可出现红肿反应，3~6 小时达到高峰。红肿程度随注射次数增多而加重，注射 5~6 次后，局部可出现缺血性坏死，反应可自行消退或痊愈，此种现象被称为 Arthus 反应。此反应与反复注射马血清诱导机体产生大量抗体，抗体与再次进入的抗原结合形成 IC 沉积于局部血管壁引起炎症反应有关。

（2）类 Arthus 反应　胰岛素依赖性糖尿病患者在反复注射胰岛素后可刺激机体产生相应 IgG 类抗体，若再次注射胰岛素其注射局部可出现水肿、出血和坏死等类似 Arthus 反应的局部炎症反应。长期吸入大量抗原性粉尘或真菌孢子等引起的过敏性肺泡炎也属于此类反应。

2. 全身免疫复合物病

（1）血清病　通常在初次大剂量注射抗毒素血清后 1~2 周发生，患者出现发热、皮疹、关节肿痛、淋巴结肿大、一过性蛋白尿等症状。原因是初次注入大量异种蛋白刺激机体产生的抗毒素抗体与未清除的抗毒素结合，形成可溶性免疫复合物所致。血清病具有自限性，在停止使用抗毒素后症状可自行消退。此外，大剂量使用青霉素、磺胺、抗 TNF-α 单抗等药物时也可引起血清病样反应。

（2）链球菌感染后肾小球肾炎　在 A 群溶血性链球菌感染 2~3 周后，个别患者可发生急性肾小球肾炎。原因是抗链球菌抗体与链球菌结合形成循环 IC，沉积于肾小球基底膜上，引起免疫复合物型肾炎。此外，葡萄球菌、肺炎链球菌、乙型肝炎病毒或疟原虫感染后也可发生免疫复合物型肾小球肾炎。

（3）类风湿关节炎（rheumatoid arthrits，RA）　发病原因不明。患者体内 IgG 类抗体可发生变性，刺激机体产生相应的 IgM 类抗体，即类风湿因子（rheumatoid factor，RF）。当自身变性 IgG 与 RF 结合形成循环 IC，反复沉积于小关节滑膜，引起关节炎症性损伤。

（4）系统性红斑狼疮（systemic lupus erythematosus，SLE）　患者体内出现多种自身抗体，如抗核抗体、抗线粒体抗体等。自身抗体与自身相应成分形成的 IC 沉积在全身各处血管基底膜，导致全身多器官病变。

微课：Ⅲ型超敏反应

四、Ⅳ型超敏反应

Ⅳ型超敏反应又称为迟发型超敏反应（delayed type hypersensitivity，DTH），是由 T 细胞介导的以单个核细胞浸润和组织细胞损伤为主要特征的炎症反应。其反应发生较慢，通常在接触抗原 24~72 小时后出现。发生部位多在变应原进入的局部，一般无明显个体差异。

（一）发生机制

1. 诱导Ⅳ型超敏反应的抗原　胞内寄生菌、病毒、寄生虫和化学物质等均可引起Ⅳ型超敏反应。这些抗原物质经抗原提呈细胞（APC）摄取、加工处理成抗原肽-MHCⅠ/Ⅱ类分子复合物，表达于 APC 表面，供特异性 T 细胞识别，并使其活化、增殖、分化为效应 T 细胞。

2. 效应 T 细胞介导的炎症反应和组织损伤　效应 T 细胞包括 $CD4^+$Th1 细胞和 $CD8^+$CTL 细胞。活化的 Th1 细胞释放多种细胞因子，如 IFN-γ、TNF-β、IL-2、IL-3、GM-CSF、趋化因子等，产生以单核细胞和淋巴细胞浸润为主要特征的炎症反应和组织损伤。活化的 CTL 释放穿孔素和颗粒酶通过 FasL/Fas 途径，引起靶细胞凋亡（图 5-12）。

（二）临床常见疾病

1. 传染性迟发型超敏反应　指传染过程中发生的Ⅳ型超敏反应。机体抵抗胞内寄生的病原体（如结核杆菌、麻风杆菌、病毒、真菌或寄生虫等）主要依靠细胞免疫，但在清除病原体或阻止病原体扩散的同时，因其产生Ⅳ型超敏反应，也可导致组织损伤。如肺结核患者的干酪样坏死、液化及空洞；麻风、血吸虫病患者形成的肉芽肿等。

2. 接触性皮炎　往往因接触小分子半抗原物质，如油漆、染料、化妆品、农药或

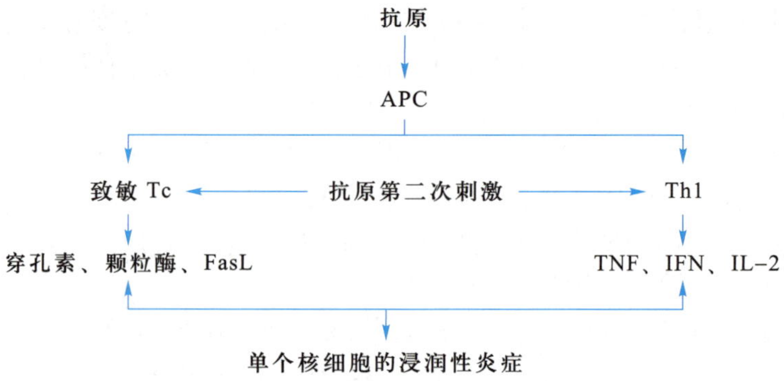

图 5-12　Ⅳ型超敏反应的发生机制

某些药物等所致。患者局部皮肤出现红肿、皮疹、水疱，严重者可出现表皮剥脱。一般在接触抗原 24 小时后出现，48~72 小时达到高峰。

微课：Ⅳ型超敏反应

3. 移植排斥反应　在进行同种异体组织器官移植时，由于供受者双方 HLA 的差异，会产生不同程度的排斥反应。

（阳　莉）

思 考 题

第五章在线测试

1. 简述效应 T 细胞的作用机制。
2. 谈谈抗体产生的一般规律及其医学意义。
3. 青霉素为何能导致过敏性休克？如何防治？

第二篇　免疫学检验技术

第六章　免疫原和抗体的制备

第六章
思维导图

学习目标

1. 掌握免疫原、免疫佐剂与单克隆抗体的概念。
2. 熟悉免疫原和抗血清的制备过程。
3. 了解单克隆抗体技术的基本原理和制备流程。
4. 学会免疫原和抗血清的制备方法。

免疫原和抗体是免疫反应的基础物质，也是免疫学检测的两个重要因素。抗原的纯化是制备特异性抗体的先决条件，而抗体作为重要的免疫效应分子，广泛应用于临床疾病的诊断、治疗、预防和研究中。因此，免疫原和抗体的制备在免疫学检测和免疫学研究中是非常重要的技术。

第一节　免疫原的制备

免疫原（immunogen）即抗原，是指能诱导机体产生抗体并能与抗体在体内外发生特异性反应的物质。合格的免疫原是制备高质量抗体的前提条件。有些较大的抗原，如颗粒性抗原和可溶性大分子抗原均具有免疫原性，经纯化后可直接作为免疫原制备抗体，而小分子半抗原不具有免疫原性，必须与大分子载体结合后才具有免疫原性。故免疫原的性质和来源不同，其制备方法也不相同。

一、颗粒性免疫原的制备

天然的颗粒性免疫原主要有细胞抗原、细菌抗原、寄生虫体抗原等。颗粒性抗原的免疫原性强，一般不需要佐剂，只需将分离或培养的细胞用生理盐水洗涤去除杂质，调整到一定浓度即可应用。

（一）绵羊红细胞抗原的制备

采集健康绵羊的颈静脉血后，立即注入无菌干燥有玻璃珠的三角烧瓶内，充分摇动 15~20 分钟，去除纤维蛋白，再以无菌生理盐水洗涤 3 次（2 000 r/min，离心 10 分钟），然后取压积红细胞，配成 1×10^6/mL 或 2%~5% 的细胞悬液，置 4℃保存可使用 3 周左右。若出现溶血现象，应弃用。

（二）细菌抗原的制备

细菌抗原包括鞭毛抗原、菌体抗原等。选取鉴定合格的标准菌株，接种于固体或液体培养基，于 37℃培养 24 小时集菌后处理。制备鞭毛抗原需用有动力的菌株，菌液用 0.3%~0.5% 甲醛处理即可；而制备菌体抗原则需要在 100℃加温 2~2.5 小时去掉鞭毛抗原后应用。

二、可溶性免疫原的制备

可溶性免疫原包括蛋白质、糖蛋白、脂蛋白、细菌毒素、酶类和核酸等，这些抗原大多来源于人和动物的组织或细胞，其成分复杂，通常需要先将组织或细胞破碎，再经一定的方法提取和纯化后才能获得。下面以蛋白质类抗原的制备为例，介绍可溶性免疫原的制备流程。

（一）组织匀浆的制备

取新鲜的或低温保存的组织，及时去除脂肪组织、结缔组织及大血管，脏器还应用生理盐水灌洗，除去血管内残留的血液及有形成分。然后将处理好的组织剪成小块，进行粉碎制成组织匀浆。粉碎的方法有以下两类。① 高速捣碎法：在组织中加入适量生理盐水，装入捣碎机筒内，间断粉碎。此法主要适用于内脏组织。② 研磨法：用玻璃匀浆器或乳钵研磨，经过旋转、挤压将组织粉碎。此法主要适用于较软嫩的组织（如脑、胰等）。上述组织匀浆再经离心后分为两部分：沉淀物中含有大量的组织细胞及碎片，上清液中则含可提取出可溶性抗原的原料。

（二）细胞的破碎

细胞抗原一般分为膜蛋白抗原、细胞质抗原、细胞核抗原及核膜抗原等，制备这些细胞抗原都需要破碎细胞，常用的破碎方法如下。

1. 反复冻融法　骤然冷冻使细胞内成分结晶以及细胞内外溶剂浓度的突然改变而使细胞破碎。具体方法是将待破碎细胞置于−20℃冰箱内冻结，然后让其在 30~37℃中融化，如此反复 2 次，大部分组织细胞及细胞内的颗粒可被破碎。此法适用于对组织细胞的处理。

2. 超声波破碎法　利用超声波的机械震荡产生压力使细胞破碎。超声波破碎时，必须间歇进行，避免因长时间超声产热而破坏抗原。此法常用于处理组织细胞与微生物。

3. 酶处理法　在一定的条件下，溶菌酶、蜗牛酶、纤维素酶等能消化溶解细菌、细胞和真菌。如溶菌酶可溶解革兰氏阳性菌的细胞壁；蜗牛酶能溶解酵母菌细胞壁和植物细胞壁；而纤维素酶主要溶解真菌细胞壁。

4. 自溶法　利用组织细胞和微生物的自身酶系，在一定的 pH 和温度下使其细胞裂解。动物组织细胞自溶的温度常选 0~4℃，而微生物常选 22~25℃。

5. 表面活性剂处理法　在适当的条件下，表面活性剂与脂蛋白形成微泡，使细胞膜通透性改变而致细胞溶解。常用的表面活性剂有十二烷基磺酸钠（SDS）、二乙胺十六烷基溴、去氧胆酸钠等。本法作用较温和，多用于细菌的破碎。

（三）可溶性抗原的提取与纯化

细胞破碎后，胞内的成分释放到胞外，这些成分主要包括蛋白质、脂类、多糖和核酸等，提取与纯化蛋白质类抗原的主要方法如下。

1. 超速离心法　是利用抗原的比重不同而进行分离的方法，可分为差速离心法和梯度离心法。差速离心法是指低速与高速离心交替进行，用于分离比重大小差异较大的抗原；而梯度离心法是利用样品中各颗粒在一定的密度梯度介质（如蔗糖、甘油、氯化铯等）中沉降速度或漂浮速度不同，使具有不同沉浮速度的物质位于不同密度的梯度层内从而进行分离。超速离心法一般仅用于某些大分子抗原及一些比重较小的抗原物质的分离，不适于绝大多数的中、小分子量蛋白质的分离。

2. 选择性沉淀法　根据不同蛋白质理化特性上的差异，采用各种沉淀剂或改变某些条件促使某一抗原成分沉淀，从而达到纯化的目的。常用的方法有：盐析沉淀法、有机溶剂沉淀法、聚合物沉淀法、核酸去除法等。盐析沉淀法为最经典的蛋白质分离技术，其原理是不同蛋白质在不同盐浓度中的溶解度不同，不同饱和度的盐溶液沉淀的蛋白质不同，从而进行分段提纯。此法具有简便、有效，不损害抗原活性等优点，缺点是提纯的抗原纯度不高，只适用于抗原的初步纯化。

动画：盐析沉淀法粗提IgG类抗体

3. 凝胶过滤法　又称分子筛层析法，是利用凝胶的分子筛作用，从而使分子量不同的蛋白质进行分离。凝胶具有三维空间多孔网状结构，当不同分子量的蛋白质溶液缓缓地流经凝胶层析柱时，大分子蛋白质因直径较大不易进入凝胶的微孔内，只能留在凝胶颗粒的间隙，洗脱时则快速由上而下通过，首先被洗脱下来；而小分子蛋白质可进入凝胶颗粒的微孔内，需反复洗脱才能缓慢地流出。通过凝胶的分子筛作用，使蛋白质分子由大到小依次分离，从而达到纯化目的。

动画：凝胶过滤法纯化抗原

4. 离子交换层析法　利用一些带离子基团的纤维素或凝胶作离子交换剂，吸附交换带有相反电荷的蛋白质抗原，将蛋白质抗原按所带电荷不同或量的差异分成不同的组分。由于不同蛋白质所带电荷量不同，与纤维素或凝胶结合的能力有差别。当梯度洗脱时，逐步增加流动相的离子强度，使加入的离子与蛋白质竞争纤维素上的电荷位点，从而使不同等电点的蛋白质依次解离。

动画：离子交换层析法纯化抗原

5. 亲和层析法　根据生物大分子之间具有的专一性亲和力而设计的层析技术，如抗原和抗体、酶和酶抑制剂（或底物）、酶蛋白和辅酶、激素和受体等，在一定的条件下，二者能紧密地结合成复合物。如果将复合物中的已知一方固定于固相载体上，则可从溶液中特异地分离和提纯另一方。该法的特点是特异性强、操作简单、纯化效率高、速度快，是纯化抗原常用而有效的方法。

动画：亲和层析法纯化抗原

（四）纯化抗原的鉴定

纯化抗原的鉴定内容主要包括分子量、含量、纯度和免疫学活性等。鉴定方法较多，常用的有双缩脲法、聚丙烯酰胺凝胶电泳法、醋酸纤维膜电泳、双向免疫扩散法等。每种方法只能鉴定抗原性质的某一方面，实际应用时需用几种方法联合进行鉴定。

（五）纯化抗原的保存

纯化抗原经浓缩后可以在液态或干燥状态低温保存。液态状态保存时须加入氯仿、叠氮钠、硫柳汞等防腐剂。干燥状态保存较稳定，在 0~4℃条件下可保存数年。

三、人工抗原的制备

人工抗原是指用化学合成法或基因重组法制备的抗原，主要包括人工结合抗原、人工合成抗原和基因工程抗原。

（一）人工结合抗原的制备

半抗原是指仅有抗原性而无免疫原性的物质，如多糖、多肽、核苷、甾体激素等小分子化合物。只有将这些半抗原连接到大分子载体上成为完全抗原后才能刺激机体产生抗体。这种经过人工修饰的半抗原称为人工结合抗原，用于偶联半抗原的大分子物质称为载体。

1. 载体的选择　① 蛋白质类：蛋白质是一类结构复杂的胶体两性化合物，是一种良好的载体，常用的有人血清白蛋白、牛血清白蛋白、兔血清白蛋白等，以牛血清白蛋白最为常用。② 多肽聚合物：是人工合成的物质，常用的有多聚赖氨酸。③ 大分子聚合物：均可与半抗原结合，常用的有羧甲基纤维素、聚乙烯吡咯烷酮等。

2. 半抗原与载体的连接方法　连接方法有物理方法和化学方法。物理方法是用物理吸附法将载体与半抗原连接，其原理是借电荷和微孔来吸附半抗原，吸附的载体主要有羧甲基纤维素、聚乙烯吡咯烷酮等。化学方法是利用某些功能基团将半抗原连接到载体上，不同的半抗原应选用不同的方法进行连接，如带有游离氨基或游离羧基以及两种基团有的半抗原，可直接与载体连接，连接方法有碳二亚胺法、戊二醛法等；无氨基与羧基的半抗原不能直接与载体连接，需加以适当的改造，使其转变为带有游离氨基或游离羧基的衍生物后，才能与载体连接。

3. 人工结合免疫原的鉴定　半抗原连接到载体上的数量与其免疫原性密切相关。一般认为至少要有 20 个以上的半抗原连接在一个载体分子上，才能有效地刺激免疫动物产生抗体。若想鉴定人工结合免疫原的质量，必须要测定偶联在载体上的半抗原量，常用的测定方法有吸收光谱分析法和放射性核素标记半抗原掺入法。

（二）人工合成抗原的制备

人工合成抗原是用化学方法将活化氨基酸聚合，使之成为合成多肽。只由一种氨基酸形成的聚合体称为同聚多肽，由两种或两种以上氨基酸形成的聚合物称为共聚多肽。应用这种人工合成多肽可研究氨基酸种类、序列与蛋白质抗原性及免疫原性的关系等。

（三）基因工程抗原的制备

利用分子生物学技术将编码免疫原性氨基酸序列的基因克隆并与适当载体 DNA 分子相结合，然后转入受体细胞中使之表达，可获得具有免疫原性的重组蛋白，经纯化后可作为抗原，即基因工程抗原。

四、免疫佐剂

免疫佐剂（immunoadjuvant），简称佐剂，是先于抗原或与抗原一起注入机体，可增强机体对该抗原的特异性免疫应答或改变免疫应答类型的物质。佐剂本身可具有免疫原性，也可无免疫原性，可视为一类非特异性的免疫增强剂。

（一）佐剂的种类

佐剂的种类很多，按其理化性质进行分类，常用种类见表 6-1。

表 6-1　佐剂的常用种类

分类	常用种类
无机佐剂	氢氧化铝、明矾、磷酸钙、磷酸铝、表面活性剂
有机佐剂	分枝杆菌（结核杆菌、卡介苗）、百日咳杆菌、短小棒状杆菌、脂多糖、胞壁酰二肽、热休克蛋白、某些细胞因子（如 IL-2、IL-4 等）
合成佐剂	双链多聚肌苷酸-胞苷酸（poly I-C）、双链多聚腺苷酸-尿苷酸（poly A-U）
油剂	弗氏佐剂、花生油乳化佐剂、矿物油、植物油

弗氏佐剂（Freund adjuvant，FA）是动物实验中最常使用的佐剂，可分为弗氏不完全佐剂和弗氏完全佐剂。弗氏不完全佐剂是由油剂（花生油或液状石蜡）和乳化剂（羊毛脂或吐温-80）按一定比例混合而成。在弗氏不完全佐剂中加入卡介苗即为弗氏完全佐剂（图 6-1）。弗氏完全佐剂的作用较强，易在注射局部形成肉芽肿和溃疡，故不用

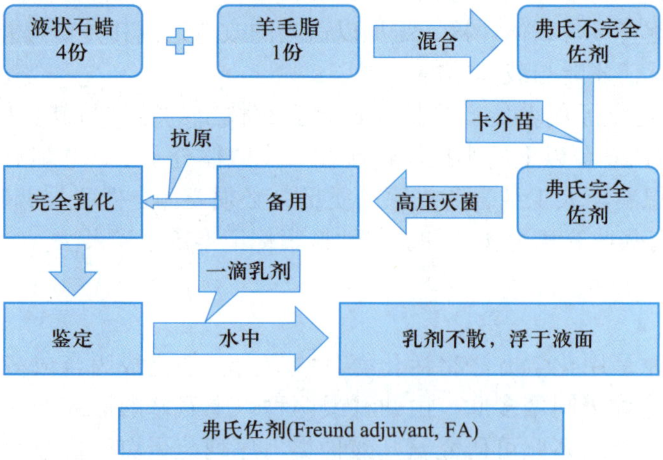

图 6-1　弗氏佐剂

于人体。

使用弗氏佐剂免疫动物前，需将佐剂与抗原按体积比 1∶1 充分混合成“油包水”乳剂。乳化方法包括研磨法和注射器混合法。① 研磨法：先将佐剂加热倾入无菌乳钵，待其冷却后缓慢滴入卡介苗，边滴边向同一方向研磨，使菌体完全分散，再用同法加入抗原，直到完全变成乳剂。② 注射器混合法：用两个 5 mL 注射器，拔去针头，在针头处用尼龙管连接，一侧为佐剂，另一侧为抗原，装好后来回推动，经多次混合逐渐变为乳剂。此法即能进行无菌操作，又节省抗原与佐剂，适于制备少量的抗原乳剂，缺点是不易乳化完全。乳化是否完全的鉴定方法是将一滴乳剂滴入水中，若立即散开，则未乳化好，若不散开，则乳化完全；还可将乳化后物质放置一段时间，油水不分层则说明乳化完全。

（二）佐剂的生物学作用

佐剂的生物学作用主要表现为：① 增强抗原的免疫原性，使无或弱免疫原性的物质成为持久或强免疫原；② 增强机体对抗原刺激的反应性，提高机体初次和再次免疫应答产生抗体的效价；③ 促进抗体类型转换，使产生的抗体由 IgM 转变为 IgG；④ 引起或增强迟发型超敏反应。

（三）佐剂的作用机制

佐剂的作用机制主要为：① 改变抗原的物理性状，延缓抗原的降解和清除，从而更有效地刺激免疫系统；② 刺激单核–吞噬细胞系统，增强其处理和提呈抗原的能力；③ 刺激淋巴细胞增殖和分化，扩大和增强免疫应答的效应。

（四）佐剂的应用原则

可溶性免疫原和人工抗原，为取得较好的免疫效果，初次免疫时须加入佐剂。颗粒性抗原因具有较强的免疫原性，一般不需加入佐剂。

第二节　抗血清的制备

将免疫原按照一定的免疫程序免疫动物，一定的时间后，可从动物血清中分离得到抗体，故而把这类含有抗体的血清称为抗血清（又称免疫血清）。

由于免疫动物的抗原往往具有多种抗原表位，可激活体内多个 B 细胞克隆产生针对抗原多种表位的混合抗体，故抗血清也称为多克隆抗体（polyclonal antibody，PcAb）（图 6–2）。一般来说，制备抗血清的流程主要有以下步骤：制备免疫原→免疫动物→动物采血→抗血清的分离和纯化→抗血清的鉴定和保存。

动物免疫应选择适宜的动物及设计切实可行的免疫方案，如抗原的剂量、剂型、注射途径、免疫次数、免疫间隔及免疫动物的生理状态等，这些均与免疫效果密切相关。

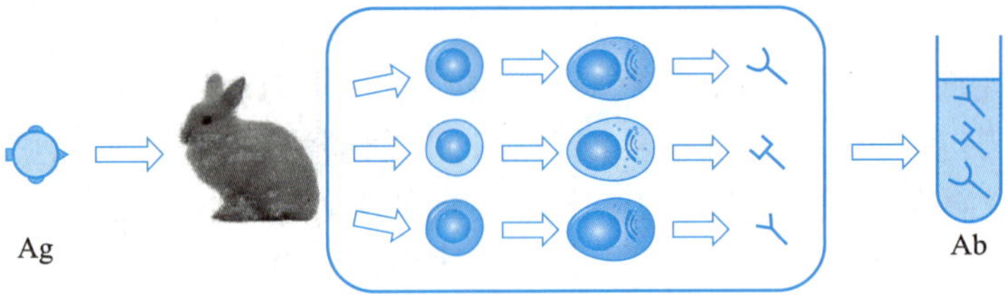

图 6-2 抗血清制备示意图

一、选择免疫动物

制备抗血清的动物主要是哺乳类和禽类，常用的有家兔、小白鼠、豚鼠、绵羊、马和鸡等。选择时应考虑以下因素。

1. 动物种属的选择　一般来说，抗原来源与免疫动物种属差异越远，免疫原性越强，免疫效果越好。同种系或亲缘关系越近，免疫效果越差（如鸡与鸭、兔与大鼠）。

2. 动物个体的选择　必须是适龄、健康、体重符合要求的正常动物。如家兔应选择 6 月龄以上，体重 2~3 kg 为宜。一般选用雄性动物，雌性动物尤其是妊娠动物因诸多因素影响抗体的产生。

3. 抗血清的用量和要求　抗血清需求量少时，可选用家兔、豚鼠和鸡等小动物；抗体需求量大时，可选用绵羊、马等大型动物，一头成年马反复采血可获得 10 000 mL 以上的抗血清。抗血清分为 R（rabbit）型和 H（horse）型。R 型抗血清是用家兔及其他动物免疫产生的抗体，等价带较宽，适用于作诊断试剂；H 型抗血清是用马等大动物免疫获得的抗体，等价带较窄，一般用于免疫治疗。

4. 抗原的性质　免疫原性质不同，适用的动物亦有所不同。对于蛋白质抗原，大部分动物皆适合，常用的是山羊和家兔。在某些动物体内有类似物质时，蛋白质抗原对这些动物免疫原性极差，如绵羊对 IgE、家兔对胰岛素、山羊对多种酶类均不易产生抗体。

二、免疫剂量、途径和时间

确定免疫动物后，要根据抗原的性质设计适当的免疫方案，包括免疫原的剂量、免疫途径、免疫间隔时间等。

（一）免疫原的剂量

免疫原剂量的选择应考虑抗原免疫原性的强弱、动物的个体状态和免疫途径、免疫佐剂及免疫间隔时间等。免疫原剂量过大或过小可使免疫动物产生免疫耐受，而中间剂量则可诱导产生抗体。在中间剂量的范围内，免疫原剂量的适当加大，时间间隔延长，可获得较高效价的抗体。

（二）免疫途径

免疫途径常用的有皮内、皮下、肌肉、静脉、腹腔、脾、淋巴结等。对抗原的吸收速度排序为：静脉=脾脏=淋巴结>腹腔>肌肉>皮下>皮内。选择免疫途径时要考虑免疫原的生物学及理化特性，如激素、酶及毒素等抗原，一般不宜静脉注射；皮下或皮内常采用多点注射，包括背部两侧、足掌、淋巴结周围、耳后以及颌下等处；初次免疫一般选择皮内接种；静脉及腹腔注射常用于颗粒性抗原及加强免疫；一些珍贵的抗原可选择淋巴结内微量注射法，仅需 10~100 μg 抗原，即可获得较好的免疫效果。

（三）免疫间隔时间

免疫间隔时间也是影响抗体产生的重要因素，尤其是首次与第二次免疫的间隔时间。首次免疫后，动物机体处于识别抗原和 B 细胞增殖阶段，若很快进行第二次免疫，易造成免疫耐受。一般间隔 10~20 天为佳。两次免疫以后每次间隔一般为 7~10 天，不能太长，以防止刺激变弱，抗体效价不高。

三、动物采血法

动物免疫 3~5 次后，先取少量血清进行抗体效价检测，测试合格后，应在末次免疫后 5~7 天及时采血分离血清。若效价不理想，可追加免疫 1~2 次后再采血。为防止血脂过高，在动物采血前应禁食 24 小时。常用的采血方法有以下三种。

1. 颈动脉采血法　该法采血量较多，适用于家兔、绵羊、山羊等动物的采血。先将动物仰卧固定，在颈部外侧切开皮肤，分离颈动脉后，将无菌导管插入颈动脉近心端，将血引入无菌的玻璃器皿。2.5 kg 家兔可放血约 80 mL。放血时应避免速度过快，否则动物会很快死亡，取血量减少。

2. 心脏采血法　此法常用于家兔、豚鼠、大鼠等小动物采血。将动物仰卧或垂直位固定，将注射器刺入动物心脏搏动最明显处，抽取血液。2.5 kg 家兔可放血约 50 mL。本法要求操作熟练，否则穿刺不当，易引起动物死亡。

3. 静脉采血法　家兔可用耳中央静脉，绵羊和山羊可用颈静脉。该法可多次进行，因此可收集较多的血液，如绵羊颈静脉采血，一次能采血 300 mL，采血后立即回输 10% 葡萄糖生理盐水，3 天后可再次采血。动物休息一周后，加强免疫一次，又可采血两次。如此，一只绵羊可获血液 1 500~2 000 mL。小鼠取血通常采用摘除眼球或断尾法，每只小鼠可获血液 1.0~1.5 mL。

四、抗血清的分离和纯化

（一）抗血清的分离

采集血液后，应及时分离出血清，常用室温自然凝固法，然后置于 37℃温箱 1 h，再放入 2~8℃冰箱过夜，待血块收缩后分离血清。

（二）抗血清的纯化

抗原免疫动物制备的抗血清除含有特异性抗体外，还存在非特异性抗体和其他血清

动画：亲和层析法纯化特异性抗体

动画：吸附法纯化特异性抗体

成分，这些成分会干扰试验结果。因此，在抗血清应用前要先进行纯化，尽量除去与目的抗体不相关的成分。

1. 特异性抗体的纯化　制备免疫血清时，抗血清中常常会有杂抗体混于其中，去除杂抗体可用亲和层析法和吸附法。

（1）亲和层析法　将杂抗原交联到琼脂糖凝胶 4B 上，装柱后，将欲纯化的抗血清通过亲和层析柱，杂抗体吸附在柱上，流出液则为特异性抗体。

（2）吸附法　将含有杂抗原混合液（不含特异性抗原）制成固相吸附剂，直接加到抗血清中，则杂抗体与抗原结合而被除去。上清液则为无杂抗体的特异性抗体。

2. IgG 类抗体的纯化　IgG 是免疫血清中的主要成分，是标记免疫或其他技术中的常用抗体。如在 ELISA 中，用于包被的抗体一定要用特异性 IgG 抗体，才能获得良好的结果。IgG 类抗体的纯化方法有盐析法、凝胶过滤法、离子交换层析法、亲和层析法等。

五、抗血清的鉴定和保存

（一）抗血清的鉴定

抗血清在保存或应用之前，纯化之后以及在动物免疫的后期都需对抗体的效价、特异性、纯度及亲和力等指标进行鉴定。

1. 抗体效价的鉴定　抗体效价是指血清中所含抗体的浓度或含量，可用相对效价或绝对效价定量。根据抗原性质不同，抗体效价的测定方法也不同。一般说来，颗粒性抗原用凝集试验，可溶性抗原用双向免疫扩散试验、ELISA 等方法。在测定效价时，有两种稀释方法：一是稀释抗血清，如 1∶2、1∶4、1∶8、1∶16 等倍比稀释，分别与一个固定浓度的纯抗原反应；另一种是把抗血清及抗原同时做倍比稀释，再分别进行双向扩散试验（棋盘滴定）。

2. 抗体特异性的鉴定　抗体的特异性是指抗体对相应的抗原及结构相似抗原的识别能力。鉴定方法常用双向免疫琼脂扩散技术，在琼脂板上打两排孔，一排放含有同一种抗原的抗原粗提物和纯化抗原；另一排加待检抗血清，扩散 18~24 小时后，观察两排孔间出现的沉淀线。若抗血清与粗抗原及纯抗原之间皆出现一条沉淀线，而且两条线融合，证明此动物已产生单价特异性抗体。如与纯化抗原出现一条，与粗抗原出现多条沉淀线，而其中一条沉淀线与纯抗原沉淀线融合，表示免疫成功，但有杂抗体存在。若没有沉淀线，表示免疫失败。

3. 抗体纯度的鉴定　由于抗原纯化不彻底或其他原因，使制备的抗血清含有杂蛋白，为去除杂蛋白的干扰，需对抗体进行纯度鉴定。鉴定方法有 SDS-PAGE、双向琼脂扩散、免疫电泳等方法。依据出现的电泳区带与沉淀线分析抗体的纯度，若只出现一条清晰的蛋白电泳区带，说明抗体纯化已达到要求；若出现多条蛋白区带，则表明抗血清中混有杂蛋白较多，须进一步纯化。

4. 抗体亲和力的鉴定　抗体亲和力是指抗体与抗原结合的牢固程度，常以亲和常数 K 表示。一般采用平衡透析法、ELISA 和放射免疫技术等进行测定。

（二）抗血清的保存

为了防止反复冻融影响效价活性，抗血清除菌后一般分装成小份后保存，保存的方法有三种。① 4℃保存：于 4℃普通冰箱保存，一般可保存 3~6 个月，效价高时，可保存一年，保存时需加入 1~2 g/L NaN_3 和一定浓度的甘油，前者用以防腐，后者可延长保存期；若放置时间过长，应重新鉴定效价。② 低温保存：于-20~-40℃保存，一般在 3~5 年内效价下降不明显，应避免反复冻融，否则效价明显降低。③ 冷冻真空干燥保存：抗血清用冷冻真空干燥机进行干燥，使最后制品内水分<0.2%，封装后可长期保存，一般在冰箱中可保存 5~10 年。

第三节 单克隆抗体制备技术

单克隆抗体（monoclonal antibody，McAb）是指由单个 B 细胞克隆产生的仅针对一种抗原表位的高特异性抗体（图 6-3）。单克隆抗体理化性状均一、生物活性专一、特异性强、纯度高、易于标准化，利用 B 细胞杂交瘤技术可大量制备单克隆抗体。

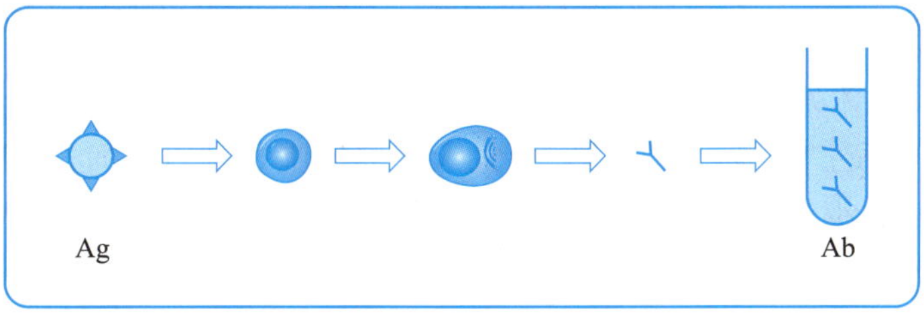

图 6-3 单克隆抗体示意图

一、单克隆抗体技术的基本原理

免疫的 B 细胞能产生特异性抗体，但不能在体外无限制繁殖。骨髓瘤细胞（一种浆细胞的瘤细胞）可大量无限制繁殖，但不能产生特异性抗体。借助细胞融合技术将免疫小鼠的脾细胞与骨髓瘤细胞融合后产生杂交瘤细胞，该杂交瘤细胞保持两个亲代的特性，既有 B 细胞合成和分泌特异性抗体的能力，又有骨髓瘤细胞无限制繁殖的特性，因而可生产大量均一的单克隆抗体（图 6-4）。

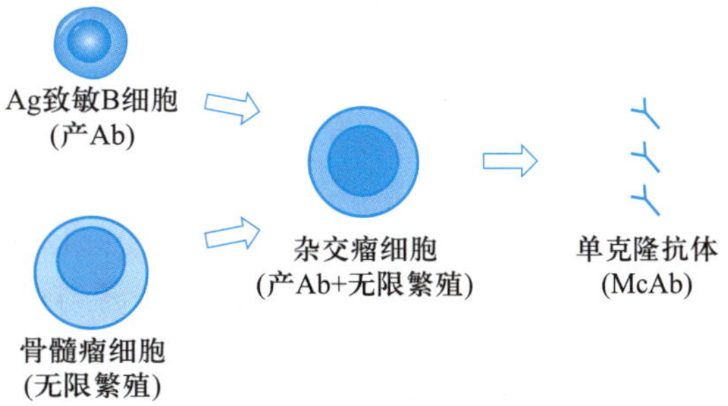

图 6-4 单克隆抗体制备示意图

微课：单克隆抗体的制备

二、单克隆抗体制备的基本方法

制备单克隆抗体是一项周期性长、高度连续性的实验技术，涉及大量的细胞培养与免疫化学等基本方法，基本过程包括两种亲本细胞的选择与制备、细胞融合、杂交瘤细胞的选择培养、克隆化、细胞冻存、单克隆抗体的大量制备、纯化及鉴定等。

（一）细胞的选择与制备

杂交瘤技术首先是选择与制备用于细胞融合的两种亲本细胞：一种是有产生抗体能力的B细胞，通常来源于免疫动物的脾细胞；另一种是具有体外长期增殖能力的骨髓瘤细胞。同时，也需制备饲养细胞。

1. 免疫脾细胞　选择与所用骨髓瘤细胞同源的纯系BALB/c健康小鼠3~5只，鼠龄8~12周。免疫用抗原尽量提高纯度和活性，颗粒性抗原不必加佐剂，可溶性抗原应加弗氏完全佐剂并经充分乳化。免疫途径多用腹腔或皮内多点注射。免疫间隔通常2~3周。末次免疫后3~5天分离脾细胞。

2. 小鼠骨髓瘤细胞　选择骨髓瘤细胞的条件是：来源应与制备脾细胞的动物为同一品系；细胞株稳定，易培养；自身不分泌免疫球蛋白及细胞因子；是次黄嘌呤-鸟嘌呤磷酸核糖转化酶（HGPRT）缺陷株；融合效率高。目前，常用的小鼠骨髓细胞瘤为Sp2/0和NS-1细胞株。

3. 饲养细胞　体外培养条件下，细胞生长依赖适当的细胞密度，所以在培养融合细胞、细胞克隆化及扩大培养时，均需要加入饲养细胞。常用的饲养细胞有小鼠腹腔巨噬细胞（最常用）、小鼠脾细胞、大鼠或豚鼠腹腔细胞等。小鼠腹腔巨噬细胞的制备方法为：冷冻果糖液注射腹腔，轻揉腹部几次，吸出腹腔液，其中含有巨噬细胞和其他细胞。腹腔注射时，应避免刺破动物消化器官，防止收获的细胞被污染。

（二）细胞融合

细胞融合是产生杂交瘤细胞的关键环节。目前最常用的细胞融合剂为聚乙二醇（PEG），使用浓度通常为400 g/L。基本方法是将骨髓瘤细胞与脾细胞按1：2~1：10比例混合（常用1：4），加入PEG，促使细胞融合，融合时间控制在2分钟以内，然后用培养液稀释PEG，以消除PEG的毒性作用，再将融合细胞适当稀释，分别置培养板孔中培养。

（三）杂交瘤细胞选择性培养

细胞DNA合成一般有两条途径：① 主要合成途径，由糖和氨基酸合成核苷酸，然后合成DNA，叶酸作为重要的辅酶参与这一合成过程；② 替代途径，在HGPRT及胸腺嘧啶核苷激酶（TK）的催化下，利用次黄嘌呤及胸腺嘧啶核苷合成DNA。杂交瘤细胞选择培养基中有三种关键成分：次黄嘌呤（hypoxanthine，H）、氨甲蝶呤（aminopterin，A）与胸腺嘧啶核苷（thymidine，T），取三者首字缩写为HAT培养基。其中氨甲蝶呤是叶酸的拮抗剂，可阻断骨髓瘤细胞经主要途径合成DNA。

融合结束后的细胞混合体中有脾-瘤细胞融合的杂交细胞、脾-脾细胞融合细胞、瘤-瘤细胞融合细胞及未融合脾细胞与骨髓瘤细胞（图 6-5），在 HAT 培养液选择培养时，只有具有两亲本细胞双重特性的杂交瘤细胞能长期生存并产生抗体，成为制造单克隆抗体的细胞源。

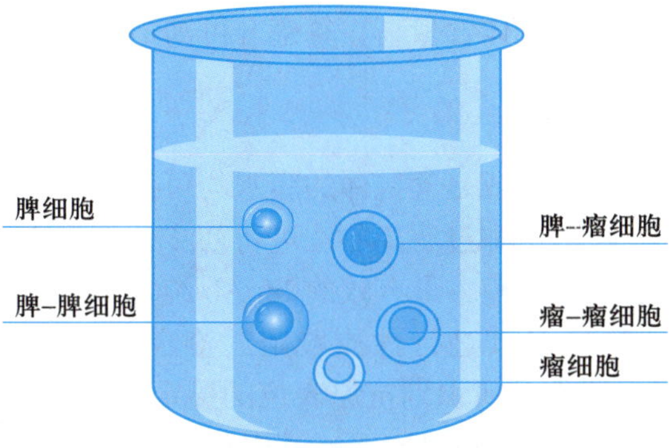

图 6-5　融合后的细胞混合物

（四）杂交瘤细胞克隆化培养与冻存

由于一个 B 细胞仅识别一种抗原表位，而用于免疫小鼠的抗原可能含有多个抗原表位，制备的脾细胞存在针对不同抗原表位的 B 细胞。因此，在 HAT 培养液中生长的杂交瘤细胞中，既有针对目的抗原表位的特异性抗体分泌细胞，还有非特异性抗体分泌细胞及无关的细胞融合体，必须及时筛选，以获取所需的特异性杂交瘤细胞。筛选的方法是将杂交瘤细胞群多次进行单个细胞培养，即克隆化。克隆化的方法有多种，最常用的是有限稀释法。

有限稀释法是将杂交瘤细胞悬液连续稀释，使 96 孔板每个培养孔的细胞数为一个，培养 3~4 天后取每孔上清液，以 ELISA 或其他方法检测抗体含量，筛选出抗体高分泌孔，对孔中细胞再克隆化，再进行特异性抗体测定。经反复多次克隆化（至少 3~5 次）后，可获得由单个细胞增殖而形成同源性的杂交瘤细胞克隆。

筛选出的阳性杂交瘤细胞株应及时冻存。目前，常用液氮冷冻保存法：在细胞内加入适量保护剂（二甲基亚砜），逐渐降温，以减少冰晶对细胞膜的损伤，最后置入-196℃液氮中长期保存。

（五）单克隆抗体的大量制备

经过反复克隆化获得抗体阳性杂交瘤细胞株后，便可根据需要大量制备单克隆抗体。目前，大量制备单克隆抗体的方法有两种：体外培养法和动物体内诱生法。

1. 体外培养法　实验室普遍采用细胞单层培养法，即将杂交瘤细胞置于培养瓶中培养，待培养液颜色改变或细胞过多开始死亡时，收集上清液离心弃掉碎片及细胞。本法所制抗体含量不高，主要用于实验室少量制备单克隆抗体。近年来，各种新型培养技术不断出现，大大地提高了这种方法生产抗体的量。

2. 动物体内诱生法　是一种操作简便、经济的方法，主要用于生产科学研究或诊断检测的单克隆抗体。常用小鼠腹腔接种法：选用 BALB/c 小鼠或其亲代小鼠，用液状石蜡先行小鼠腹腔注射，1 周后将杂交瘤细胞接种到小鼠腹腔中，接种 1~2 周后，小鼠即产生明显的腹水。以无菌方法抽取腹水，每只小鼠可收集 5~10 mL 的腹水，离心取上清液即可。此法制备的腹水抗体含量高，每毫升可高达数十毫克水平。

（六）单克隆抗体的纯化与鉴定

无论是获取的细胞上清液，或是含抗体的腹水均可混有脂蛋白、脂质、细胞碎片等杂质，一般采用二氧化硅吸附法和过滤离心法进行初步处理，再根据不同的抗体纯度要求采用相应的方法进行纯化。目前，最有效的 McAb 纯化方法为亲和层析法。

纯化后的单克隆抗体需对其进行性质鉴定。鉴定内容包括：抗体的效价、特异性、亲和力、Ig 的类型与亚类及所识别抗原表位的鉴定等。鉴定方法有放射免疫测定、ELISA、沉淀试验与补体介导的溶血试验等，其中最常用的是 ELISA。

三、单克隆抗体在医学中的应用

单克隆抗体具有以下优点：① 杂交瘤可以在体外“永久”地存活并传代，只要不发生细胞株的基因突变，就可不断地生产高特异性、高均一性的抗体；② 可以用相对不纯的抗原，获得大量高特异、均一的抗体；③ 由于单克隆抗体的高特异性和单一生物学功能，可用于体内的放射免疫显像和肿瘤的靶向治疗。由此可见，单克隆抗体与传统的多克隆抗体相比，具有独特的优势，因而在临床疾病诊断、治疗和生物学研究等多个领域具有广泛的应用。

1. 临床诊断　单克隆抗体作为检验诊断试剂，通过抗原抗体的检测，辅助诊断疾病、判断预后和研究疾病发生机制。目前，采用单克隆抗体制备的检验试剂可应用于：① 各种病原体的检测，如乙肝病毒、丙肝病毒、疱疹病毒、EB 病毒、巨细胞病毒及其他病原体；② 肿瘤抗原的检测，如甲胎蛋白（AFP）和癌胚抗原（CEA）；③ 淋巴细胞的表面标志检测，如 CD3、CD4、CD8 等；④ 机体微量成分测定，如酶类、维生素、激素药物、细胞因子等；⑤ 利用单克隆抗体进行各种定性、定量与定位检测，对多种疾病诊断具有重要的参考意义。

2. 临床治疗　目前，利用单克隆抗体对疾病进行治疗已取得了很大的成果，主要是将单克隆抗体同药物偶联，再与病原体或肿瘤的特异抗原结合以发挥靶向作用，如自身免疫性疾病的治疗、肿瘤的靶向治疗、抗血小板治疗等。

3. 蛋白质的纯化　单克隆抗体是亲和层析中重要的配体，将单克隆抗体吸附在一个惰性的固相基质上，制备层析柱。当样品流经层析柱时，待分离的抗原可与固相上的单克隆抗体发生特异性结合，其余成分不能与之结合。将层析柱充分洗脱后，改变洗脱液的离子强度或 pH，待分离的抗原与抗体解离，收集洗脱液便可得到待纯化的抗原。

4.“探针”作用　对单克隆抗体进行标记，可确定转移肿瘤的原发部位，用于体内诊断。

第四节 基因工程抗体

多克隆抗体与单克隆抗体虽然广泛应用于医学领域，但因其来源于异种动物，具有较强的免疫原性，对人体的应用尤其在治疗方面受到一定的局限。因此，在 20 世纪 80 年代诞生了应用 DNA 重组和蛋白质工程技术制备的基因工程抗体（genetic engineering antibody）。基因工程抗体，又称重组抗体，是指利用重组 DNA 及蛋白质工程技术对编码抗体的基因按不同需要进行加工改造和重新装配，经转染适当的受体细胞所表达的抗体分子。

一、人源化抗体

人源化抗体（humanized antibody）是指用基因克隆及 DNA 重组技术改造鼠源性单克隆抗体，使其大部分氨基酸序列为人源序列所取代，重新表达的抗体。人源化抗体既基本保留亲本鼠单克隆抗体的亲和力和特异性，又降低了鼠单克隆抗体的异源性，从而有利于应用于人体。

（一）人-鼠嵌合抗体

人-鼠嵌合抗体是通过基因工程技术将人 IgG C 区与鼠 IgG V 区基因连接，导入细胞内表达制备而成的抗体。这种抗体含 75%~80% 人源成分，20% 鼠源成分，在人体内的半衰期明显延长。抗体的特异性及亲和力与亲本鼠单克隆抗体相同，对人体仍具一定的免疫原性。

（二）CDR 植入抗体

CDR 植入抗体用鼠抗体的三个超变区（又称互补决定区，CDR）取代人源抗体的 CDR 区，使构成抗原结合部位的轻重链各三个 CDR 区为鼠源，其余均为人源。该抗体为第二代人源化抗体，对人的免疫原性大大地降低，但与抗原的亲和力也有所下降。

二、小分子抗体

小分子抗体是由抗体分子中抗原结合部位片段组建而成的抗体，包括抗原结合片段（Fab）、可变区片段（Fv）、单链可变区片段（ScFv）、单区抗体（SdAb）等。

小分子抗体的特点：① 分子量小，穿透性强，免疫原性弱；② 不含 Fc 段，不与带有 Fc 段受体细胞结合，副作用小；③ 半衰期短，有利于及时中和清除毒素；④ 可在原核细胞表达，生产成本低等。由于小分子抗体具有上述独特的优势，其已成为基因工程研究的热点，临床主要应用于肿瘤靶向治疗与放射免疫诊断。

三、特殊基因工程抗体

在普通抗体的基础上，通过基因工程等手段生产出的一些自然界不存在的特殊功能抗体。如双特异性抗体、抗体融合蛋白、胞内抗体等。此类抗体在肿瘤治疗、基础研究等领域发挥着重要作用。

双特异性抗体又称双功能抗体，即同一抗体分子的两个抗原结合部位可分别结合两种不同抗原表位。其作用为：双特异性抗体的一个臂可与靶细胞（如肿瘤细胞）表面抗原结合，而另一个臂可与效应物（药物、效应细胞等）结合，从而将效应物直接导向靶组织细胞，并在局部聚集和发挥作用。

抗体融合蛋白是将抗体分子片段（小分子抗体）与其他生物活性蛋白融合的产物。根据融合蛋白的不同，抗体融合蛋白具有多种生物学功能，重组蛋白既具有单链抗体的抗原结合能力，又有与之融合的蛋白质的生物学特性。如将抗体 Fab 段或 Fv 与其他生物活性蛋白融合，可将特定的生物学效应导向靶部位；将 ScFv 与某些细胞膜蛋白融合，则可形成嵌合受体，赋予特定细胞以结合抗原的能力；若将非抗体蛋白与抗体分子的 Fc 段融合，可改善其药代动力学特性，并可使某些生物学活性与抗体的生物学功能联结在一起。

胞内抗体是指利用基因工程手段，获得只在细胞内表达并仅作用于胞内靶分子的抗体或其片段，多为单链可变区片段（ScFv）。

四、完全人源化抗体

完全人源化抗体是最理想的抗体分子，不含任何鼠源成分。此种抗体不仅完全避免了人抗鼠抗体（HAMA）的产生，而且其特异性、亲和力不受影响，毒副作用小，已成为治疗性抗体药物发展的必然趋势。目前通过人杂交瘤技术、EBV 转化 B 淋巴细胞技术、噬菌体显示技术、转基因小鼠抗体制备技术和单个 B 细胞抗体制备技术等，使制备完全人源化抗体成为可能。

（王江南）

思考题

第六章
在线测试

1. 何为免疫原？简述免疫原的制备流程。
2. 何为免疫佐剂？简述免疫佐剂作用机制。
3. 何为单克隆抗体？试述制备单克隆抗体的基本原理和流程。

第七章　免疫比浊分析

学习目标

第七章
思维导图

1. 掌握免疫比浊分析的原理、方法和种类；自动化免疫比浊分析系统的方法类型和原理。
2. 熟悉影响免疫比浊分析的因素。
3. 了解自动化免疫比浊分析的临床应用。
4. 能正确地描述免疫比浊分析的种类。

免疫比浊分析是在免疫沉淀反应基础上建立起来的，成为当今临床免疫诊断中重要的检测技术之一。1959 年舒尔策（Schultze）等发现抗原抗体结合后形成的复合物能引起液体介质出现浊度改变，建立了透射比浊法，形成的浊度使光线的透过量减少，光线被吸收的量与免疫复合物形成量成正相关，从而根据所测吸光度值即可推算出待测抗原的量。1967 年里奇（Ritchie）等利用激光照射在液相中的抗原-抗体复合物微粒上时部分光线发生散射的原理，通过测量散射光的强度来求得待测抗原的量，这种比浊测定称为散射比浊法。1977 年斯滕伯格（Sternberg）提出并建立了更快速的速率散射比浊法，对抗原抗体结合的速率峰值信号进行测定，仅需几分钟就可以完成，成为目前定量测定微量抗原物质并广泛使用的一种高灵敏度、快速的自动化免疫比浊测定法。

第一节　免疫比浊分析原理

免疫比浊分析的原理是抗原抗体在特定的电解质溶液中反应，形成小分子免疫复合物（<19S），在增浊剂（如聚乙二醇等）的作用下，迅速形成大分子免疫复合物微粒（>19S），反应液出现浊度。利用透射比浊仪或散射比浊仪检测抗原抗体复合物在液相中形成的浊度变化，通过测定吸光度从而定量检测抗原。免疫比浊分析根据测定光信号性质不同可分为透射免疫比浊法（turbidimetric immunoassay）、散射免疫比浊法（nephelometry immunoassay）、免疫胶乳比浊法（immunolatex turbidimetry）。

一、透射免疫比浊法

（一）基本原理

可溶性抗原与相应抗体在合适比例和一定的缓冲液中可以特异性结合形成免疫复合物，使反应液体出现浊度改变。当光线透过反应液体时，由于溶液中的抗原抗体复合物粒子对光线的反射和吸收，引起透射光的减少，可用吸光度（A）表示，在保持抗体过量的情况下，吸光度与免疫复合物的含量成正相关，用已知浓度的标准参考品建立标准曲线，来确定标本中待测抗原的含量，此法称为透射免疫比浊法（图 7–1）。

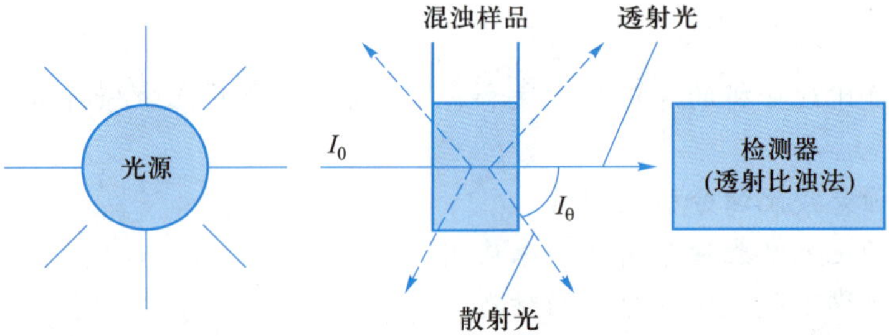

图 7–1　透射免疫比浊法光路图

（二）技术要点

1. 用稀释缓冲液将待检样品和标准品按规定稀释，取一定量加至测定管中。

2. 将待检标本和抗原标准品（5 个不同浓度抗原标准品）与适当过量的抗体混合，孵育一定时间，测定各管吸光度（A）值。

3. 以不同浓度标准品抗原含量为横轴，吸光度为纵轴，绘制标准曲线，从标准曲线可查得待测抗原含量。

4. 抗体应选择亲和力较高的抗体且在检测中应保持抗体过量，免疫复合物随抗原量的增加而递增至抗原与抗体两者比例最合适时达高峰。

5. 待测抗原抗体复合物分子量应足够大，分子量太小不能阻挡光线通过。

6. 抗原抗体复合物数量不能太少，否则溶液浊度变化太小，对光通量影响不大。

7. 该方法只能测定抗原抗体反应的第二阶段，抗原抗体反应需要温育时间，故检测时间较长。

（三）方法学评价

1. 透射免疫比浊法的灵敏度是单向琼脂扩散方法的 5~10 倍，但不如标记免疫分析技术。

2. 批内、批间重复性较好，操作简便，且易于自动化分析。目前，较多用于非免疫检测设备，如生化分析仪等。

3. 反应时间长，作为快速比浊测定，速度太慢，通常用非离子型亲水剂如聚乙二醇（PEG）、吐温-20 等加速免疫复合物的形成。

二、散射免疫比浊法

散射免疫比浊法是指一定波长的光沿水平轴照射，遇见溶液中抗原抗体复合物颗粒，光线被粒子颗粒折射而发生偏转产生散射光（图 7-2），该散射光的强度与抗原抗体复合物的含量和散射夹角成正比，与入射光的波长成反比。当散射夹角和入射光的波长一定时，散射光的强度与免疫复合物的含量成正比，当反应体系中保持抗体过量时，形成的免疫复合物含量又与抗原含量成正比。即待测的抗原越多，形成的免疫复合物就越多，散射光就越强。用已知浓度的标准参考品制作标准曲线，通过检测散射光强度即可计算出待测标本中抗原的含量。散射免疫比浊法是免疫比浊分析中最常用的一种方法，根据散射光检测时间及检测方式的不同又可分为终点散射免疫比浊法（endpoint nephelometry）和速率散射免疫比浊法（rate nephelometry）。

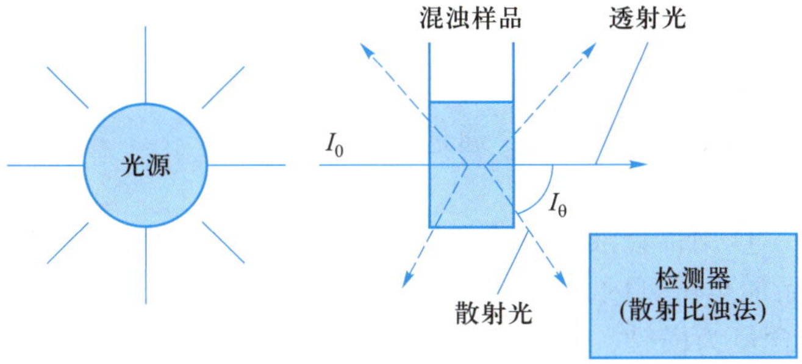

图 7-2　散射免疫比浊法光路图

（一）终点散射免疫比浊法

1. 原理　终点散射免疫比浊法是透射免疫比浊法的一种改良，在抗原-抗体反应达到平衡时测定散射光强度，又称定时散射比浊试验。终点散射免疫比浊法避开了抗原-抗体反应的第一阶段即不稳定阶段，在抗原抗体反应的最佳时段（第二阶段）读数，将误差降到最低。

2. 技术要点　① 用稀释液稀释待检抗原和抗原标准品；② 取一定量的稀释待检抗原和不同浓度抗原标准品加至试管中，加一定量相应抗体混匀，孵育一定的时间后进行比浊；③ 最适比浊时间：30~120 分钟。因为反应时间延长会形成较大的抗原抗体复合物而加大颗粒沉淀的趋势，导致散射光强度降低而影响检测结果；④ 以抗原标准品量为横轴，浊度值为纵轴，绘制标准曲线，根据待测抗原的浊度值，从标准曲线可查得待测抗原含量；⑤ 注意保证抗原浓度合适，当待测标本中抗原含量较低时，本底散射光较强，敏感性降低；⑥ 还要选择合适的 pH、离子强度等。

3. 方法学评价　① 终点散射免疫比浊法敏感度较高，可采用自动化分析；② 测定的是抗原抗体反应的第二阶段，反应时间较长，不适合快速检测；③ 终点法存在反应本底，测定样本的含量越低，本底比例越大，故在微量测定时，本底的干扰会影响准确测定。

（二）速率散射免疫比浊法

1. 原理　速率散射免疫比浊法是一种抗原抗体结合反应的动力学测定方法。速率是指单位时间内抗原与抗体形成免疫复合物的量，连续测定各单位时间内复合物形成的速率与散射光信号相联系，形成动态的速率散射比浊法。抗原与抗体混合后瞬间即发生反应，在抗体过量的情况下，抗原–抗体反应速度由慢到快，在单位时间内产生的免疫复合物不断增多，随后逐渐减慢，在此变化过程中，在某一时间点抗原抗体反应速率最快，单位时间内产生的免疫复合物含量达到最大值，散射光强度变化亦最大，此即为速率峰（图 7–3）。速率峰的峰值与抗原浓度成正相关。选取速率最大，且与被测抗原浓度变化呈线性关系的速率峰值，制作剂量–反应曲线，即可计算出被测抗原的浓度。峰值出现的时间与抗体的浓度及其亲和力也直接相关。不同抗原含量的速率峰值不同，通过微电脑处理，求出待测抗原的含量。

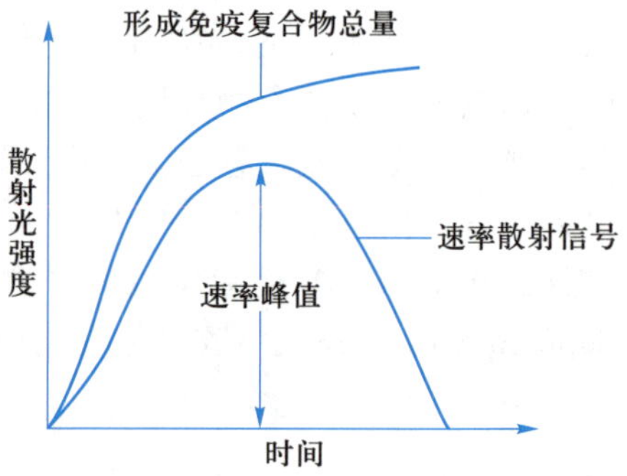

图 7–3　速率散射动态变化示意图

2. 技术要点　① 用稀释液将待检抗原稀释成一定的浓度；② 将稀释待检抗原和不同浓度抗原标准品加至试管内，加入一定量的抗体，立即比浊，记录速率单位（RU）；③ 以抗原标准品含量为横轴，RU 值为纵轴，绘制标准曲线，根据待测抗原的 RU 值，从标准曲线可查得待测抗原含量；④ 速率散射免疫比浊法峰值出现的时间与抗体浓度及纯度直接相关，需选用抗体纯度及亲和力较高的试剂；⑤ 用非离子型亲水剂，如聚乙二醇（PEG）等可加速免疫复合物的形成；⑥ 标本应清晰，避免混浊，严重脂血等为不合格标本。

3. 方法评价　该方法快速、敏感、精密度高、稳定性好。由于检测的是抗原抗体反应的第一阶段，不必等到抗原抗体达到平衡，大大地节省了反应时间。该方法本底散射信号的干扰小，使检测的准确度大大地提高。最小检出量达 μg/L 水平，可自动化，是目前应用较多的临床标本微量检测方法。

三、免疫胶乳比浊法

不管是透射免疫还是散射免疫比浊试验，免疫复合物产生量过少时均很难形成有效的浊度。通过延长放置时间增加浊度和加大抗原抗体用量等手段均不符合微量化和快速检测要求。这是导致免疫浊度测定特别是透射免疫比浊试验敏感性不高的因素，免疫胶乳比浊法的建立可以较好地克服上述的缺点。

免疫胶乳比浊法是将待测物质相对应的抗体吸附在适当直径的胶乳颗粒上，制成致敏的胶乳颗粒，当遇到相应的抗原时，使胶乳颗粒发生凝集。抗原抗体复合物的体积增大，光通过之后，透射光和散射光的强度变化更为显著，从而提高试验的敏感性。

（一）基本原理

选择一种大小适中，均匀一致的胶乳颗粒，吸附抗体后，当遇到相应抗原时，则发生凝集。单个胶乳颗粒在入射光波长之内，光线可透过（a），当两个或两个以上胶乳颗粒凝聚时，则透射光减少（b），这种减少的程度与胶乳颗粒凝聚的程度成正比，同时与待测抗原含量成正比（图 7–4），通过检测光强度变化即可计算出待测样本中抗原的含量。

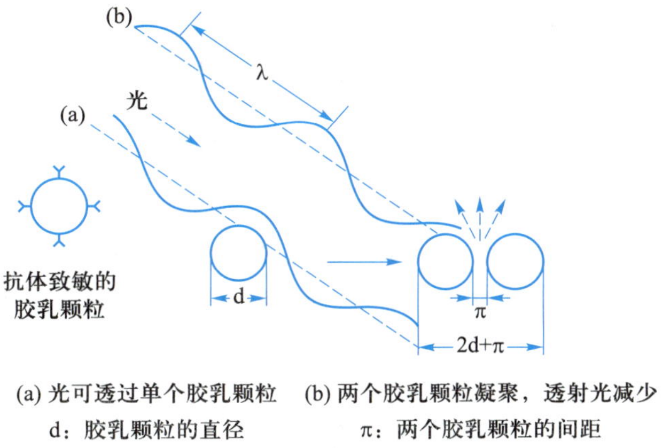

图 7–4　免疫胶乳比浊法原理示意图

（二）技术要点

1. 用稀释液稀释待检抗原和标准品抗原。
2. 抗体致敏胶乳溶液分别和待测抗原、不同浓度的抗原标准品反应一段时间，测吸光度值。
3. 以抗原标准品量为横轴，吸光度值为纵轴，绘制标准曲线，从标准曲线可查得待测抗原含量。
4. 选择合适的胶乳颗粒，其直径要稍小于波长。如波长 500 nm，胶乳颗粒直径 100 nm 合适；波长 585 nm，胶乳颗粒直径 200 nm 合适，目前多用直径为 200 nm 的胶乳颗粒，胶乳颗粒与抗体结合一般采用吸附法。
5. 选择均匀一致的胶乳颗粒。
6. 试验器皿必须洁净，避免杂质微粒的干扰。
7. 试剂需要加入保护剂以提高稳定性。

（三）方法学评价

该法敏感度高，可达到 ng/L 水平，试剂稳定，因反应液中无聚乙二醇（PEG）等增聚剂的影响，个体免疫复合物对结果影响也小，结果稳定、可靠，特异性好；不需特殊仪器设备，一般分光光度计、自动化生化分析仪或散射比浊仪均可使用。

第二节 自动化免疫比浊分析

近年来，随着免疫检验技术的飞速发展，自动化免疫比浊分析仪器的问世，解决了经典的免疫沉淀试验所存在的操作费时、敏感度低、特异性差等诸多问题。很多自动化免疫比浊分析仪器的工作原理是透射免疫比浊法和散射免疫比浊法，用来进行临床特定蛋白的检测，相关的仪器设备已广泛用于各类医院的临床免疫检测项目。因此，在现代高科技装备的临床检验工作中除掌握必需的免疫检验基础知识和技能外，还需要对常用的自动化免疫比浊分析仪器的工作原理和操作要点有较好的了解。

一、主流免疫比浊仪器方法类型及基本原理

目前，国内外已研究开发出多种自动化免疫比浊分析仪，在我国应用较为有代表性的免疫比浊分析仪有散射分析仪类如 BN-100、Prospec、BN-II，速率散射分析仪类如 Array360、Immage 等。下面就目前主流的免疫分析自动化仪器及其原理做简要介绍。

（一）BN 特种蛋白分析系统

德国贝林（Behring）公司的 BN 特种蛋白分析测定系统的测定方法实际上是散射免疫比浊法的一种改良。它利用发光二极管作为光源，检测在前向角 13°~24° 的散射光，由硅化光电二极管接收散射光信号，这种散射光的强度与免疫复合物浓度成正比。BN-100 分析仪可以通过固定时间来检测血清蛋白浓度。由于免疫沉淀反应是在抗原抗体相遇后立即开始，在极短时间内反应介质中散射信号变化很大，计算峰值信号时会存在一定的误差，所以在测定散射信号时需要给抗原抗体反应留出预反应时间。固定时间散射比浊是利用两个时间光散射检测之间的差异，在第一时间段即预反应时间内，加少量标本与过量抗体反应，在开始反应 7.5 秒至 2 分钟内测定第一次散射光信号，然后加入全量样品开始第二阶段反应，大多数情况下 2 分钟后进行第二次散射光测定，在这两点光散射强度的差异通过与储存在计算机内的标准曲线进行比较，然后转换成待检物质的浓度。

该系统由分析仪、计算机、条码读取器、打印机四个部分组成。其中，分析仪是主要组成部分，包括散射测浊仪、自动加样系统、支架运输装置和比色杯装置等。

（二）ARRAY 分析系统

ARRAY 分析系统是美国贝克曼（Beckman）仪器公司生产的速率散射法免疫浊度测定系统。该系统是由微电脑控制的可以定量检测体液中各种物质的全自动组合仪器，光源采用双光源碘化硅晶灯泡（400~620 nm）。ARRAY 分析系统的原理是检测悬浮于缓冲液中的抗原抗体免疫复合物颗粒。在抗体过量的前提下，形成免疫复合物悬浮颗粒。当有光束通过时，悬浮颗粒所产生的散射光速率变化强弱与抗原浓度成正比，在反应达到最高峰时测定产物形成的量，速率峰值的高低与抗原含量成比例。因此，获取正

确的速率信号是系统测定技术的关键。应用散射测浊法检测标本时，散射光信号的变化分三个阶段：第一阶段的散射光信号是由缓冲液产生的；第二阶段的散射光信号是由加入稀释的抗原后出现略微增强的信号；最后加入抗体，形成免疫复合物颗粒，出现第三阶段明显逐渐增强的信号变化，直到反应达到终点。ARRAY 分析系统能将反应初期之前的本底信号调成速率值等于 0 而消除本底影响。随着抗原抗体结合反应的进行，速率信号的增强逐渐加快达到峰值。一旦所需的速率峰值测到以后，仪器还通过峰值鉴定程序再对峰值进行确证，以排除因污染颗粒、气泡及非特异性沉淀物引起的干扰性散射光信号。最后速率峰值经计算机处理转换成被测抗原浓度。

在抗体量一定的前提下，抗原抗体复合物产生的速率峰值随抗原量增加而增大，直到抗原量过剩后，速率峰值又随之减小。速率散射比浊法是利用复合物产生的散射光变化信号达到检测抗原的目的，因此受此变化规律的影响。为了避免发生检测误差，ARRAY 分析系统中设置了鉴别抗原过剩自检功能，以保证检测结果的准确性和精确度。

该系统由分析仪、计算机、打印机三部分组成。其中，分析仪是该系统的主要组成部分，包括散射测浊仪、自动加样系统、20 孔试剂转盘、40 孔标本转盘、卡片阅读器、软盘驱动器等。

（三）IMMAGE 特定蛋白分析系统

该系统是 Beckman-Coulter 公司继 ARRAY 分析系统以后推出的自动化免疫比浊分析系统。近年来该分析系统的功能不断改进和完善。新出品的 IMMAGE 双光径免疫比浊分析仪在保留了 ARRAY 分析系统的速率散射免疫比浊法外，设计上又应用了创新的双光径，综合了速率散射比浊法、速率抑制散射比浊法、近红外颗粒速率抑制透射法、近红外颗粒速率透射法四种原理，采用了透射法加散射法两种技术，扩大了检测菜单，特别是其近红外波长检测手段和颗粒包被技术使得检测精度大大提高，检测精度达到 ng/mL，成功地解决了检测灵敏度和扩展菜单这一矛盾。

二、免疫比浊分析的关键技术

（一）标本

待检标本必须新鲜，需要充分离心分离血清，必要时稀释后测定，避免加热。标本混浊、长期保存或反复冻融等，均可导致伪浊度发生。

（二）抗原抗体比例

抗原抗体比例是影响免疫散射比浊测定的关键因素。抗原抗体反应在等价带时，形成的复合物和解离相等；当抗原含量过剩时，形成的复合物体积小且倾向于解离，不能形成足够的浊度，甚至复合物分解导致假性结果；当抗体含量过剩时，形成的复合物体积大且不可溶，形成的浊度对光通量影响大。因此，在速率散射比浊法或终点散射比浊法反应中，无疑应选择抗体过剩，抗体须适当过量。由于在测定中抗原过量是引起误差的重要因素，因此自动化仪器应有抗原过量的自动监测程序。

（三）抗体纯度和效价

如果抗体含有非特异性的交叉反应性杂抗体成分，会影响检测的准确性，故诊断试剂应尽可能地选择高纯度与高效价的抗体，才能提高检测的可靠性，R 型抗体是免疫比浊试验的理想试剂。

（四）pH 和电解质

反应液 pH 为 6.5~8.5 时，抗原抗体亲和力大。pH 太高或太低会引起蛋白质变性，从而导致浊度假性升高。同时，电解质的性质和强度也会影响复合物的形成和稳定性，离子强度过高可引起蛋白质盐析，导致浊度假性升高，高强度的负离子可加快免疫复合物的形成，低强度的负离子则减慢免疫复合物的形成。

（五）增聚剂

在免疫反应中，为了提高抗原抗体复合物的形成速度，常常加入增聚剂，如分子量为 6 000~8 000 的 3%~4% 的聚乙二醇或者吐温-20 等，利用其消除蛋白质分子周围的电子云和水化层，促进抗原抗体结合，但聚乙二醇浓度过高、分子量过大会引起血清中其他蛋白质（脂蛋白、IgM）非特异性沉淀，形成伪浊度。因此，使用恰当的增聚剂及其合适的浓度是准确测定所必需的。

（六）入射光光源和波长

免疫散射比浊测定的激光光源多采用氦氖光源，波长 633 nm，能避免血清标本自身荧光的干扰。光电倍增管的位置与光源轴的夹角常采用向前 5°~20° 夹角，以监测前向散射光强度，这样可减少内源性物质光散射的干扰。

（七）标准曲线制备与质量控制

应用仪器规定的标准品制备标准曲线，一般采用多点校准，然后选择适当的数学方法进行校准曲线拟合；每更换一批试剂或超过校准曲线规定有效期等情况，应重新制备校准曲线。另外，为保证结果准确、可靠，选取合适的质控血清，按一定周期进行室内质量控制是极有必要的。

此外，标准品的正确选用与否、样品本身的浊度处理不当、试剂的污染和变质、器材，尤其是比色杯等不够清洁等因素均有可能影响免疫比浊分析的测定结果。

三、免疫比浊分析的临床应用

自动免疫比浊分析主要用于检测血液、尿液等体液中的特定蛋白以及药物浓度。目前临床常用的检测项目如下。

1. 免疫功能监测　免疫球蛋白 IgA、IgG、IgM，免疫球蛋白 κ 轻链、λ 轻链，补体 C3、C4 测定。

2. 心血管疾病监测　载脂蛋白 A 和 B、脂蛋白（a）、C 反应蛋白（CRP）等。
3. 炎症状况监测　CRP、α-酸性糖蛋白、触珠蛋白、铜蓝蛋白等。
4. 风湿性疾病检测　抗链球菌溶血素 O（ASO）、类风湿因子（RF）等。
5. 肾脏功能检测　尿微量白蛋白、α-微球蛋白、β-微球蛋白、转铁蛋白等。
6. 营养状态监测　白蛋白、前白蛋白、转铁蛋白等。
7. 凝血及出血性疾病的检测　抗凝血酶Ⅲ、转铁蛋白、触珠蛋白等。
8. 血-脑屏障监测　脑脊液白蛋白，免疫球蛋白 IgG、IgM、IgA 等。
9. 某些治疗药物浓度的检测　卡马西平、丙戊酸、苯巴比妥等。

（宇芙蓉）

思 考 题

1. 简述透射免疫比浊法和散射免疫比浊法。
2. 免疫比浊分析的基本原理是什么？有哪些类型？
3. 简述免疫比浊分析的主要影响因素？

第七章
在线测试

第八章　酶免疫技术

第八章
思维导图

学习目标

1. 掌握酶免疫技术的分类；酶联免疫吸附试验的原理、方法类型、应用及注意事项。
2. 熟悉常用的酶及底物。
3. 了解其他酶免疫技术的基本原理及应用。
4. 能正确地完成酶联免疫吸附试验的操作并对实验结果进行准确的判断。
5. 学会正确地操作酶标仪及洗板机。

免疫标记技术是将不同的标记物（如放射性核素、荧光素、酶、化学发光物、胶体金等）标记于抗原（或抗体）上制成标记抗原（或抗体），与相应的抗体（或抗原）反应，通过检测标记物对抗原或抗体进行定性、定量或定位分析。免疫标记技术将抗原抗体反应与标记技术结合起来，具有特异性强、灵敏度高、准确性好、操作简便、易于商品化和自动化等特点。

根据所用的标记物和检测方法的不同，免疫标记技术可分为放射免疫技术、荧光免疫技术、酶免疫技术、金免疫技术、化学发光免疫技术等。根据检测对象性质的不同，可分为免疫测定技术（定性或定量分析）和免疫组织化学技术（定位检测）两大类。

酶免疫技术是以酶标记的抗原或抗体作为主要试剂，将多级抗原抗体反应的特异性和酶催化底物反应的高效性和专一性结合起来，对样品中相应抗体或抗原进行定性、定位或定量分析的一种免疫检测技术。酶免疫技术分为酶免疫测定技术（enzyme immunoassay，EIA）和酶免疫组织化学技术（enzyme immunohisto-chemistry technique，EIHCT）两类（图 8-1）。前者主要定性和定量分析液体标本中的抗原或抗体，后者主要定位分析组织切片或其他标本中的抗原或抗体。根据抗原抗体反应后是否需要将游离的与结合的酶标记物分离，酶免疫测定技术可分为均相酶免疫测定和非均相酶免疫测定两种类型。均相酶免疫测定中，抗原抗体反应后酶标记物的活性发生改变，直接测定反应体系中总标记酶活性的改变，即可推算出样品中待测物的含量，而不需分离游离的与结合的标记物。非均相酶免疫测定因分离游离和结合的标记物的方法不同，又分为液相酶免疫测定和固相酶免疫测定。液相酶免疫测定中，游离的与结合的标记物均存在于液相中，需用分离剂将二者分开后才能测定结合的酶标记物的活性。在固相酶免疫测定

- 酶免疫技术
  - 酶免疫组织化学技术
  - 酶免疫测定技术
    - 均相酶免疫测定
      - 酶放大免疫测定技术
      - 克隆酶供体免疫测定
    - 非均相酶免疫测定
      - 固相酶免疫测定
      - 液相酶免疫测定

图 8-1 酶免疫技术的分类

中，只需洗涤即可将游离的与结合的酶标记物分开并去除。

微课：酶免疫技术的概念和分类

第一节 酶标志物的制备

一、常用的酶及底物

作为酶免疫技术中的标记分子，酶与色原、发光或荧光底物作用而显示测定结果，酶标记物的质量直接影响酶免疫技术的检测质量。标记酶应符合以下要求：① 催化活性高、催化专一性强；② 与抗原或抗体偶联后，不影响抗原或抗体的免疫活性和酶活性；③ 酶催化反应的结果易于判定或检测，且方法简单、敏感、重复性好；④ 酶催化的底物易于配制和保存；⑤ 酶及其底物对人体和环境无害，理化性质稳定且保存时间较长。

（一）常用的酶

目前，最常用于酶免疫测定技术的酶是辣根过氧化物酶和碱性磷酸酶。

1. 辣根过氧化物酶（horseradish peroxidase，HRP） 因来源于植物辣根而得名，分子量 44 kD，等电点 pH 为 5.5~9.0，由无色的糖蛋白（主酶）和亚铁血红素（辅基）结合而成。主酶与酶活性无关，在 275 nm 波长处有最大吸收峰；辅基是酶的活性基团，在 403 nm 处有最大吸收峰。HRP 的纯度常用纯度数（reinheit zahl，RZ），即 HRP 分别在 403 nm 与 275 nm 处的吸光度之比来表示，用于标记的 HRP 的 RZ 值应大于 3.0。RZ 值并非 HRP 制剂的真正纯度，仅说明血红素基团在 HRP 中的含量，与酶活性无关。酶活性以单位 U 表示：即 1 分钟将 1 μmol 底物转化为产物所需的酶量。酶变性后，RZ 不变而活性下降，因此在选用酶制剂时酶活性单位比 RZ 更重要。

与其他酶相比较，HRP 性质稳定，标记方法简单，酶标记物比较稳定，易保存，且其供氢体底物种类多，可供不同的实验选择，价格较低，易于提取。目前，HRP 是 ELISA 和酶免疫组织化学技术中最常用的标记酶。

2. 碱性磷酸酶（alkaline phosphatase，ALP） 可从小牛肠黏膜或大肠杆菌中提取，是一种磷酸酯水解酶。提取自大肠杆菌的 ALP 的分子量为 80 kD，酶作用最适 pH 为

8.0。源自小牛肠黏膜提取的 ALP 相对分子质量为 100 kD，最适 pH 为 9.6，后者的活性高于前者。ALP 的检测灵敏性高于 HRP，空白值也较低，但很难获取高纯度制剂，稳定性较差，价格较高，制备酶结合物产率较低，故其应用反不及 HRP 广泛。

3. 其他酶　β-半乳糖苷酶（常用于均相酶免疫测定）、葡萄糖氧化酶、6-磷酸葡萄糖脱氢酶、溶菌酶、青霉素酶、苹果酸脱氢酶等也可用于酶免疫技术。

（二）常用的底物

1. HRP 的底物　HRP 催化的反应式为：$DH_2+H_2O_2 \rightarrow D+2H_2O$，其中 DH_2 为供氢体，常被称为底物；H_2O_2 为受氢体。HRP 对受氢体的专一性很强，仅作用于 H_2O_2、小分子醇的过氧化物和尿素的过氧化物。在 ELISA，目前常用的过氧化物是过氧化氢，常用的供氢体为邻苯二胺（o-phenylenediamine，OPD）和四甲基联苯胺（3,3',5,5'-tetramethylbenzidine，TMB）。

（1）OPD　是 HRP 最敏感的底物之一，在 HRP 作用下被过氧化氢氧化形成 2,2'-二氨基偶氮苯而显橙黄色，硫酸终止反应后呈棕黄色，最大吸收峰波长 492 nm。OPD 虽灵敏度高但显色反应稳定性差，随时间延长而加深，且具有致癌作用，目前已基本不用。

（2）TMB　经 HRP 作用后其产物联苯醌显蓝色，目测对比鲜明，加硫酸终止后呈黄色，最大吸收峰波长 450 nm，产物稳定时间一般为 90 min。TMB 虽水溶性相对较差，但具有稳定性好、显色过程无需避光、无致癌作用等优点，是目前 ELISA 中最常用的底物。

2. ALP 的底物　一般采用对-硝酸苯磷酸酯（p-nitrophenyl phosphate，p-NPP）为底物，反应产物为黄色的对硝基酚，最大吸收峰波长 405 nm。碱性条件下对硝基酚的光吸收增强，且可使 ALP 失活，故常用 NaOH 作为终止液，用 NaOH 终止反应后黄色可稳定一段时间。

3. 其他酶的底物　葡萄糖氧化酶的常用底物为葡萄糖，供氢体是对硝基蓝四氮唑，产物为不溶性蓝色沉淀。β-半乳糖苷酶的常用底物是 4-甲基伞形酮-β-D-半乳糖苷（4-MUG），经酶水解后产生荧光物质 4-甲基伞形酮（4-MU），用荧光检测仪测定，其敏感性较 HRP 高 30~50 倍。

二、制备酶标记抗体（抗原）的方法

酶标记的抗原或抗体称为酶结合物。抗原应纯度高、抗原性质完整。抗体须特异性好、亲和力强、效价高、比活性高、易于分纯及批量生产。标记方法则应方法简单，重复性好，产率高；能保持酶和抗原或抗体的生物活性；酶结合物稳定，本身不发生聚合；较少形成酶与酶、抗体与抗体或抗原与抗原的聚合物等特点。常用制备方法如下。

（一）戊二醛交联法

双功能交联剂戊二醛含有两个相同的醛基，可同时连接酶与抗体（抗原），形成酶-戊二醛-抗体（抗原）复合物。根据试剂加入的方法不同，该法分为一步法和两步法。一步法是让抗体（抗原）、酶和戊二醛同时发生反应，此法操作简便、重复性好，可用于 HRP、ALP 标记抗体（抗原），但酶标记物产率低且易发生酶标记物自身聚合，而且酶与酶、抗体与抗体之间亦可发生交联，影响酶标记物的质量。两步法则先将相对过量的戊二醛与酶反应，让酶分子上氨基仅与戊二醛分子上的醛基结合，除去未与酶结合的多余戊二醛后，再加入抗体（抗原），形成酶-戊二醛-抗体（抗原）结合物，其优点是酶标记物均一，标记效率高于一步法，特别适用于定量 ELISA。

（二）改良过碘酸钠法

此法是目前 HRP 标记抗原或抗体的最常用方法。标记前，先用二硝基氟苯（DNFB）封闭 HRP 酶蛋白上的 α-氨基和 ε-氨基，然后过碘酸钠将 HRP 中与酶活性无关的多糖羟基氧化成活泼的醛基，该醛基再与抗体（抗原）蛋白的游离氨基结合形成席夫（schiff）碱，该化合物中不稳定的氨基-醛基经硼氢化钠还原生成稳定的酶标记物。与戊二醛法相比，此法的酶标记物产率较高。

动画：改良过碘酸钠法制备酶标抗体

三、酶标记物的纯化及鉴定

（一）酶标记物的纯化

标记完成后，应除去反应溶液中游离的酶、游离的抗体（抗原）、酶聚合物和抗体（抗原）聚合物，避免游离酶和酶聚合物增加非特异显色，游离的抗体（抗原）与酶标抗体（抗原）竞争结合相应的固相抗原（抗体）而降低特异性显色。常用的纯化方法是葡聚糖凝胶层析法（G-250/G-150）和饱和硫酸铵盐析法。

（二）酶标记物的鉴定

每批酶标记物都需进行质量和标记率的鉴定。

1. 质量鉴定　包括酶活性和抗体（抗原）免疫活性的鉴定。常用免疫电泳或双向琼脂扩散法，出现沉淀线表示酶标记物中的抗体（抗原）具有免疫活性。沉淀线经生理盐水反复漂洗后，滴加酶的底物溶液，若能在沉淀线上显色，表示标记物中的酶仍具有活性，亦可直接用 ELISA 测定。

2. 酶标记率的测定　常用分光光度法分别测定酶标记物中酶和抗体（抗原）蛋白的含量，再按公式计算其标记率。

酶的标记率=（酶量/加入酶量）×100% 或酶的标记率=$A_{403\ nm}/A_{280\ nm}$

标记率过高影响酶和抗体（抗原）活性，标记率过低则会降低敏感性。

四、固相载体

固相酶免疫测定需将抗体（抗原）吸附到固相载体的表面，抗原抗体反应在固相载体上进行，经洗涤除去游离的酶标记物，即可对结合在固相载体上的抗原抗体复合物进行测定，以确定标本中抗原或抗体的含量。

（一）固相载体的要求

理想的固相载体应具备的特点：① 结合抗体或抗原的容量大；② 与抗原或抗体及链霉亲和素等牢固结合，长期保存和多次洗涤均不易脱落；③ 不影响固相化的抗体或抗原及链霉亲和素的活性，为使反应能充分进行，其活性基团最好朝向反应溶液；④ 固相化方法简便易行、快速经济。

（二）固相载体的种类

1. 塑料制品　抗体或蛋白质抗原通过非共价键或物理吸附机制结合到固相载体表面。聚苯乙烯是国内外常用的固相载体，有很好的透光性和较强的吸附蛋白质的能力，抗体或蛋白质抗原吸附其上后仍保留原来的免疫活性，聚苯乙烯在 ELISA 测定过程中不参与反应。聚苯乙烯载体主要有微量反应板、小试管、小珠等三种形状，其中微量反应板是最常用的载体，专用于 ELISA 的也称 ELISA 板，国际通用的标准板形是 8×12 的 96 孔式。微量反应板的特点是既可批量标本检测，也可做少量样品分析，其规格统一，易与自动化仪器配套使用，检测结果可在酶标仪上迅速读出，有利于 ELISA 测定各操作步骤的标准化。优质的微量反应板应具备的条件是吸附性能好，空白值低，孔底透明度高，各板之间、同一板各孔之间性能相近。小试管的特点是能同时兼做反应容器，小珠一般为直径 0.6 cm 的圆球。

2. 磁微粒　此类载体是由高分子单体聚合成的微球或颗粒，直径多为微米。微粒带有 $-NH_2$、-COOH 或 -OH 等能与蛋白质结合的功能基团，易与抗体或抗原等蛋白质偶联，结合容量大。在反应时，磁微粒可均匀地分散于整个反应溶液中，反应速度快、分离步骤简单快速。磁微粒已普遍应用于荧光酶免疫测定和化学发光酶免疫测定等技术。

3. 膜载体　常用的有硝酸纤维素膜（NC 膜）、聚偏二氟乙烯膜（PVDF 膜）、玻璃纤维素膜及尼龙膜等微孔滤膜。它们通过非共价键吸附抗体或抗原，吸附能力强，如 NC 膜对大多数抗体或抗原的吸附率接近 100%，而且样品量微小（<1 μL）时也能完全吸附，已广泛用于斑点酶免疫吸附试验和免疫印迹技术等。PVDF 膜主要用于酶联免疫斑点试验。

五、酶标比色仪

微孔板固相酶免疫分析仪，简称酶标仪，即酶标比色仪，常指专用于测读 ELISA 结果（吸光度）的光度计，其基本工作原理和主要结构与光电比色计相同，相当于专用于 ELISA 的光电比色计或分光光度计。光源灯发出的光波经过滤光片或单色器变成一束单色光，进入塑料微孔板中的待测标本，该单色光一部分被标本吸收，另一部分则透过标本照射到光电检测器上。光电检测器将透射过待测标本后强弱不同的光信号转换成相应的电信号，电信号经前置放大、对数放大、模数转换等处理后，送入微处理器进行数据处理，转换成相应的浓度，最后由显示器和打印机输出结果。

根据通道的多少，酶标仪分为单通道和多通道两类，单通道又可分为自动和手动两类。根据波长是否可调分为滤光片酶标仪（波长固定的滤光片如 405 nm、450 nm、630 nm 等）和连续波长酶标仪（波长连续可调，递增量一般为 1 nm），根据功能的不同又分为带紫外功能的酶标仪和带荧光功能的酶标仪。

第二节　酶联免疫吸附试验

非均相酶免疫测定以固相酶免疫测定最常用，临床常用的固相酶免疫试验包括酶联免疫吸附试验（enzyme-linked immunosorbent assay，ELISA）、斑点酶免疫吸附试验（dot enzyme linked immunosorbent assay，Dot-ELISA）等。

一、酶联免疫吸附试验的测定原理

ELISA 的基本原理是将已知抗体（抗原）吸附于固相载体表面，通过抗原抗体反应使酶标记抗体（抗原）结合在载体表面，用洗涤的方法使固相载体上形成的抗原抗体复合物与其他物质分开，结合在固相载体上的酶量与标本中受检物质的量成一定的比例。加入酶作用的底物后，无色底物被固相载体上的酶催化为有色产物，可根据呈色的深浅来对待测物进行定性和定量分析。

二、酶联免疫吸附试验的方法类型

ELISA 既可检测抗原，又可检测抗体。ELISA 中有三种必要的试剂，即固相抗原或抗体、酶标记抗原或抗体和酶的底物。根据检测目的不同，应采取不同的测定方法，主要有以下类型。

（一）双抗体夹心法

双抗体夹心法是检测抗原最常用的方法（图 8–2），适用于至少含有两个抗原表位的较大分子抗原的检测，不能用于检测药物、激素等小分子半抗原，临床常用于乙型肝炎病毒表面抗原（HBsAg）、甲胎蛋白（AFP）、HCG 等的测定。其原理是将特异性抗体包被于固相载体，加入待测样品使标本中的抗原与固相抗体结合，形成固相抗体–抗原复合物，洗涤除去其他未结合的物质，加入酶标抗体，使固相化的免疫复合物上的抗原与酶标抗体结合，形成固相抗体–抗原–酶标抗体免疫复合物（夹心复合物），彻底洗涤去除游离的酶标抗体。加入底物，夹心式复合物中的酶催化无色底物成为有色产物，

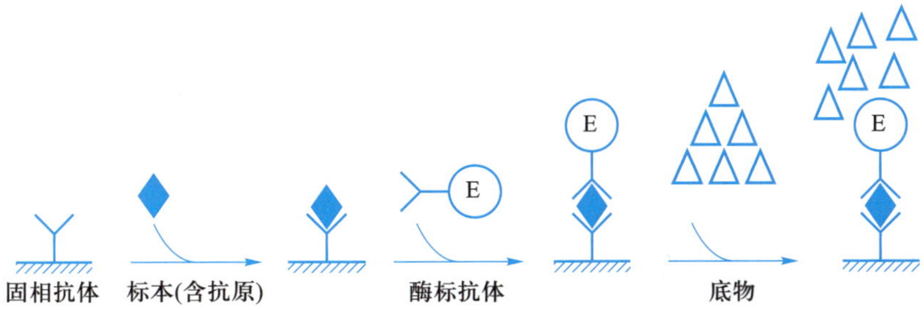

图 8–2　双抗体夹心法检测抗原示意图

最后根据显色程度对待测抗原进行定性或定量分析。

经典的 ELISA 双抗体夹心法常采用“两步法”，即待测标本和酶标抗体分步加入，有两步温育和洗板步骤。该法需注意类风湿因子（RF）的干扰，RF 为抗变性 IgG 的自身抗体，若待测样品中含有 RF，则 RF 可同时与固相抗体和酶标抗体结合，出现假阳性反应。

实际工作中，双抗体夹心法常可用“双位点一步法”检测，即应用针对抗原分子上两个不同且空间距离较远的抗原表位（双位点）的单克隆抗体分别作为固相抗体和酶标抗体，在测定时则可将待测标本和酶标抗体同时加入，即将两步温育和洗板步骤并作一步（一步法）(图 8-3)。此法不但简化了操作步骤，还节省时间。当标本中待测抗原浓度过高时，过量抗原可分别与固相抗体及酶标抗体结合，不再形成夹心复合物，检测结果低于实际含量，出现钩状效应（hook effect）。钩状效应严重时，甚至可出现假阴性结果。必要时可将标本稀释后重新测定。

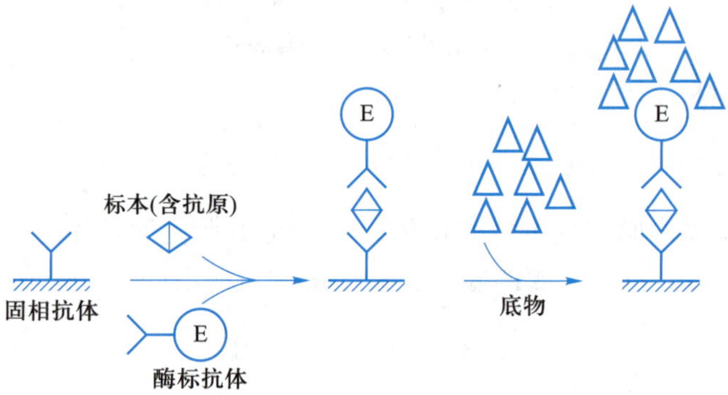

图 8-3　双位点一步法检测抗原示意图

（二）间接法

间接法是检测抗体的最常用方法，其原理是将特异性抗原包被于固相载体，在与样品中待测抗体形成固相抗原-待测抗体复合物后，再用酶标记的抗抗体（亦称酶标二抗，即针对待测抗体的抗体，临床常用酶标羊抗人 IgG）与固相免疫复合物中的抗体结合，形成固相抗原-待测抗体-酶标二抗复合物，加入底物，酶催化底物显色，测定溶液吸光度值，确定待测抗体含量（图 8-4）。

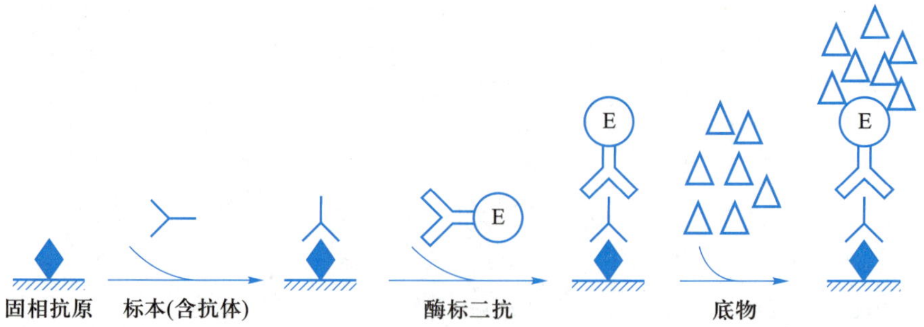

图 8-4　间接法检测抗体示意图

本法只需更换固相抗原，就可用一种酶标二抗检测标本中多种针对不同抗原表位的抗体，具有更好的通用性。但高浓度的非特异性 IgG 可吸附于固相而产生假阳性反应，故测定时常将待测标本进行一定的稀释。目前，临床常用于丙型肝炎病毒（HCV）抗体、自身抗体和 TORCH 相关项目的 IgG 抗体等的检测。也可检测病原体的 IgM 类抗体。

（三）竞争法

竞争法既可用于检测抗原，也可用于检测抗体。

1. 检测抗原　原理为先用特异性抗体包被固相载体，然后同时加入待测标本和酶标抗原，标本中的待测抗原和酶标抗原与固相抗体竞争结合，待测抗原越多，其结合特异性抗体越多，而酶标抗原与特异性抗体结合就越少，底物显色反应浅；显色越深，待测抗原量则越少（图 8–5），即结合于固相的酶标抗原量与待测抗原的含量成反比。

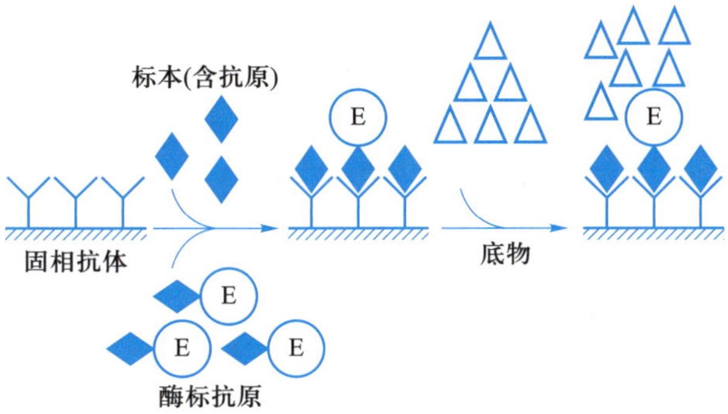

图 8–5　竞争法测抗原示意图

竞争法主要用于检测小分子抗原或半抗原。

2. 检测抗体　当抗原中杂质难以去除，不易得到足够的纯化抗原或抗原的性质不稳定时，可采用竞争法，如乙型肝炎病毒核心抗体（HBcAb）和乙型肝炎病毒 e 抗体（HBeAb）的检测。由于 HBeAg 较 HBcAg 仅多 29 个氨基酸，在包被过程中易发生转变（HBeAg 转变为 HBcAg），导致检测误差。故 HBcAb 和 HBeAb 的测定均采用竞争法，但测定模式不同。

（1）HBcAb 的竞争法　先将 HBcAg 包被在固相载体上，形成固相抗原，之后加入待测样本和酶标的特异抗体，待测样本的抗体将与酶标抗体竞争与固相载体上的特异抗原结合，温育后洗涤，加入酶底物显色，显色的强弱与待测抗体的含量成反比（图 8–6）。

（2）HBeAb 的竞争法　先将 HBeAb 包被在固相载体上，形成固相抗体，同时加入待测样本和中和抗原 HBeAg，待测样本的抗体将与固相抗体竞争与中和抗原 HBeAg 结合，待测样本中 HBeAb 浓度越高，则与固相 HBeAb 结合的 HBeAg 越少，反之亦然。加入酶标的特异抗体，酶标抗体将与结合于固相抗体上的特异抗原结合；加入酶底物，则显色的强弱与待测样本中的相应抗体的含量成反比（图 8–7）。

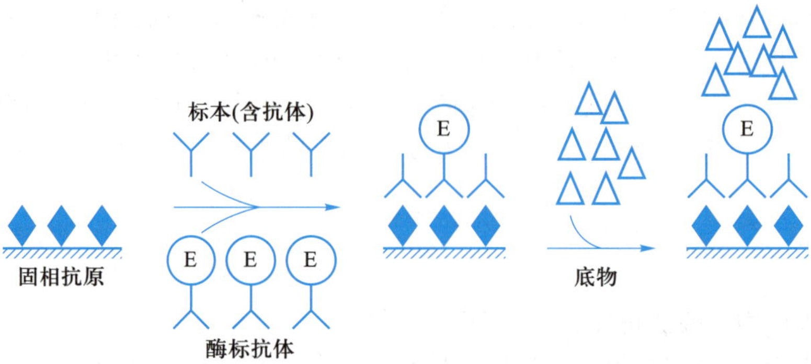

图 8-6　竞争法测 HBcAb 示意图

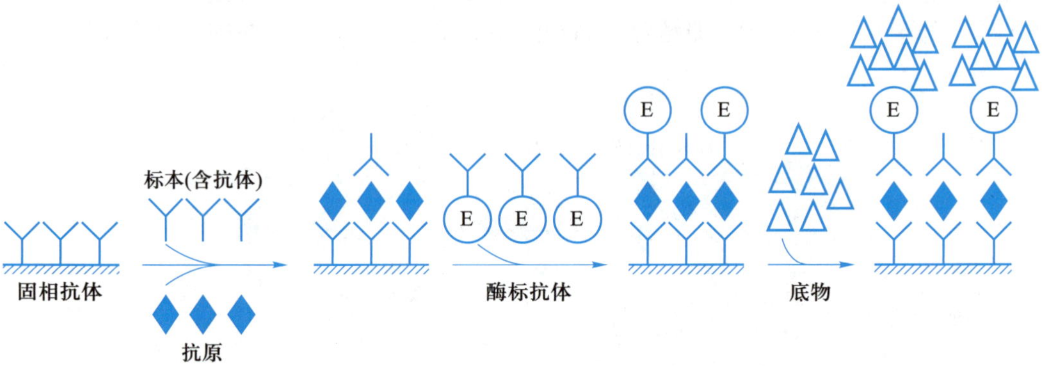

图 8-7　竞争法测 HBeAb 示意图

HBeAb 之所以要采用此种模式测定，主要是 HBeAg 的不稳定所致，如在固相载体上直接包被 HBeAg，则会因为 HBeAg 向 HBcAg 的易转变性，而导致测定误差。竞争法检测抗体仅需制备酶标抗体，成本较低，无钩状效应的影响。但其灵敏度不及夹心法和间接法，故仅适用于抗体含量高的待测标本检测。

（四）捕获法

捕获法亦称反向间接法。人体血清中常同时存在针对某种抗原的特异性 IgM 和特异性 IgG，IgG 可干扰 IgM 的测定，故目前最常用捕获法检测病原体急性感染时的 IgM 类抗体（图 8-8），如急性甲型肝炎时可检测患者血清中的抗 HAV-IgM，急性乙型肝炎时可检测抗 HBc-IgM 以及 TORCH 系列的 IgM 等。其原理是先用 IgM 的第二抗体（羊抗人 IgM 的抗体）包被固相载体，先将待测标本中的 IgM 类抗体（包括针对抗原的特异性 IgM 和非特异性 IgM）捕获，然后再分别加入特异性抗原和酶标抗体（动物源性 IgG），形成抗人 IgM-特异性 IgM-抗原–酶标抗体的复合物，最后加入底物，显色程度与待测标本中的特异性 IgM 的含量成正相关，据此对特异性 IgM 进行定性或定量分析。

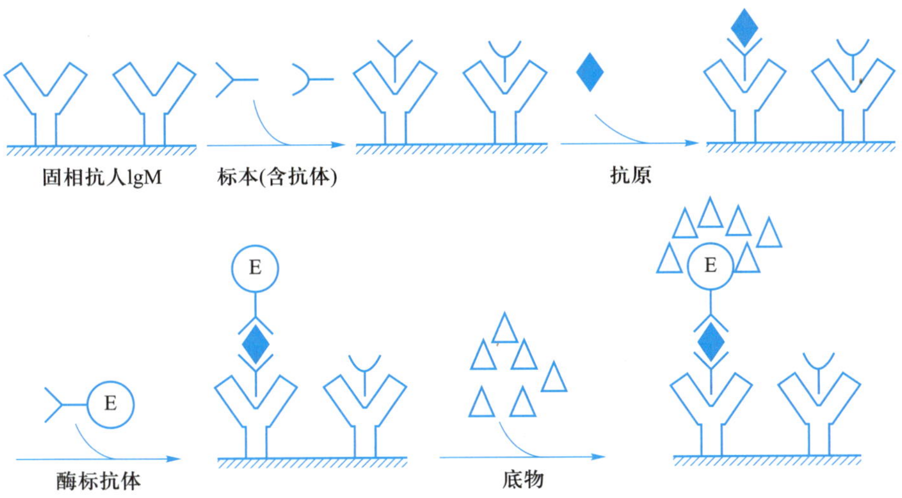

图 8-8 捕获法测 IgM 类抗体示意图

知识拓展

检测 HCV 抗体的意义

丙型病毒性肝炎抗体检测可作为高危人群筛查或 HCV 感染者的初筛。酶免疫分析法是检测丙肝抗体常用方法之一，其敏感度和特异度高达 99%，但部分透析、免疫功能缺陷和自身免疫病患者亦可表现为抗-HCV 假阳性，免疫功能缺陷或合并 HIV 感染者则可出现抗-HCV 假阴性，急性丙型病毒性肝炎患者可因抗-HCV 处于窗口期出现抗-HCV 阴性。临床上确诊丙型病毒性肝炎，尚需进一步检查 HCV 核心抗原和核酸（HCV RNA）。

（五）双抗原夹心法

双抗原夹心法的测定原理与双抗体夹心法类似（图 8-9），也可采用一步法。将已知抗原包被在固相载体上，待测标本中的相应抗体可分别与固相抗原和酶标抗原结合，形成固相抗原-抗体-酶标抗原复合物，加入底物后，依据显色程度来确定待测抗体的含量。由于机体产生抗体的量有限，故一般不会出现钩状效应。临床上常用于检测乙型肝炎病毒表面抗体（HBsAb）。

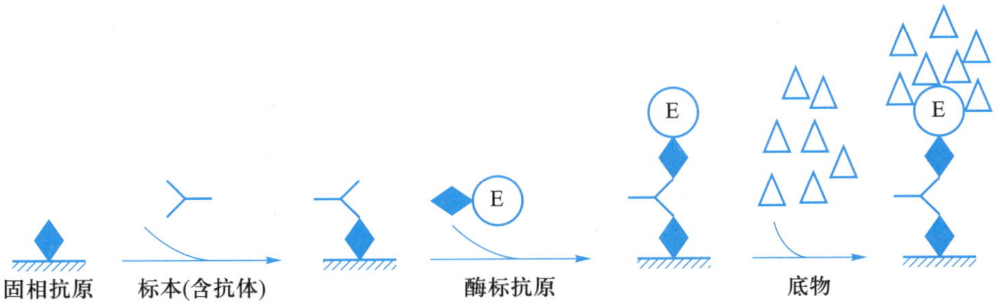

图 8-9 双抗原夹心法测抗体示意

三、酶联免疫吸附试验的关键技术

ELISA 的技术要点包括三个方面：试剂的制备、最适工作浓度的选择和测定方法的标准化。

（一）试剂的制备

ELISA 的主要试剂为固相抗原或抗体、酶标记的抗原或抗体、与标记酶作用的底物。

1. 固相载体、酶及底物的选择、酶结合物的制备　详见本章第一节。

2. 抗原和抗体　抗原和抗体的质量是 ELISA 是否成功的关键因素之一，要求抗原纯度高，抗体效价高、亲和力强，还须严格消除所有干扰的杂抗原或杂抗体。抗原有天然抗原和人工合成抗原（主要是重组抗原和合成多肽抗原）等来源，天然抗原取材于动物组织或体液、微生物培养物等，常含有多种抗原成分，需经纯化后提取出特定抗原成分后方可应用。人工合成抗原使用安全，纯度高，干扰物质少。制备合成抗原对条件要求苛刻，技术难度较高，适用于制备不易天然得到的抗原。用于 ELISA 的抗体有多克隆抗体和单克隆抗体两大类。多克隆抗体即通常所说的抗血清，其成分复杂，从中提取特异性 IgG 用于包被或标记。单克隆抗体的生物活性专一、纯度高，易于标准化而使用更广泛，如富含单克隆抗体的小鼠腹水经适当稀释即可直接包被。

（二）最适工作浓度的选择

建立 ELISA 时，应选择包被抗原或抗体和酶标抗原或抗体的最佳工作浓度，以达到最佳的测定条件。间接法最适工作浓度的选择方法如下。

1. 酶标二抗工作浓度的选择

（1）100 ng/mL 人 IgG 包被，洗涤。

（2）酶标抗人 IgG 做系列稀释后分别加入各包被孔，温育，洗涤。

（3）加底物显色，终止后测定各孔吸光度。

（4）取 A=1.0 的酶标抗人 IgG 的稀释度，作为酶标抗体的工作浓度。

2. 棋盘（方阵）滴定法选择包被抗原的工作浓度

（1）包被　抗原作一系列稀释后进行包被，洗涤。

（2）加样　1∶100 稀释强阳性、弱阳性、阴性参考血清、空白对照，温育，洗涤。

（3）加酶结合物　加入工作浓度的酶标抗人 IgG 抗体，温育，洗涤。

（4）加底物显色　加入底物显色，酸终止反应后读取各孔 A 值。

（5）选择强阳性参考血清的 A 值为 0.8 左右，阴性参考血清的 A 值<0.1 的包被抗原的稀释度作为工作浓度（表 8-1），表中 1∶200 为包被抗原的最适工作浓度。

（三）测定方法的标准化

在 ELISA 测定中，要使测定结果准确，应力求各个步骤操作的标准化，且必须严格按照规定的方法实施。

表 8-1　ELISA 间接法包被抗原最适工作浓度的选择

参考血清	抗原各稀释度的吸光度 A				
	1∶50	1∶100	1∶200	1∶400	1∶800
强阳性	1.24	1.06	0.83	0.66	0.44
弱阳性	0.66	0.42	0.31	0.24	0.16
阴　性	0.24	0.15	0.07	0.05	0.03
稀释液	0.07	0.02	0.02	0.02	0. 04

1. 包被与封闭　抗原或抗体结合在固相载体上的过程称为包被（coating），固相的抗原或抗体称为免疫吸附剂。理想的包被为：固相载体尽可能多地吸附抗原或特异性抗体；吸附牢固，能耐受多次洗涤；非特异性吸附少。因此，ELISA 试验中应考虑包被物（抗原或抗体）的性质和浓度、包被缓冲液的离子强度和 pH、包被的温度和时间等。

目前使用最广泛的包被是抗原或抗体通过物理吸附结合在聚苯乙烯固相载体表面。糖蛋白类物质如脂蛋白、血型物质、糖脂、细菌脂多糖、变性 DNA 均可吸附于聚苯乙烯表面。经戊二醛和盐酸预处理的微量反应板能促进吸附，降低非特异性反应。抗体包被浓度常为 1~10 μg/mL，包被蛋白质一般采用 0.01~0.05 mol/L pH 9.6 的碳酸盐缓冲液稀释，加入 ELISA 板孔中后，多数置于 4~8℃冰箱过夜或 37℃温育 2 小时。

若包被抗原或抗体的浓度过低，则固相载体表面尚未被完全覆盖，加入的标本及酶结合物中的蛋白也会部分非特异性吸附在固相载体表面，形成非特异性显色，导致本底增高。在包被后用 1%~5% 的牛血清白蛋白或 5%~20% 的小牛血清等再包被一次，此过程称为封闭（blocking）。

2. 加样　定性测定有时不强调加样量的准确性，定量测定的加样量应力求准确，标本和结合物的稀释液应按规定配制。加样时应将液体加在孔底，避免加在孔壁上部，力求不出现气泡。

3. 温育　ELISA 中的抗原抗体反应和酶催化反应的完成，需要一定的温度和时间，这一保温过程称为温育（incubation）。水浴可使温度迅速平衡。各 ELISA 板不应重叠。为避免孔中的液体蒸发，板上应加盖，或将板平放在底部垫有湿纱布的金属湿盒中。加入底物后的反应温度和时间常不做严格要求，若室温>20℃，ELISA 板避光置于实验台上，以便随时观察，待对照管显色适当时，即可终止酶促反应。

常用的温育温度为 37℃或室温（18~22℃）。为提高检测的敏感性和特异性，定性检测选用短时间为好，定量检测则多采用较长的温育时间以保证其准确性。

4. 洗涤　是决定 ELISA 实验成败的关键，其目的是洗去反应液中未与固相抗原或抗体结合的物质以及非特异性吸附于固相载体的干扰物质。洗涤时应将非特异性吸附的干扰物质充分洗涤除去。聚苯乙烯对蛋白质的吸附作用具有普遍性，但 ELISA 测定过程中应尽量避免非特异性吸附，在标本和结合物的稀释液与洗涤液中加入吐温一类物质即可达到此目的。吐温-20 在 ELISA 中最常用，其洗涤效果好，并可减少非特异性吸附和增强抗原抗体结合；其终浓度为 0.05%~0.2%，高于 0.2% 时，可使包被在固相上的抗原或抗体解吸附而减低试验的灵敏度。洗涤不彻底，尤其是最后一次，如有酶结合物的非特异吸附，将使空白值升高。

洗涤方法有手工和洗板机洗涤两种方法。手工洗涤有流水冲洗式和浸泡式两种，浸泡式是微量滴定板最常采用的方式。若用全自动洗板机洗涤因每次洗涤后不能拍干，宜适当增加洗涤次数。检测具有传染性的标本必须采用全自动洗板机洗涤的方法。

5. 显色　酶结合物和底物的作用随时间延长而增强，故需控制好显色时间。若时间过短将引起测定结果误差，时间过长则整个试验时间冗长，且易发生底物的自发变性，使最终显色反应加深而导致空白值增高或非特异性显色增加，从而干扰结果的判定。

6. 结果判读　定性检测时，按照商品试剂盒说明书的结果判定要求判定结果，一般原则是首先判定阴性对照、阳性对照、校准物和（或）质控物的检测值是否符合试剂盒说明书的要求，然后计算阳性判定值（cut-off，CO），最后计算待测样本 S/CO 的比值来判定结果。定量检测时，要严格对标准曲线进行校准，保证标准曲线的有效性。

第三节　其他酶免疫技术

一、均相酶免疫技术

均相酶免疫技术是利用酶结合物与相应的抗原或抗体结合后，标记酶的活性会发生改变（增强或减弱）的原理，在不分离结合和游离的酶标记物的情况下，通过测定标记酶活性的改变来确定待测样品中抗原或抗体的含量。均相酶免疫技术包括酶扩大免疫分析技术和克隆酶供体免疫分析技术两种。

1. 酶扩大免疫分析技术（enzyme-multiplied immunoassay technique，EMIT）　基本原理是酶标记小分子半抗原后，保留半抗原和酶的活性，当酶标半抗原与特异性抗体结合后，标记酶与抗体密切接触，酶的活性中心受到影响进而酶活性被抑制。检测时，酶标半抗原与待测半抗原竞争结合特异性抗体，待测半抗原量越多，游离酶标半抗原越多，酶活性越高，加入底物后吸光度越高。EMIT 操作快速简便，适合自动化分析，应用广泛，不仅可检测药物、激素、毒品、兴奋剂等半抗原或小分子抗原，亦可测定大分子蛋白质、病毒及细胞性抗原成分。

2. 克隆酶供体免疫分析（cloned enzyme donor immunoassay，CEDIA）　基本原理是利用基因重组技术制备 β-D 半乳糖苷酶的两个片段，大片段称为酶受体（EA），小片段称为酶供体（ED）。两者单独存在均没有酶活性，在一定的条件下结合形成四聚体则具有酶活性。当待测标本中的抗原和 ED 标记的抗原与特异性抗体竞争结合，形成两种抗原抗体复合物。由于空间位阻效应，ED 标记的抗原与抗体结合后，不再与 EA 结合；反应平衡后，游离的 ED 标记抗原与 EA 结合形成具有活性的酶。加入底物，测定酶活性，酶活性的大小与待测标本中抗原含量成正相关。CEDIA 主要用于药物和小分子物质的测定。

二、液相酶免疫技术

液相酶免疫技术是非均相酶免疫技术的方法类型之一，因抗原抗体反应在液相中进行而得名。其依据样品抗原加样顺序和温育反应时相不同，可分为平衡法和非平衡法两种类型。平衡法是将待测抗原、酶标抗原和特异性抗体相继加入反应体系后，进行温育，待反应达到平衡后，再加入二抗，经离心沉淀后测定沉淀物（酶标抗原-抗体-二抗复合物）中的酶活性，沉淀物中酶活性与待测抗原的量成负相关。非平衡法是将待测抗原和特异性抗体混合温育，等反应达到平衡时再加入酶标抗原，第二次温育后，再进行分离测定。一般来说非平衡法的灵敏度更高。

三、固相膜免疫测定

（一）斑点酶免疫吸附试验

斑点酶免疫吸附试验（dot enzyme linked immunosorbent assay，Dot-ELISA）与常规 ELISA 的原理和反应类型基本相同，常用的检测方法有间接法、夹心法和竞争法等。Dot-ELISA 以吸附蛋白质能力很强的 NC 膜为固相载体，酶作用底物后形成有色的沉淀物，使 NC 膜染色。Dot-ELISA 以间接法检测抗体为例（图 8-10），操作步骤为首先加入少量（1~2 μL）抗原于 NC 膜上，干燥后封闭，之后滴加待测标本，其中的待测抗体即与膜上的抗原结合，洗涤后再滴加酶标二抗，最后滴加底物。阳性者即可在膜上出现肉眼可见的有色斑点。试验的结果可通过颜色斑点的出现与否和色泽深度进行判定。

微课：斑点酶免疫吸附试验

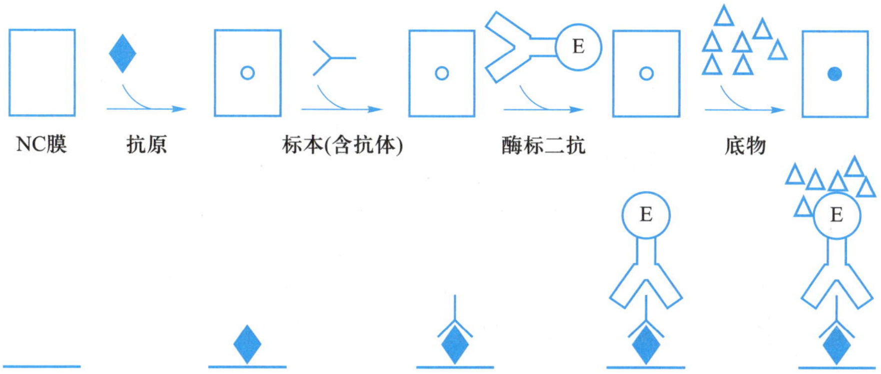

图 8-10 Dot-ELISA 示意图

Dot-ELISA 的特异性强，其最显著的优势是灵敏度高（比常规的 ELISA 高 6~8 倍）；NC 膜对蛋白质的吸附能力强于聚苯乙烯；试剂用量小，不需特殊设备；检测结果可长期保存，便于复查。故很适合基层医院使用。其缺点是不能定量，操作麻烦，尤其是洗涤的操作。

（二）斑点酶免疫渗滤试验

斑点酶免疫渗滤试验（dot immunoenzyme filtration assay，DIEFA）是将 NC 膜封于塑料小盒，在 NC 膜下垫吸水纸，使反应和洗涤均通过渗滤完成。操作基本与 Dot-ELISA 相同，以双抗体夹心测抗原为例，其操作步骤如下：在 NC 膜中滴加已知抗体，干燥后封闭，再依次加入待测标本、酶标抗体，最后加入底物，膜上出现有色斑点为阳性反应。该法操作灵活、简便、快速，结果易于观察，敏感性和特异性高。早早孕诊断的胶体金免疫渗滤试验，就是以胶体金代替酶作为标记物，用于检测尿液中的 HCG。

（三）免疫印迹试验

免疫印迹试验（immunoblotting test，IBT），也称酶联免疫电转移印迹试验（EITB），亦称 Western-blot。IBT 主要分三个阶段（图 8-11）。

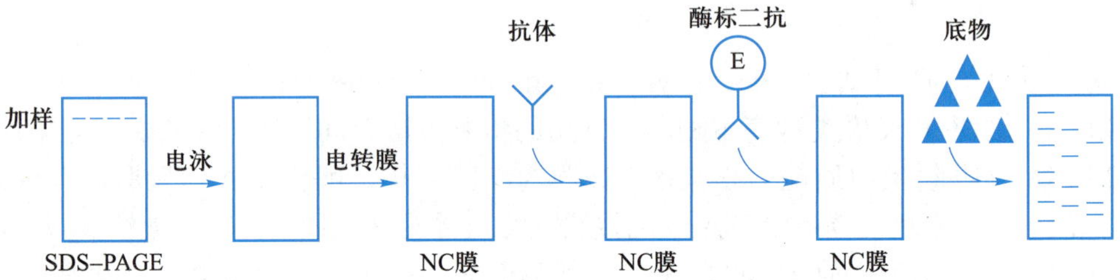

图 8-11 免疫印迹试验原理示意图

第一阶段：SDS-聚丙烯酰胺凝胶电泳（SDS-PAGE）。抗原等蛋白样品经 SDS 处理后带负电荷，在聚丙烯酰胺凝胶中从阴极向阳极泳动，样品中的不同抗原组分按分子量大小和电荷不同而分离。此阶段分离效果肉眼不可见（在染色后才显出电泳区带）。

第二阶段：电转移。凝胶中已分离的条带转移至 NC 膜上，选用低电压（100 V）和大电流（1~2 A），通电 45 分钟转移即可完成。此阶段分离的蛋白质条带肉眼仍不可见。

第三阶段：酶免疫定位。将印有蛋白质条带的 NC 膜，依次与特异性抗体和酶标抗体作用，加入能形成不溶性显色物的酶反应底物，使区带染色，阳性反应的条带清晰可辨。

本法综合了 SDS-PAGE 的高分辨力和 ELISA 的高特异性和灵敏度，可广泛应用于分析抗原组分及其免疫活性和疾病的诊断，如作为 HIV 的确认试验、抗 ENA 抗体的检测等。

四、生物素–亲和素标记技术在 ELISA 中的应用

生物素–亲和素系统（biotin-avidin system，BAS）是 20 世纪 70 年代末发展起来的一种生物放大系统，BAS 可结合多种免疫标记技术（包括荧光、酶、化学发光、胶体金等），利用生物素与亲和素间的高亲和力多级放大使分析更灵敏。

（一）生物素

生物素（biotin，B）是一种小分子生长因子，又称维生素 H 或辅酶 R，分子量 244.3 kD，等电点 3.5。生物素为双环状结构，咪唑酮环与亲和素结合，四氢噻吩环的 C2 上有一个戊酸侧链，其末端羧基是结合抗体和其他生物大分子的唯一结构。经化学修饰后，生物素可成为带多种活性基团的衍生物——活化生物素。活化生物素可在蛋白质交联剂的介导下，与已知的几乎所有生物大分子（包括蛋白质、核酸、多糖、脂类等）偶联。

（二）亲和素

亲和素（avidin，A）亦称抗生物素蛋白、卵白素或亲合素，是从卵清蛋白中提取的一种由 4 个相同亚基组成的碱性糖蛋白，分子量为 68 kD，等电点 10.5，耐热且能耐受多种蛋白水解酶的作用，尤其是在与生物素结合后，其稳定性更好。每个亲和素能结合 4 个生物素分子，二者间的亲和力极强，比抗原与相应抗体的亲和力至少高 1 万倍，且具有高度稳定性和特异性。

（三）链霉亲和素

链霉亲和素（streptavidin，SA）为链霉菌在培养过程中分泌的一种蛋白质，分子量为 65 kD，由 4 条相同的肽链组成，每条肽链都能结合一个生物素，一个链霉亲和素分子也能结合 4 个生物素分子。链霉亲和素中碱性氨基酸含量低，等电点 6.0，属弱酸性蛋白质，且不带任何糖基，在检测中出现非特异性结合远较亲和素低。

（四）BAS-ELISA

BAS 和 ELISA 组合建立的检测系统即 BAS-ELISA，此法比普通的 ELISA 敏感 4~16 倍。BAS-ELISA 的基本检测方法可分为三大类。第一类以标记亲和素连接生物素化大分子反应体系，称为标记生物素–亲和素法（LAB）或生物素–亲和素法（BA）。第二类以游离亲和素居中，两端分别连接生物素化大分子反应体系和标记生物素，称为生物素–亲和素–生物素法（BAB）或桥联亲和素–生物素法（BRAB）。第三类将亲和素和酶标生物素结合形成亲和素–生物素–过氧化物酶复合物（ABC），与生物素化的第二抗体接触，再将抗原抗体反应体系与标记体系连在一起，故此法是在 BAB 和 LAB 法基础上的改良，称为亲和素–生物素–过氧化物酶复合物法（ABC）。与 BAB、LAB 相比，ABC 法具有敏感性高、特异性强和背景染色浅等优点。

（旷兴林）

思考题

1. 简述酶免疫技术中常用的酶及底物。
2. 简述酶联免疫吸附试验的基本原理和方法类型。
3. 简述免疫印迹试验的基本步骤。

第八章
在线测试

第九章 荧光免疫技术

第九章
思维导图

学习目标

1. 掌握常用的荧光物质及荧光抗体技术。
2. 熟悉荧光的基本知识、时间分辨荧光免疫测定、荧光偏振免疫测定。
3. 了解荧光抗体的制备方法、免疫芯片技术。
4. 学会荧光抗体技术的标本制备、染色和结果判断。

荧光免疫技术创始于20世纪40年代初，是发展最早的免疫标记技术。该技术是用荧光物质标记抗体（抗原），利用荧光检测设备对标本中待测抗原（抗体）进行定性、定位和定量检测。它将抗原抗体反应的特异性与荧光物质检测的敏感性和直观性结合起来。荧光免疫技术分为两大类：以荧光物质标记抗体，借助荧光显微镜观察，进行抗原或抗体的定性和定位，称为荧光抗体技术（fluorescence antibody technique，FAT），又称荧光免疫显微技术；1970年后又建立了荧光免疫测定（fluorescence immunoassay，FIA），主要用于体液标本中抗原或抗体的定量检测。

第一节 荧光的基本知识

一、荧光的基本知识概述

（一）荧光的产生

某些化学物质可从外界吸收并储存能量（如光能、化学能）而进入激发态，当其从激发态再回复至基态时，过剩的能量以光的形式释放，即发光。其特点是产生荧光的分子或原子在接受能量后即刻引起发光，一旦停止供能，发光（荧光）现象随即停止。可引发荧光的能量种类很多，由光激发所引起的荧光称为光致荧光，由化学反应所引起的荧光称为化学荧光，由X线或阴极射线引起的分别称为X线荧光或阴极射线荧光。荧光免疫技术一般应用光致荧光物质进行标记。

动画：发光

（二）激发光谱

激发光谱指固定检测发射光（荧光）波长，用不同波长的激发光激发样品所记录到的荧光谱图。

动画：激发光谱

（三）发射光谱

发射光谱指固定激发波长，在不同波长下所记录到的样品所发射的荧光谱图。激发态电子回到的能级不同，发出的荧光波长也不同。荧光物质在吸收光能后，即刻发射荧光，一旦停止供能，荧光随即消失。

动画：发射光谱

（四）荧光效率

荧光分子吸收的光能不会全部转变成荧光，会以其他形式释放部分能量。荧光分子将吸收的光能转变成荧光的百分率称为荧光效率，与发射荧光的光量子数值成正比。

$$荧光效率=\frac{发射荧光的光量子数（荧光强度）}{吸收光的光量子数（激发光强度）}$$

发射荧光的光量子数亦称荧光强度，除受激发光强度影响外，也与激发光的波长有关。不同荧光分子在不同波长处有其最大吸收峰和最大发射峰。选择激发光波长最接近于荧光分子的最大吸收峰波长，且测定光波长最接近于最大发射光波峰时，得到的荧光强度最大。

（五）荧光寿命

荧光寿命指荧光分子受激发后处于激发态的平均时间，即受激发后的荧光分子从激发态回到基态的时间。对于大多数常用荧光物质，荧光寿命一般为 0.5~20 ns。

（六）荧光猝灭

荧光猝灭指荧光分子受到激发光较长时间照射或在某些因素作用下（高温、苯胺、酚、硝基苯、某些卤化物），处于激发态的电子不能回复到基态，所吸收的能量无法以荧光形式发射，会出现荧光减弱甚至消失。因此荧光物质应注意避免光（特别是紫外光）的直接照射以及与其他化合物的接触。

导致荧光猝灭的因素有 pH、温度、荧光素的浓度、溶剂中的杂质等。

（七）斯托克斯位移（Stokes shift）

斯托克斯位移指荧光物质激发光谱中最大吸收波长与发射光谱中最大发射波长之间的差。这个差越大，则发射光谱与激发光谱重叠越少，荧光辨识度越高。

（八）荧光偏振

荧光偏振是指荧光物质经单一平面的偏振光照射后，吸收光能并发出单一平面的偏振荧光的现象。

二、常用的荧光物质

（一）荧光素

荧光素也称荧光染料，指受到某一波长的光激发后能产生荧光的物质。并非可发荧光的物质都能用作荧光素，只有可产生明显荧光并能作为染料使用的有机化合物才成为荧光素。目前开发的荧光素种类已接近 2 000 种，常用的荧光素有以下几种。

1. 异硫氰酸荧光素（fluorescein isothiocyanate，FITC） 是应用最广泛的荧光素，纯品为黄色或橙黄色结晶粉末，易溶于水和乙醇等溶剂。最大吸收光波长为 490~495 nm，最大发射光波长为 520~530 nm，激发后呈明亮的黄绿色荧光。

2. 四乙基罗丹明（rhodamine，RB200） 为橘红色粉末，不溶于水，易溶于乙醇和丙酮，性质稳定，可长期保存。最大吸收光波长为 570 nm，最大发射光波长为 595~600 nm，呈现橘红色荧光。碱性条件下易与蛋白质的赖氨酸氨基结合从而标记在蛋白分子上。

3. 四甲基异硫氰酸罗丹明（tetramethyl rhodamine isothiocyanate，TRITC） 为罗丹明的衍生物，为紫红色粉末，较稳定。最大吸收光波长为 550 nm，最大发射光波长为 620 nm，呈橙红色荧光，与 FITC 的黄绿色荧光对比鲜明，可配合用于双标记。其异硫氰基可与蛋白质结合，但荧光效率较低。

微课：荧光及荧光物质

4. 藻红蛋白（phycoerythrin，PE） 从红藻（red algate）中提取的一种藻胆蛋白（phycobiliprotein），为天然荧光色素。最大吸收波长为 490~560 nm，激发产生的荧光波长为 595 nm，呈明亮的红色荧光。PE 可和 FITC 同时用于对各种抗体或配体进行双标记，是目前流式荧光免疫技术中最常用的荧光染料之一。

（二）其他荧光物质

1. 镧系螯合物 某些三价镧系稀土元素如铕（Eu^{3+}）、钐（Sm^{3+}）、铽（Tb^{3+}）等的螯合物可发射特征性荧光，其中以 Eu^{3+} 应用最广。

2. 酶作用后产生荧光的物质 某些化合物本身无荧光效应，经酶作用后可形成强荧光物质。如 4-甲基伞酮-β-D 半乳糖苷（MUG）受 β-半乳糖苷酶（β-G）的作用分解成 4-甲基伞酮（MU），后者可发出荧光，激发光波长为 360 nm，发射光波长为 450 nm。

3. 量子点（quantum dots，QDs） 又称为半导体纳米晶体，是一种纳米级别的半导体。对这种纳米半导体材料施加一定的电场或光压，它们便会发出特定频率的光，且发出光的频率会随着这种半导体尺寸的改变而变化，因而通过调节这种纳米半导体的尺寸就可以控制其发出的光的颜色。

三、荧光抗体的制备

（一）抗体的要求

荧光抗体是将荧光素与特异性抗体结合而形成的偶合物，具有抗体活性的同时又具有荧光素的示踪作用。使用时应选用特异性强、亲和力高、纯度高的抗体进行标记，一般为单克隆抗体或经特异性抗血清提纯后的高效价免疫球蛋白，如果含有 γ 球蛋白以外的其他蛋白质，会引起非特异性荧光。

（二）荧光素的要求

用于标记的荧光素应符合以下要求：① 具有能与蛋白质分子形成共价键的化学基因，与蛋白质结合后不易解离，未结合的荧光素及其降解产物易清除；② 荧光效率高；③ 偶合物产生的荧光颜色与背景组织的自发荧光对比鲜明；④ 与蛋白质结合后不影响蛋白质原有的活性；⑤ 标记方法简单，安全无毒；⑥ 标记物稳定，易于保存。

（三）标记方法

常用的标记方法有搅拌法和透析法两种。

1. 搅拌法　适用于标记体积较大、蛋白含量较高的抗体。将一定浓度的荧光染料溶液逐步滴入待标记的抗体溶液中，室温持续搅拌一段时间后，离心取上清液。以 FITC 标记为例：先将待标记的蛋白质溶液用 0.5 mol/L pH 9.0 的碳酸盐缓冲液平衡，随后在磁力搅拌下逐滴加入 FITC 溶液，在室温持续搅拌 4~6 小时后，离心，上清即为标记物。此法优点是标记时间短，荧光素用量少。但本法的影响因素多，若操作不当会引起较强的非特异性荧光染色。

动画：荧光抗体制备（搅拌法）

2. 透析法　适用于标记样品量少，蛋白含量低的抗体溶液。将待标记的蛋白质溶液置于透析袋中，再放入荧光素溶液中过夜。此法标记均匀，非特异性荧光染色较少；但标记时间长，荧光素用量多。方法：先将待标记的蛋白质溶液装入透析袋中，置于含 FITC 的 0.01 mol/L pH 9.4 碳酸盐缓冲液中反应过夜，以后再对 PBS 透析去除游离荧光素。低速离心，取上清即为标记物。

动画：荧光抗体制备（透析法）

（四）抗体的纯化

标记后的抗体应立即纯化，以消除或降低非特异性染色和特异交叉染色，可采用透析法或凝胶柱层析法。

1. 透析法　适用于蛋白含量低的标记物。利用蛋白质分子不能透过半透膜的性质，去除游离荧光素：将待提纯抗体放于透析袋中透析 1 周左右，其间不断更换透析液，直至透析液于紫外灯下无荧光出现。

2. 凝胶柱层析法　此法快速简便。将待纯化抗体通过葡聚糖凝胶 Sephadex G-25 或 Sephadex G-50，以去除游离荧光素。第一峰洗脱液为标记抗体，第二峰为游离光素，收集第一峰洗脱液。

（五）抗体的鉴定与保存

荧光标记抗体在使用前应对抗体效价（抗体活性）、荧光素与蛋白质结合比率（F/P）等加以鉴定。F/P 表示每个抗体分子上平均结合的荧光素分子数，F/P 值越高，说明抗体分子上结合的荧光素越多，反之则越少。F/P 的测定和计算方法：将制备的荧

光抗体溶液稀释至 $A_{280\,nm}$ 约为 1.0，分别测定标记荧光素的特异吸收峰和蛋白质特异吸收峰（$A_{280\,nm}$），按如下公式计算：

$$(\text{FITC})\ F/P=\frac{2.87\times A_{495\,nm}}{A_{280\,nm}-0.35\times A_{495\,nm}}$$

荧光抗体效价测定：可用双向免疫扩散法进行测定，效价大于 1∶16 者较为理想；或将荧光抗体倍比稀释，对切片标本作荧光抗体染色。能清晰地显示特异荧光且非特异染色弱的最大稀释倍数即为该荧光抗体的染色滴度。

微课：荧光抗体的制备

制备好的荧光抗体最好小量分装（0.5 mL/瓶），并加入 1∶1 000~1∶5 000 的叠氮钠防腐，-20℃冻存，可存放 3~4 年。稀释后的抗体不宜久存，4℃仅可存放 1~3 天。

第二节　荧光免疫显微技术

荧光免疫显微技术（immunofluorescence microscopy）是将经典的抗原抗体特异性结合反应、荧光物质标记技术与显微检测技术相结合应用的一门技术。应用最多的是用荧光素标记的抗体（或抗抗体）检测待测组织、细胞或血清中的抗原（或抗体），通过荧光显微镜直接观察呈现特异荧光的抗原抗体复合物，对组织或细胞抗原（或抗体）进行定性、定位或形态学定向的检测方法。近年来共聚焦显微镜的使用，使得这一技术能更准确地检测抗原表达及组织细胞结构的形态学特性，并做定量分析。

一、检测的原理

在组织细胞片上滴加荧光素标记的特异性抗体或抗抗体，反应后洗涤，在荧光显微镜下观察，对组织细胞抗原进行定性和定位检测。

二、方法类型

根据标记物和反应程序的不同，荧光免疫显微技术分类如下。

（一）直接法

将荧光素标记特异性抗体滴加于待测标本上，使之与相应抗原反应（图 9-1）。此法常用于细菌和病毒等病原微生物的快速检测，肾活检及皮肤活检的病理检查。

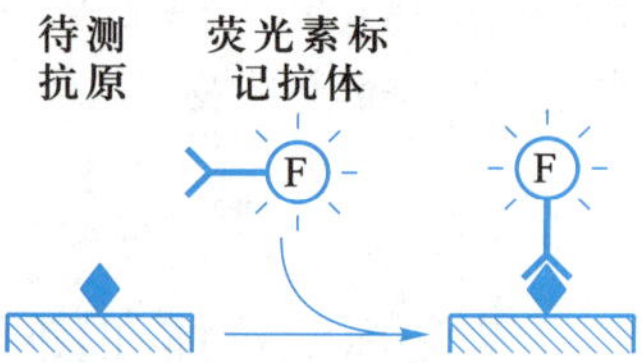

图 9-1　荧光免疫显微技术直接法示意图

（二）间接法

先用特异性抗体（第一抗体）与标本中的待检抗原反应，再加入荧光素标记的抗球蛋白抗体（抗抗体/第二抗体）结合第一抗体，通过观察荧光检测抗原（图 9-2）。此法常用于检测各种自身抗体。

（三）补体法

先用特异性抗体与标本中的待检抗原反应，再加入补体，形成抗原–抗体–补体复合物；后加入荧光素标记的抗补体抗体与此复合物结合，荧光显微镜下观察结果（图 9–3）。

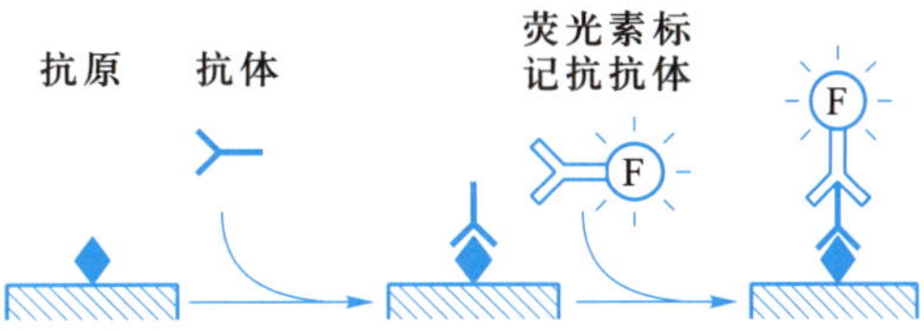

图 9–2　荧光免疫显微技术间接法示意图

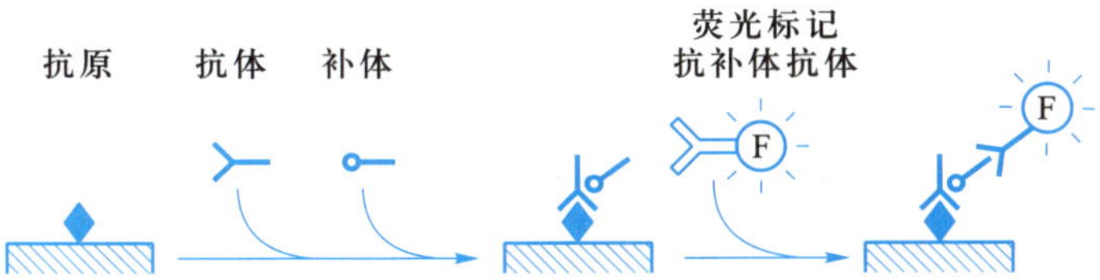

图 9–3　荧光免疫显微技术补体法示意图

（四）双标记法

双标记法的原理同直接法。用两种荧光素（如 FITC 和 RB200）分别标记不同抗体，对同一标本进行荧光染色，若有相应的两种抗原同时存在，可分别显示两种不同的荧光（黄绿色和橘红色荧光）。本法主要用于同时观察细胞表面两种抗原的分布与消长关系，如区分末梢血或同一切片中的 T 细胞和 B 细胞等。

三、关键技术

荧光免疫显微技术主要包括标本制作、荧光抗体染色和荧光显微镜检查等步骤。

（一）标本制作

荧光免疫显微技术主要是通过观察标本上荧光抗体的染色结果作为抗原的鉴定和定位，因此标本制作的好坏直接影响检测结果。在制备标本过程中，应力求保持抗原的完整性，并在染色和洗涤等过程中不发生溶解和变性，也不扩散至邻近细胞或组织间隙中去。

临床标本主要有组织、细胞和细菌三大类，可制作涂片、印片或切片。组织材料可制成石蜡切片或冷冻切片。石蜡切片对于组织细胞的精细结构显现清楚，非特异性荧光反应强，适用于回顾性研究；冷冻切片操作简便，自发荧光较少，抗原可大量保存，缺点是组织结构欠清晰。组织材料也可制成印片，方法是用洗净的玻片轻压组织切面，使玻片黏上 1~2 层组织细胞。

（二）荧光抗体染色

在已固定的标本上滴加经适当稀释的荧光抗体，置带盖的湿盒内，在一定的温度下温育，一般于 25~37℃温育 30 分钟。不耐热抗原的检测则以 4℃过夜为宜。温育后用磷酸盐缓冲液洗涤干燥。所用的荧光抗体需考虑以下因素：① 荧光检测设备所采用的激发光源；② 荧光素的光稳定性和光漂白性；③ 荧光抗体的特异性和毒性。

（三）荧光显微镜检查

荧光抗体染色后的标本需在荧光显微镜下观察，最好染色当天即做镜检，以防荧光消退，影响结果。荧光显微镜检查应在通风良好的暗室内进行。

荧光显微镜分为透射和落射两种类型，由光源、滤色镜系统和光学系统等主要部件组成。它利用一个高发光效率的点光源，经过滤色系统发出一定波长的激发光，照射被检样品，激发被检样品中的荧光物质发射荧光，通过物镜和目镜系统成像、放大以观察标本的荧光图像，分析样本中产生荧光的成分和结构及定位。

1. 光源　荧光显微镜的光源是作为激发标本内的荧光物质的能源而不是用于照明，因此要求有很强的近单色光源。通常采用 50~200 W 的超高压汞灯，它可发出很强的紫外光，辅以激发滤片，足以激发各类荧光物质。

动画：荧光显微镜三种滤光片的位置和功能

2. 滤光片 正确地选择滤光片是获得良好荧光观察效果的重要条件。滤光片分为隔热滤光片（安装在灯室的聚光镜前面，阻断红外线的通过）、激发滤光片（在光源前面，提供合适的激发光，如紫外线和蓝紫外光）和吸收滤光片（靠近目镜，阻挡激发光保护眼睛）。

3. 聚光器　用石英玻璃或其他透紫外光的玻璃制成，有明视野、暗视野和相差荧光聚光器等。聚光器不应吸收紫外线，它与光源、光路、激发滤光片适宜组合，以期在黑色的背景上获得满意的荧光。

4. 目镜　镜头需无荧光。有消色差、氟处理及复消色差三类镜头，常用的是消色差镜头。

5. 光路　有透射光和落射光两种形式。透射光的照明光线从标本下方经过聚光器会聚后透过标本进入物镜，适于观察对光可透的标本。落射光的照明光线从标本上方经过套在物镜外周的特殊的垂直照明器，从物镜周围落射到标本上，经标本反射而进入物镜，适于观察透明度不好的标本以及各种活性组织等。

（四）荧光强度判定

微课：荧光免疫显微技术

特异性荧光强度判定：“–”为无或仅见极微弱荧光；“+”为荧光较弱但清楚可见；“++”为荧光明亮；“+++”为耀眼的强荧光。临床上根据特异性荧光强度达“++”以上判定为阳性，而对照光应呈“–”或“±”。根据呈“++”的血清最高稀释度判定特异性抗体效价。

四、评价与应用

荧光免疫显微技术可用于组织学中抗原或抗体的定位、定性检查，既有抗原抗体反应的高度特异性，又能在荧光显微镜下清晰地显示其形态，直观性强。其缺点是荧光容易消退，难以制备永久性标本，非特异荧光的干扰常影响结果的判断，需要有荧光显微镜才能观察结果。

荧光免疫显微技术在临床上有如下应用。

（一）血清中自身抗体检测

间接荧光免疫技术是检测各种自身抗体最常用的方法，能同时检测抗体和与抗体起特异反应的组织成分，并能在同一组织中同时检查抗不同组织成分的抗体。临床主要用于检查抗核抗体、抗线粒体抗体、抗平滑肌抗体、抗 dsDNA 抗体、抗甲状腺球蛋白抗体、抗骨骼肌抗体及抗肾上腺抗体等。

（二）病原体检测

病原体检测包括细菌学检验中菌种的鉴定，如脑膜炎奈瑟菌、痢疾志贺菌、霍乱弧菌、布氏杆菌和炭疽杆菌等的鉴定；血清中的抗体的检测，如梅毒螺旋体抗体、疟疾抗体的检测等，有很高的诊断价值。

动画：荧光免疫显微技术检测脑膜炎奈瑟菌

（三）细胞表面抗原和受体检测

细胞表面抗原和受体检测用荧光标记的单克隆抗体对组织细胞表面的分子或受体进行检测，可用于细胞鉴定、分群、肿瘤抗原的检测等。

（四）免疫病理检测

免疫病理检测用于组织中人类白细胞抗原（HLA）的检测等。

第三节　时间分辨荧光免疫测定

时间分辨荧光免疫测定（time-resolved fluorescence immunoassay，TRFIA）是 1983 年建立的一种荧光免疫检测技术，可对血清和体液标本中微量或超微量物质进行定量检测。该技术以镧系元素螯合物标记抗原或抗体，用时间分辨荧光分析仪测量荧光，同时检测波长和时间两个参数进行信号分辨，从而有效地排除非特异性荧光干扰，极大地提高了分析灵敏度。

视频：时间分辨荧光免疫分析仪

一、检测的原理

样本中的组织、蛋白或其他化合物在激发光照射下也能发出荧光，称为非特异性荧光，可干扰荧光免疫检测。但这些荧光寿命短（1~10 ns），最长不超过 20 ns。镧系元素的荧光寿命是传统荧光的 10^3~10^6 倍，用稀土元素螯合物（如 Eu^{3+} 螯合物）作为示踪剂标记抗体或抗原，采用延缓测量时间的方法，待血清、溶剂、样本管和其他成分的短寿命荧光完全衰变后，再检测镧系元素发射的特异性荧光，可有效地降低非特异性荧光的干扰。此外，镧系元素斯托克位移大，激发光谱和发射光谱不会相互重叠；发射光谱信号峰很窄，这些也排除了激发光和背景荧光的干扰，从而使 TRFIA 具有高灵敏度、高精密度和低干扰的特点（图 9-4）。

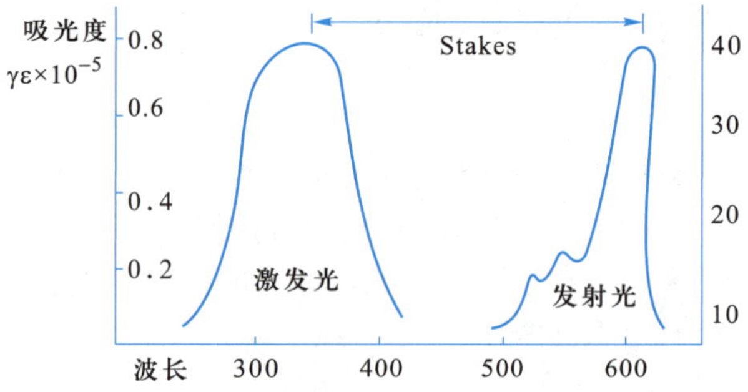

图 9-4 镧系元素荧光光谱斯托克斯位移

二、方法类型

（一）双抗体夹心法

双抗体夹心法使用针对抗原不同决定簇的两种单克隆抗体，一种包被在固相上，另一种用 Eu^{3+} 标记。标准品或待测抗原先与固相抗体反应，洗涤后再加入 Eu^{3+} 标记的抗体，再次温育，形成固相抗体-抗原-Eu^{3+} 标记抗体复合物，充分洗涤后加入增强液，测定荧光强度，所测得的荧光强度与待测抗原浓度成正比。

（二）固相抗原竞争法

待测抗原、固相抗原竞争与定量的 Eu^{3+} 标记抗体结合，温育洗涤后在固相中加入荧光增强液，测定荧光强度，标本中待测抗原浓度越高，则 Eu^{3+} 标记抗体结合到固相抗原上的量越少，因此所测得的荧光强度与标本中待测抗原浓度成反比。

微课：时间分辨荧光免疫分析仪的分类与工作原理

（三）固相抗体竞争法

待测标本的抗原及 Eu^{3+} 标记的抗原竞争与固相抗体（特异性抗体包被固相）结合，温育洗涤后在固相中加入荧光增强液，测定荧光强度。标本中待测抗原浓度越高，则 Eu^{3+} 标记抗原结合到固相抗体上的量越少，所测得的荧光强度与待测抗原含量成反比。

三、关键技术

（一）镧系稀土元素标记物的制备

镧系稀土元素中最常用的是铕（Eu^{3+}）和铽（Tb^{3+}）。镧系离子不能直接与蛋白质结合，需利用具有双功能基团的螯合剂。螯合剂分子内或带有氨基和羧基，或带有异硫氰酸基和羧酸基。螯合剂一端连接镧系元素离子，一端连接抗原/抗体的自由氨基（组氨酸、酪氨酸），形成镧系元素离子-螯合剂-抗原（或抗体）复合物，以获得稳定的稀土元素标记物。

（二）操作方法

操作方法以双抗体夹心法测 AFP 为例。以抗人 AFP 多克隆抗体包被聚苯乙烯微量滴定条或珠，加入不同浓度的 AFP 标准品和待测血清，加入缓冲液反应 4~6 小时。洗涤后，加入生物素化抗人 AFP 单克隆抗体，振荡温育反应 4~6 小时。洗涤后，加入 Eu^{3+} 标记的链霉亲和素，振荡反应 1 小时。洗涤后，加入增强液，快速振荡 15 分钟，放置 15 分钟后在时间分辨荧光分析仪上测量，设置程序直接得出待测血清中 AFP 浓度。

四、评价与应用

TRFIA 方法有特异性强，灵敏度高（可达 0.2~1 ng/mL），标准曲线范围宽（跨越 4~5 个数量级），自动化检测，分析速度快，标记物制备较简便，有效使用期长，无放射性污染，应用范围广等特点。因此，TRFIA 是很有发展前途的超微量物质免疫分析技术。

目前，已有 TRFIA 的仪器和相应配套试剂盒供应，凡是用 RIA 或 ELISA 测定的物质均可以用该法测定。主要用于测定各种激素（肽类激素、甲状腺激素、类固醇激素等）、蛋白质、酶、药物、肿瘤标志物和病毒抗原等。

第四节　荧光偏振免疫测定

荧光偏振免疫测定（fluorescence polarization immunoassay，FPIA）是基于荧光偏振现象及免疫学原理发展起来的一种定量免疫分析方法。

一、检测的原理

荧光物质经单一平面的蓝偏振光（485 nm）照射后，吸收能量跃迁至激发态，在回复基态时放出的荧光经偏振仪形成偏振荧光（525 nm），偏振荧光的强度与荧光分子的大小成正相关，与受激发时分子转动的速度成反相关。大分子物质旋转慢，发出的偏振荧光强；小分子物质旋转快，偏振荧光弱。

FPIA 采用的是均相竞争荧光免疫分析法：分析系统内除待测半抗原外，同时加入一定量用荧光素标记的抗原，使二者与有限量的特异性大分子抗体竞争性结合。若待测抗原浓度高，则竞争力强，大部分抗体与之结合；而荧光素标记抗原没有结合抗体，呈游离状态，因其分子小，转动速度快，测量到的荧光偏振强度也较低。反之，如待测的抗原浓度低，则大部分荧光素标记抗原与抗体结合，形成大分子的标记抗原抗体复合物，此时检测到的荧光偏振强度也较高，即荧光偏振强度与待测小分子抗原浓度成反比。通过抗原标准品与荧光偏振强度关系建立标准曲线，可检测抗原的浓度。该法主要用于测定半抗原物质如药物浓度等。

二、评价与应用

FPIA 方法的优点是血清标本无分离洗涤，也无需固相吸附（包被），可直接测定；所需标本量较少，分析速度较快；能够确保抗体分子呈液相中的天然构象，确保其生物活性不受损失；操作简便，易于自动化进行，精密度高；荧光标记试剂稳定，使用寿命长。其缺点是仪器设备价格高，试剂盒专属性强，不适合大分子物质的测定；灵敏度较非均相荧光免疫分析低。

FPIA 适用于小分子物质（特别是药物浓度）的测定，常用于血清或尿中半抗原的测定，也可用于毒理或毒物分析，是临床药物浓度检测的首选方法。目前，已有多种药物、激素、毒品和常规生化项目可以用 FPIA 进行分析，如环孢素、卡马西平、苯妥英钠、丙戊酸、地高辛、氨茶碱、苯巴比妥和鸦片浓度的测定等。

第五节　免疫芯片技术

免疫芯片（immune chip）也称抗体芯片（antibody chip），是实际应用中最重要、研究最多的一种蛋白芯片。它是将抗原抗体反应的特异性与电子芯片高密度集成原理相结合而产生的一种全新概念的生物芯片检测技术。

一、检测的原理

将几个、几十个，甚至几万个或更高数量的蛋白质（抗原/抗体）按一定顺序高密度排列在固相载体上，形成高密度微点阵免疫芯片，与患者待测样品反应，样品中的抗体（或抗原）与芯片上的已知抗原（或抗体）产生特异性免疫反应，再通过标记物示踪方法即可一次同时获得芯片中所有已知抗原（或抗体）的检测结果。其突出特点是只需少量患者标本，通过一次检测即可获得几种甚至几万种生物信息或疾病的检测结果。

二、方法类型

根据载体不同可分为：固体芯片（平板芯片）和液体芯片（微球芯片），液体芯片又称为多项分析悬浮阵列。根据实验原理不同可分为：双抗体夹心法免疫芯片、间接法免疫芯片、竞争法免疫芯片、免疫-PCR 芯片。根据检测方法不同可分为：酶标免疫芯片、放射性同位素免疫芯片、荧光免疫芯片、金标免疫芯片以及生物素-抗生物素蛋白免疫芯片等。此外，在蛋白质芯片基础上又建立了细胞免疫芯片。下面列举三种常用的免疫芯片技术。

（一）液体芯片

液体芯片是一种免疫芯片与流式细胞术相结合的新技术。该技术的核心是把微小的聚苯乙烯乳胶颗粒（5.6 μm）用荧光染色的方法进行编码（微球的颜色是通过两种荧光染料染色得到的，调节两种荧光染料的比例可以获得 100 种不同颜色的微球），然后将每种颜色的微球（或称为荧光编码微球）共价交联上针对特定检测物的核酸探针、抗原或抗体。应用时，先把针对不同检测物的编码微球混合，再加入微量待测标本，在悬液中靶分子与微粒进行特异性结合，通过激光流式仪判定后由电脑以数据信息的形式记录下来。检测速度极快，一个微量液态反应体系中同时检测 100 个指标。其特点是高灵敏性，可达到 0.01 pg；高通量，适应 96 孔板；高重复性，操作简单。

（二）抗体芯片

抗体芯片是蛋白芯片的一种，可用于检测某一特定的生理或病理过程相关蛋白的表达丰度，目前主要用于信号转导、蛋白质组学、肿瘤及其他疾病的相关研究。其原理是把能和不同抗原特异性结合的多种抗体按特定顺序高密度地固定到玻片或其他载体上，使待测样品通过芯片表面，经过洗脱把非特异性结合的蛋白洗掉，从而对特异性结合在上面的抗原进行检测。利用荧光扫描仪或激光共聚焦扫描技术测定芯片上各点的荧光强度，通过荧光强度分析各种蛋白的表达。

（三）细胞免疫芯片

细胞免疫芯片是以蛋白质芯片技术为基础，以细胞为研究对象，利用免疫学原理和微型化操作方法，实现对细胞样品的快速检测和分析。其原理是根据捕获细胞的检测要求，先将不同的抗原或抗体以较高密度固定在经过修饰的玻片等载体上并保持其活性不变，形成抗原或抗体微阵列，然后利用细胞表面抗原与抗体等免疫学特异性反应原理，通过抗原或抗体微阵列和细胞悬液样品的反应捕获待测目的细胞，将未结合在芯片上的细胞和非特异性结合的细胞从芯片上洗脱后，靶向细胞结合在微阵列的不同抗体或抗原点上。结合在不同抗体或抗原点上的细胞代表不同的细胞免疫表型，从而完成对细胞分离、分类及检测，或继续对细胞样品进行标记和其他方面的后续研究。

三、关键技术

与传统的免疫分析方法不同，免疫芯片采用更为先进的设备仪器，使免疫分析进一步趋向操作自动化，信息大量化，测定高敏感化以及更强的特异性。其关键技术如下。① 芯片阵列项目的合理组合：这是决定免疫芯片的实用性，以及决定能否产生社会与经济效益的关键。② 阵列所需抗体库：抗体是制备免疫芯片必不可少的原材料，也是制备和纯化抗原常用的亲和层析材料，阵列采用的是单克隆抗体，免疫芯片阵列中的抗体一定要备齐。③ 抗体/抗原固化：利用人工/全自动微阵列点样制备系统，将抗体/抗原固化在固相载体或微球上。载玻片、尼龙膜、硅片、金属片或微球等均为常用的固相载体材料。④ 抗原抗体反应：加入待测样品，使之与芯片上的抗体/抗原反应。⑤ 检测分析：反应结果用核素、酶显色反应、荧光、化学发光等显示，用扫描仪或 CCD 摄像技术进行记录，通过计算机软件分析结果。

四、评价与应用

免疫芯片技术具有信息量大、快速、及时、操作简便、生产成本低、用途广泛以及自动化程度高等优点。该技术可以检测蛋白质表达水平；也可以用来研究蛋白质翻译后加工（磷酸化水平改变）或者研究蛋白质间相互作用。除在蛋白质组计划（后基因组计划）和生物医学领域对于许多疾病诊断的应用外，免疫芯片还将在高通量药物筛选、环境和农业检测、食品卫生、生物武器战争等方面得到广泛的应用。

（吴　静）

思考题

第九章
在线测试

1. 简述荧光免疫显微镜技术的原理及检验方法的优缺点。
2. 简述时间分辨荧光免疫测定的原理。
3. 简述荧光偏振免疫测定的基本原理。

第十章　放射免疫技术

学习目标

第十章
思维导图

1. 掌握放射免疫分析（RIA）和免疫放射分析（IRMA）的基本概念、测定原理及关键技术。

2. 熟悉放射性核素的概念及放射性 ^{125}I 的优点，放射性核素标记抗原和抗体的方法、放射标记物的纯化与鉴定的基本方法。

3. 了解放射性核素放射活性的检测，RIA 和 IRMA 的临床应用与评价。

4. 熟练掌握 RIA 和 IRMA 的分离技术。

放射免疫技术（radioimmuoassay technique）是将抗原抗体反应的高特异性与放射性核素信号的高灵敏性相结合而建立的一种超微量分析技术。根据放射性核素标记抗原或抗体的不同分为放射免疫分析（radioimmunoassay，RIA）和免疫放射分析（immunoradiometric assay，IRMA）。前者是基于竞争性结合反应原理，而后者是非竞争结合原理。两类技术均具有灵敏度高、特异性强、重复性好、样品及试剂用量少、操作简便且易于标准化等优点，曾在医学检验中得到广泛应用。

放射免疫技术是三大经典标记免疫技术之一，它的建立开创了体液微量物质定量分析的新纪元，并为建立酶免疫试验、化学发光免疫试验等方法奠定了理论和实践基础。目前，虽然放射免疫试验逐渐被更安全、环保的化学发光免疫试验所替代，但此项技术的基本理论和分析模式仍然是现代标记免疫分析技术的基础，学习本章仍具有重要的理论指导意义。

X+C=

知识链接

放射免疫技术的创立历史

1959 年，耶洛（Yalow）和伯森（Berson）在研究胰岛素和胰岛素抗体的免疫反应时，以 ^{131}I 标记胰岛素来测定糖尿病患者血浆胰岛素的含量，由此创立了放射免疫分析，并于 1977 年获得诺贝尔生物医学奖。1968 年，迈尔斯（Miles）和海伦斯（Heles）将 ^{125}I 标记在抗胰岛素抗体上，并采用双抗体夹心法检测牛血清中胰岛素获得成功，为区别经典的 RIA，将该方法命名免疫放射分析或免疫放射度量分析。

第一节　放射性核素与放射性标记物的制备

放射性核素作为放射免疫技术的标记物，选择何种放射性核素以及用何种适当的方法将其标记于已知的抗原或抗体上，是建立放射免疫技术的基础。

一、放射性核素的基本知识

（一）放射性核素的概念与类型

放射性核素是指在自然条件下可发生自发性的转化，由一种放射性核素转变成另一种放射性核素，并同时释放射线（α、β、γ）的物质。放射性核素的这一转变过程称为放射性衰变。放射性核素依据其衰变方式可分为α衰变、β衰变、γ衰变三类。用于放射免疫技术的主要有β、γ两大类，前者主要有 ^{14}C、^{3}H、^{32}P 和 ^{35}S，以 ^{3}H 最常用；后者有 ^{131}I、^{125}I、^{51}Cr 和 ^{60}Co，以 ^{125}I 最常用。放射性核素在衰变时产生的β射线能量弱，易防护，核素半衰期长，标记物的有效期长，但标记时需用的实验室设备条件要求较复杂，且β射线测定时需用液体闪烁技术，不宜在一般实验室进行，加之放射性废物处理困难，因此应用受限。目前，最常用的放射性核素是 ^{125}I，其优势体现在：① 化学性质比较活泼，标记方法简单，易获得高比活性的标记物；② 在衰变过程中产生γ射线，便于测量且效率高；③ 半衰期适中（60 天左右），废弃物较容易处理。但需要指出的是，用 ^{125}I 取代 ^{3}H，因改变原物质的化学结构而可能使原物质的免疫学活性受到影响，且容易因发生辐射损伤而使标记抗原变性。此外，^{125}I 标记物应用时间较短（6~8 周），致使其作为商品化试剂的产品货架期较短。^{125}I 和 ^{3}H 的标记特点比较，见表 10-1。

表 10-1　^{125}I 和 ^{3}H 的标记特点比较

不同点	^{125}I 标记	^{3}H 标记
标记方法	简便，易获得高比放射性标记物	较难，不易获得高比放射性标记物
对标记化合物的影响	标记时以 I 代替 H 改变抗原结构，可影响抗原免疫学活性	不改变抗原结构，一般不影响抗原免疫学活性
测量方法	方法简便，效率高	方法复杂，效率低
测量仪器	γ计数仪	液体闪烁计数仪
半衰期	60.2 天	约 11 年
废弃物	处理容易	处理较难，易造成环境污染

现今，^{125}I 最常用来做体外检测试剂盒应用于临床检验，如在人体蛋白质、肽类、固醇类、核酸类以及环核苷酸衍生物等的标记。

知识拓展

^{125}I 在医学上的应用

^{125}I 的应用范围非常广泛，利用其低能内转换电子，可以进行放射自显影，进行甲状腺肿瘤活组织检查；^{125}I 能发射能量适宜的单能光子（即低能 γ 射线），可用它做成简便、精确度高、剂量率低的骨密度精确测定装置；^{125}I 也作为粒子植入人体内，可用于各种恶性肿瘤的治疗。但 ^{125}I 最广泛的应用还是作为标记试剂来标记各种各样的化合物，尤其是体外放射性免疫分析用的制剂。

（二）放射性核素放射活性的检测

以放射性 ^{125}I 为例：放射性 ^{125}I 发射 γ 射线，可采用探测射线的晶体闪烁计数器测量。晶体闪烁计数器包括碘化钠（铊）闪烁晶体、光电倍增管以及计数器三个基本部分，原理如下：利用射线照射闪烁体（NaI 晶体），导致晶体分子激发，在退激发时，闪烁体发出一定波长的荧光；再由光电倍增管将极微弱的荧光转换成光电子并放大 10^7 倍；从光电倍增管输出的电信号经过放大器放大，经单道分析器甄别处理，并在定标器上显示（注：探测到的放射性信号是仪器输出的电脉冲数，以每分钟为单位计数）。

二、放射性核素标记抗原和抗体的方法

将放射性核素连接在抗原或抗体上形成的放射标记物是进行放射免疫分析的关键试剂之一。用于放射性碘标记的抗原应该是高纯度抗原，蛋白质抗原可直接进行标记，非蛋白质抗原或半抗原（如甾体激素和药物分子）需要进行必要的修饰才能用放射性碘标记。用于放射性碘标记的抗体应具有高亲和力、高效价、高特异性的特点，可以是单克隆抗体，也可以是多克隆抗体。放射性核素标记抗原或抗体的方法主要包括直接标记法和间接标记法。

（一）直接标记法

直接标记法最常用于肽类、蛋白质和酶的碘化标记，其原理是采用化学或酶促氧化反应直接将 ^{125}I 结合于被标记物分子中的酪氨酸残基或组胺残基上。其特点是标记方法操作简便，容易将较多的 ^{125}I 结合到被标记蛋白分子上，易得到比放射性较高的标记物。常用的方法有氯胺 T 法（ch-T）和乳过氧化物酶标记法等，以前者最常用。

（二）间接标记法

间接标记法又称连接法，最常用于甾体类化合物、环核苷酸、前列腺素等缺乏碘标记基团的小分子化合物的标记。该法避免了标记反应中加入的氧化/还原剂对待标记物免疫活性的损伤，尤其适用于对氧化敏感的肽类化合物，以及某些不含酪氨酸残基蛋白质（如半抗原）的碘标记。不足之处是标记物的添加基团可能影响被标记物的免疫活性。

三、放射标记物的纯化与鉴定

（一）放射标记物的纯化

放射性核素标记反应后形成的标记物不能直接使用，需除去游离的 ^{125}I 和其他杂质（如过度标记的标记物）。因游离的 ^{125}I 与标记抗原（抗体）分子的大小相差悬殊，故采用凝胶层析即可进行分离纯化，如葡聚糖凝胶柱层析。

知识拓展

凝胶层析法

葡聚糖凝胶柱层析是利用大分子不能进入凝胶颗粒内部最先流出柱外，而小分子物质进入凝胶颗粒内部，流速慢而最后流出柱外，凝胶层析法能将不同分子大小的物质分离开。标记反应混合液经柱层析时，定量逐管收集洗脱溶液，并用 γ 计数仪测定每管的放射性强度。首先被洗脱的为聚合物杂质，其次是含标记物的主放射峰，最后是游离的 ^{125}I。

（二）放射标记物的鉴定

放射标记物的鉴定包括放射化学纯度、免疫活性和比放射活性三个参数。

1. 放射化学纯度的鉴定　放射化学纯度（radiochemical purity）是指在标记物中结合在抗原（或抗体）上的放射活性占该标记物总放射活性的百分比，一般要求大于 95%。

2. 免疫活性的鉴定　免疫活性（immunoreactivity）是指标记物与抗原（或抗体）反应的能力，反映标记过程中被标记物免疫活性受损的情况。免疫活性的具体测定方法是用少量的标记抗原（抗体）加过量的抗体（抗原），反应后，测定与抗体结合部分的放射性（bind，B），并计算与加入的标记物总放射性（T）的百分比（B/T）。一般情况下，此值应在 80% 以上。该值越大，说明免疫活性损伤越小。

3. 比放射活性的测定　比放射活性（specific radioactivity）是指单位质量标记物中所含的放射性强度，标记抗原的比放射活性常用 Ci/μg（或 Ci/mmol）表示。比放射活性可直接影响竞争性分析的敏感度。标记物的比放射活性越高，敏感性越高。但比放射活性过高，会因辐射损伤大而易致标记物免疫活性受影响，且贮存稳定性差。比放射活性可以通过计算法和自身置换法获得。

（1）计算法　依据标记反应中的放射性核素的利用率来计算（标记率）。

比放射活性=投入的总放射性×标记率/被标记物化学量标记率

（放射性核素利用率）=（标记物总放射性/投入的总放射性）×100

（2）自身置换法　是间接测定标记物比放射活性的方法，通过比较标记抗原与标准品抗原的免疫活性来测定纯化后标记物的比放射活性。自身置换法测定标记物的比放射活性，只适用于 RIA 的标记抗原。

第二节　放射免疫分析

放射免疫分析（RIA）是以放射性核素标记的小分子抗原（Ag*）与未标记抗原（Ag）竞争结合特异抗体（Ab）来对待检样品中的抗原进行定量测定的一种技术。

一、基本原理

RIA属于竞争性结合反应（图10-1），其基本原理是由于Ag*和Ag（待测物Ag）对特异性抗体具有相同的结合力，当三者同时存在于同一反应体系时，Ag*和Ag相互竞争结合特异性抗体。在这一反应体系中，标记抗原和抗体的量是固定的，故标记抗原-抗体复合物的量随着非标记抗原量的改变而改变。非标记抗原量增加，相应地结合较多的抗体，从而抑制标记抗原与抗体的结合，使标记抗原-抗体复合物减少，游离的标记抗原相应增加，即标记抗原-抗体复合物中的放射性强度与待检标本中抗原的浓度成反比。若分别测出抗原-抗体复合物与游离标记抗原的放射性强度，计算结合态的标记抗原（B）与游离态的标记抗原（F）的比值（B/F），再用一系列不同剂量的标准抗原进行反应，计算相应的B/F，可以绘制出一条剂量反应曲线。待检标本在同样条件下进行测定，计算B/F值，即可在RIA标准曲线上查出待检标本中抗原的含量（图10-2）。

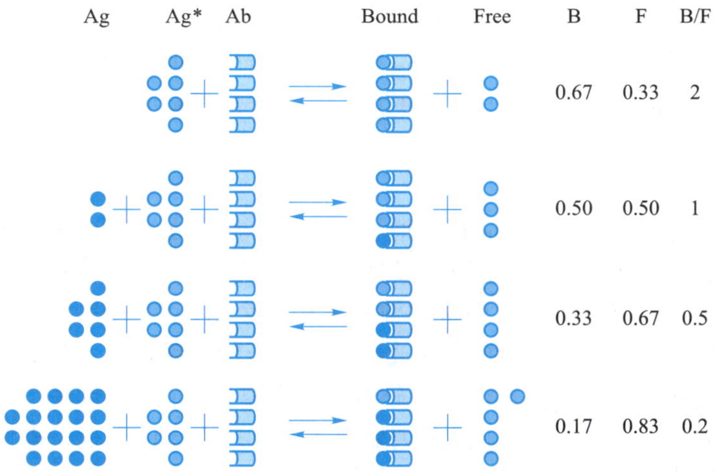

图10-1　RIA反应原理示意图

二、方法类型

RIA有两种类型，一是平衡法，即标记抗原、标准品抗原（或待检样本）、特异性抗体同时加入反应体系中；二是非平衡法，即标准品抗原（或待检样本）和特异性抗体，优先使非标记抗原与特异性抗体达到平衡，然后再加入标记抗原竞争与抗体结合。

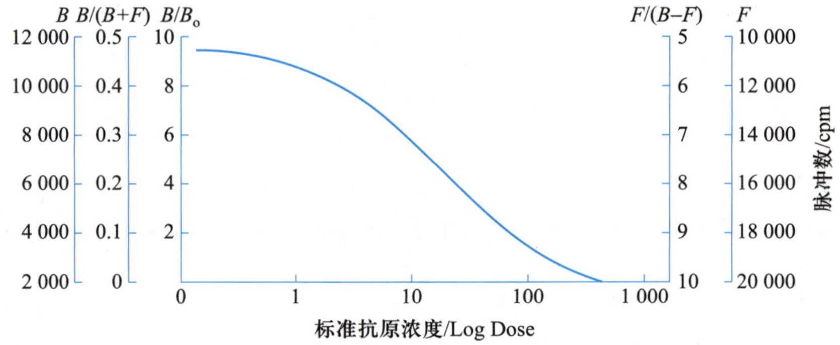

图 10–2 RIA 标准曲线

三、关键技术

RIA 的实验过程包括抗原抗体反应、分离结合标记物（分离技术）、数据处理等环节。

（一）抗原抗体反应

抗原抗体反应是放射免疫分析的重要环节，其基本步骤是将抗原（标准品和待检标本）、标记抗原和抗血清按顺序定量加入小试管中，在一定的条件（温度、时间、pH）下反应一定的时间，使竞争抑制反应达到平衡。不同含量的抗原和不同抗体对反应的温度和时间的要求不同。反应温度和时间可依据待检抗原的含量、理化性质和所用抗体亲和力大小等条件进行选择。如待检标本抗原含量较高，理化性质稳定，与抗体的亲和常数较大，可选择较高的温度（15~37℃）进行较短时间的反应；反之，应在低温（4~8℃）进行较长时间（20~24 小时）的反应，才能形成较为牢固的抗原抗体复合物。

（二）分离结合标记物

在 RIA 反应中，标记抗原和特异性抗体的含量极其微小，形成的标记抗原抗体复合物（B）不能自行沉淀，需使用沉淀剂使它彻底沉淀，从而实现其与游离标记抗原（F）分离的目的。只有将 B 和 F 分离并测得其中一个组分（一般为结合标记物），才能得到剂量反应曲线。因此，分离技术是放射免疫分析的关键环节，分离效果将直接影响测定结果的准确性和重复性。较理想的分离技术应需具备：分离彻底、迅速，适合批量操作；分离过程不影响反应平衡，且分离效果不受反应介质的干扰，操作简便，重复性好，成本低等特点。常用的分离技术主要有聚乙二醇沉淀法、双抗体法、双抗体 PEG 法等。

1. 聚乙二醇（PEG）沉淀法　选用分子量 6 000D 聚乙二醇（PEG）可破坏蛋白质水化膜，非特异性沉淀大分子蛋白质（抗原–抗体复合物），而小分子蛋白（游离标记抗原）则不会发生沉淀。抗原–抗体反应后，加入聚乙二醇溶液并离心，弃上清，所得沉淀为免疫复合物（Ag^*-Ab 和 Ag-Ab）；测定沉淀物放射性强度即代表结合标记物（Ag^*-Ab）的含量。聚乙二醇沉淀法是经典的分离方法，具有分离完全且经济方便的优点。缺点是非特异结合率较高，受温度、酸碱度、离子强度等影响较大。

2. 双抗体法　分离原理是第二抗体特异性结合标记物中的第一抗体并形成共沉淀，但不能结合游离的标记抗原，离心后的沉淀为结合标记物。但因体系中第一抗体量很少，不易形成沉淀，还需加入一定量的与第一抗体同源动物的 IgG，可提高分离效果。双抗体分离法是以第二抗体溶液作为分离剂，所谓“第二抗体”是一种抗抗体，即以第一抗体（针对待检抗原的特异性抗体）动物源性免疫球蛋白（IgG）作为免疫原，经免疫动物获得免疫血清（多克隆抗体）。如第一抗体属于单克隆抗体（鼠源性），则第二抗体可以是用鼠 IgG 免疫山羊后制备的羊抗鼠 IgG（Ab2）；如第一抗体是用家兔制备的多克隆抗体（兔源性），则第二抗体可以使用家兔 IgG 免疫驴后获得的驴抗兔 IgG（Ab2）。因第二抗体是通用溶液，用量较大，一般采用较大动物作为宿主来制备抗体，如驴和山羊为常用动物。双抗体法的优点是分离的特异性强、重复性好、非特异结合少；缺点是第二抗体与第一抗体反应需要较长时间，第二抗体的用量较大会增加检测成本等。

3. 双抗体 PEG 法（PR 试剂法）　是一种将双抗体与 PEG 沉淀法相结合广泛应用的方法，指分离剂中同时包含聚乙二醇和第二抗体。此方法融合双抗体法和 PEG 法的优点，既保持了第二抗体法的特异沉淀作用，又保持了 PEG 法快速沉淀的优点。同时，因减少第二抗体的用量可节省成本，又因减少 PEG 的用量可减少非特异性沉淀。

无论采用何种方法进行分离，最终需要水平离心，上清液部分含有游离标记物，沉淀部分含有结合标记物，小心弃掉上清液并倒置试管控干，沉淀部分用于测定放射性强度。

（三）数据处理

经 RIA 可测得的数据包括每管加入标记物的总放射强度（T）、结合的标记抗原-抗体复合物（B）的放射强度或游离标记抗原（F）的放射强度。B、F 分离后，即可进行放射强度的测定。每次测定均需作标准曲线图，以标准抗原的不同浓度（常以对数值 log 或 ln 表示）为横坐标，以各浓度点测量的放射性计数（B 或 F）或用计算参数［B/(B+F)、B/F 或 B/B_0］为纵坐标作图，即获得剂量反应曲线。标本应作双份测定，取其平均值，在制作的标准曲线图上查出相应的待检抗原浓度。拟合方式经计算机软件选择，常选择四参数 Logistic 曲线拟合模型，进行数据处理、自动绘制标准曲线并打印待检样品抗原的浓度。

四、评价与应用

RIA 具有灵敏度高、特异性强、精密度高、重复性好、用血量少、可测定小分子量和大分子量物质等优点，但现在使用很少。常用于各种激素（如甲状腺激素、性激素、胰岛素等）、微量蛋白质、肿瘤标志物（如 AFP、CEA、CA125、CA199 等）和药物（如苯巴比妥，氯丙嗪、庆大霉素等）等的测定，现今许多检测项目均有相应的 RIA 检测试剂盒供应。但由于放射性核素的放射性对人体会产生一定的危害性，且其废物的储存和销毁会对环境造成污染，因此操作时必须加以注意。另外，由于放射性核素的半衰期较短，而致其试剂盒的有效期较短，使得 RIA 在应用中存在诸多的不便。近年来，

动画：放射免疫法测蛋白质

其他标记免疫分析技术如酶免疫分析、化学发光免疫分析等的飞速进展，仪器自动化程度的普及，RIA 有被取代的趋势。但目前从设备和检测的费用上来看，放射免疫分析还具有一定的优势，一定时期内仍会被医学检验实验室所采用。

知识链接

检验核医学的防护

从事核医学的工作人员应按照《放射性同位素与射线装置放射防护条例》的要求，在设计时应考虑到能防护、清洁和清除污染的方便。实验人员应接受放射性基础知识和放射性防护的指导和培训，现场具备完善的放射性核素使用的操作程序，放射性事故发生时采取的各项措施。操作人员应随身佩戴电离辐射监测器，定期对操作人员进行必要的体检。

第三节 免疫放射分析

免疫放射分析（IRMA）是从放射免疫分析（RIA）的基础上发展起来的核素标记免疫测定技术，其特点为用核素标记的抗体直接与待检抗原反应，并用固相免疫吸附剂作为 B 或 F 的分离手段。

一、基本原理

IRMA 属于非竞争性免疫结合反应，其基本检测原理是将放射性核素（^{125}I）标记在抗体上，用过量的标记抗体与待测抗原进行非竞争性结合反应，并采用固相免疫吸附方式对 B 和 F 进行分离。去除剩余的游离标记抗体，抗原–标记抗体复合物的放射性强度与待检抗原的量成正比，通过检测免疫复合物的放射性，从而得到待检样本的浓度。

二、方法类型

IRMA 主要有单位点法和双位点法两种类型。单位点法用于测定小分子抗原，但其灵敏性和特异性均较差，现已不采用。双位点法测定大分子抗原，也是最常采用的测定方法，做重点介绍。

双位点法又称双抗体夹心法，该方法共采用两种抗体：① 与固相载体连接的固相抗体；② 标记放射性核素（^{125}I）的标记抗体。其基本原理是让固相抗体与标记抗体结合到待测抗原的两个反应位点上，形成固相抗体–抗原–标记抗体复合物，再去除未结合标记抗体（上清液），测定固相上的放射强度，其与待检抗原的浓度成正比，通过绘制标准曲线即可计算出待测样本中抗原的含量（图 10–3）。

三、关键技术

1. 抗原–抗体反应　测定时，待检抗原可先与固相抗体结合，形成固相抗体–抗原

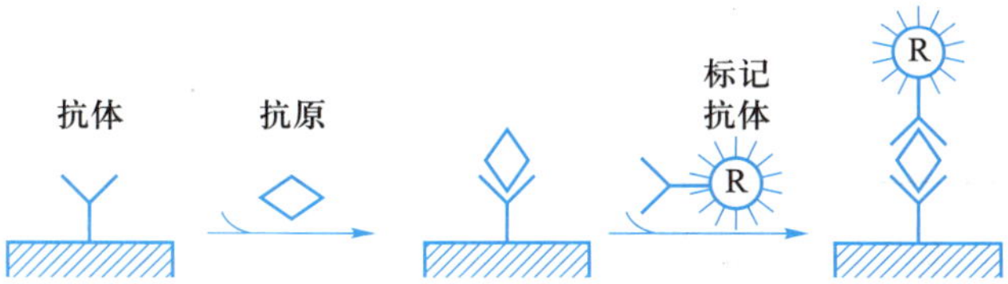

图 10-3 IRMA 双位点法原理示意

复合物于固相载体表面，洗涤除去未发生结合的物质，再加标记抗体，并在一定的条件下温育，使抗原抗体结合反应达到平衡。固定抗体与标记抗体还可以同时与待检抗原结合；也可以先加入标记抗体，再加固相抗体。

2. 分离技术　与 RIA 不同，IRMA 采用固相吸附分离技术。该技术操作简便、省时，其重点不是分离，而是吸附。IRMA 一般采用聚苯乙烯试管作为反应器和固相吸附的材料。固相吸附一般采用物理吸附法：用碳酸盐缓冲液将预包被抗体稀释到 3~10 μg/mL，室温过夜，弃包被缓冲液（含有未结合物质和过剩标记物），并洗涤去掉结合不牢固抗体，从而达到分离的目的；然后，再加入 1% 牛血清白蛋白溶液，封闭、保存备用。

3. 数据处理　IRMA 的数据处理除数学模型外基本上和 RIA 相仿，在实际工作中，通过不同的数学模型经计算机处理，可形成不同的剂量反应曲线。由于试验系统不同，各种数据处理方法的拟合度不同，但均应以获得较好的相关系数（绝对值接近 1）为标准。

四、评价与应用

IRMA 因标记抗体和固相抗体过量，在灵敏度、反应速率、测定范围等均优于 RIA，其优点如下。

1. 效率高、操作简便　一方面，是由于采用过量的抗体，缩短了反应达到平衡所需的时间；另一方面，采用固相吸附分离技术，不需离心，从而有效节省检测时间。

2. 灵敏度高　在过量抗体存在的情况下，一个抗原分子可结合多个抗体分子，提高灵敏度。

3. 特异性强　由于不存在竞争结合，不易产生严重的交叉反应，低剂量区没有不确定因素。

4. 稳定性好　因标记抗体与固相抗体均过量，不易受外界环境的影响，也不易受试验操作加样误差的影响。

缺点是抗体用量较多，抗体的纯化较难，所以一般采用单克隆抗体。

目前，IRMA 试剂盒同样取得很大的发展，IRMA 的测定对象主要是有两个以上抗原决定基的肽类或蛋白质。抗体适用于大分子蛋白质和多肽类激素的检测分析，如肿瘤标志物 CA153、人血清催乳素、胃蛋白酶、血清 TSH、凝血因子、降钙素、HBsAg 等，某些难以标记的病毒抗原也可通过 IRMA 进行检测。

RIA 和 IRMA 是放射免疫技术中的两种重要类型，二者虽然字面相似，但分析方法各不相同（表 10–2）。

表 10–2　RIA 与 IRMA 的区别

不同点	RIA	IRMA
标记物质	核素标记抗原	核素标记抗体
标记物用量	定量（污染小）	过量（污染大）
反应速度	较慢	较快
常用分离技术	双抗体-PEG 法	固相吸附法
反应模式	竞争抑制	非竞争结合
特异性	针对多克隆抗体特异性较低	针对单克隆抗体特异性较强
标准曲线的工作浓度	2~3 个数量级	3 个数量级以上
分析误差	加样误差严重影响结果	较小
抗体类型	多克隆抗体	单克隆抗体
其他	可测大、小分子量的物质	只能测定具有 2 个以上抗原表位的物质

微课：放射免疫分析法测定血清激素含量

（孙业富）

思考题

第十章在线测试

1. 免疫放射技术在临床检验工作中有哪些实际应用?
2. 试比较 RIA 和 IRMA 的异同点。

第十一章　金免疫分析技术

学习目标

1. 掌握胶体金免疫渗滤试验及斑点金免疫层析试验的基本原理及技术要点。
2. 熟悉金免疫分析技术的方法学评价及原理。
3. 了解胶体金免疫渗滤试验及斑点金免疫层析试验试剂盒的组成。
4. 学会胶体金免疫渗滤试验及斑点金免疫层析试验的操作和结果判断。

第十一章
思维导图

随着当今高科技的综合应用，以及高效快节奏社会运转模式的需要，POCT（point of care testing，又称床边诊断或即时检验）已经得到广泛的应用。胶体金技术是当今“即时检验”的主要技术之一。胶体金标记技术是继荧光免疫技术、放射性核素和酶免疫技术后发展起来的免疫标记技术，在医学检验中的应用主要有斑点金免疫层析试验和斑点金免疫渗滤试验两种类型，其特点是简便、快速、安全、无需特殊的仪器设备等。

胶体金也称金溶胶，是由金盐被还原成原子金后形成的金颗粒悬液。胶体金颗粒由一个基础金核（原子金 Au）及包围在外的双离子层构成，紧连在金核表面的是内层负离子（$AuCl_2^-$），外层带正电荷的 H^+ 分散在胶体间溶液中，以维持胶体金游离于溶胶间的悬液状态。

金颗粒大小多在 1~100 nm，微小金颗粒稳定地、均匀地、呈单一分散状态悬浮在液体中，成为胶体金溶液。胶体金具有胶体的多种特性，特别是对电解质的敏感性。电解质能破坏胶体金颗粒的外周水化层，从而打破胶体的稳定状态，使分散的单一金颗粒凝聚成大颗粒，从液体中沉淀下来。某些蛋白质等大分子物质有保护胶体金、加强其稳定性的作用。

第一节　胶体金免疫渗滤试验

胶体金免疫渗滤试验（Colloidal gold immunofiltration assay，CGIA）最初是在斑点 ELISA 基础上发展起来建立的，应用的结合物是酶标记的，称为斑点酶免疫渗滤试验。20 世纪 90 年代初发展了以胶体金为标记物的斑点金免疫渗滤试验，又名滴金免疫测定法（简称滴金法）。在滴金法中不需酶对底物的反应，更加简便、快速，在临床检验中应用日渐广泛。

一、检测原理

胶体金免疫渗滤以硝酸纤维素膜为载体，利用微孔滤膜的可滤过性，使抗原抗体反应和洗涤在一特殊的渗滤装置上以液体渗滤过膜的方式迅速完成。试验时将标本滴加在膜上，通过渗滤使抗原抗体在膜上发生免疫结合反应；再滴加免疫金，使其与对应抗体抗原结合并显色。阳性反应后在膜中央出现红色斑点。

二、方法类型

1. 双抗体夹心法　在硝酸纤维素膜的膜片中央包被纯化的抗体。当滴加在膜上的标本液体渗滤过膜时，标本中的待测抗原被膜上抗体捕获，其余无关蛋白等滤出膜片。其后加入的胶体金标记抗体也在渗滤中与已结合在膜上的待测抗原结合，加洗涤液洗涤后，因胶体金本身呈红色，阳性反应即在膜中央显示红色斑点。

2. 间接法　在硝酸纤维素膜的膜片中央包被抗原，滴加待测标本，加洗涤液洗涤后，滴加金标抗体，再加洗涤液洗涤，阳性反应即在膜中央显示红色斑点。该法由于人血清标本中非目的 IgG 的干扰，易产生假阳性结果，临床上较少用。

三、关键技术

（一）试剂盒组成

本法临床上有现成试剂盒供应，试剂盒主要组成有：① 渗滤装置，或称反应板，是胶体金免疫渗滤试验试剂盒中主要组成成分之一，由塑料小盒、吸水垫料和添加了抗原或抗体的硝酸纤维素膜片三部分组成（图 11-1）；② 胶体金标记物；③ 洗涤液；④ 抗原参照品或抗体阳性对照品。

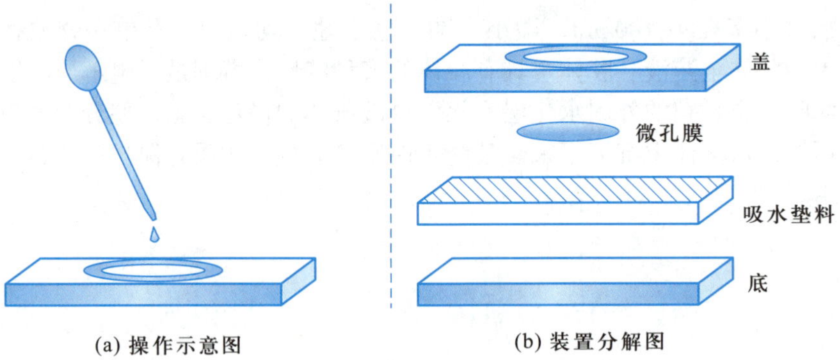

图 11-1　胶体金免疫渗滤试验结构示意图

（二）操作要点

以双抗体夹心法检测抗原为例，其操作要点为：① 将反应板平放于实验台上，于小孔内滴加待测标本 1~2 滴，待完全渗入；② 于小孔内滴加免疫金试剂 1~2 滴，待完全渗入；③ 于小孔内滴加洗涤液 2~3 滴，待完全渗入；④ 在膜中央显示清晰的淡红色或红色斑点者判为阳性反应，反之则为阴性反应。斑点呈色的深浅相应地提示阳性程度。

四、评价与应用

本法具有操作简便、快速以及操作人员不需技术培训，无需特殊仪器设备，可单份测定，样品用量极小，试剂稳定、便于保存与运输等特点，因此特别符合“床旁检验”项目的要求。斑点金免疫渗滤试验主要作为快速粗筛的检测手段，对阳性和可疑结果还需做更细致可靠的检查。目前，该技术主要应用范围包括以下几方面：① 激素检查，如 HCG 等的检测；② 疾病普查和流行病学调查，如病毒性肝炎、人类免疫缺陷病毒（HIV）抗体等各种传染病；③ 急重症患者的快速诊断，如肌酸激酶（CK-MB）、肌钙蛋白（cTnI）等；④ 肿瘤筛查和早期诊断，如 AFP、CEA 等；⑤ 毒品的检查，如检测尿液中的可卡因、吗啡、苯丙胺等。

第二节　斑点金免疫层析试验

一、检测原理

斑点金免疫层析试验（dot immunogold chromatographic assay，DICA）是用胶体金标记技术和蛋白质层析技术结合的以微孔滤膜为载体的快速的固相膜免疫分析技术。与胶体金免疫渗滤试验的过滤性能不同，DICA 测试中滴加在膜一端的标本溶液受载体膜的毛细管作用向另一端移动，犹如层析一般，在移动过程中被分析物与固定于载体膜上某一区域的抗体或抗原结合而被固相化，无关物则越过该区域而被分离，然后通过胶体金的呈色条带来判读实验结果。

二、方法类型

1. 双抗体夹心法　如图 11-2 所示，试剂条上端（A）和下端（B）分别粘贴吸水材料，免疫金复合物干片粘贴在近下端（G）处，紧贴其上为硝酸纤维素膜条。硝酸纤维素膜条上有两个反应区域，测试区（T）包被有特异抗体，参照区（C）包被有羊抗鼠 IgG。测定时将试纸条下端浸入液体标本中，下端吸水材料即吸取液体向上端移动，流经 G 处时使干片上的免疫金复合物复溶，并带动其向膜条渗移。若标本中有待测特异抗原，其时可与金标抗体结合，此抗原抗体复合物流至测试区即被固相抗体所获，在膜上显出红色反应线条（T）。过剩的免疫金复合物继续前行，至参照区与固相羊抗鼠 IgG 结合（免疫金复合物中的单克隆抗体为小鼠 IgG），而显出红色质控线条

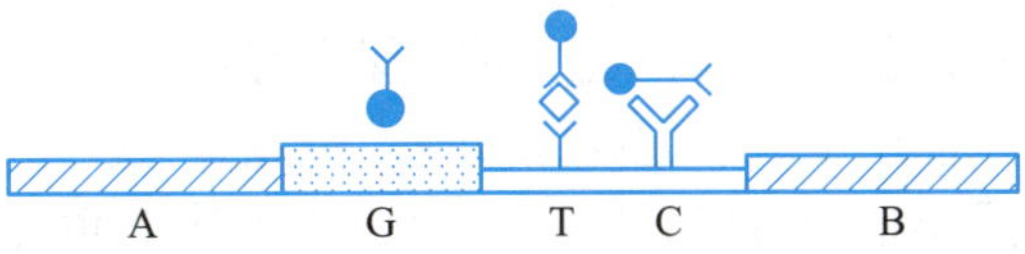

图 11-2　斑点金免疫层析试验双抗体夹心法原理示意

微课：免疫层析试验双抗体夹心法测尿 HCG 的原理

(C)。反之，阴性标本则无反应线条，而仅显示红色质控线条。

2. 竞争法　如图 11-3 所示，G 处为金标特异性抗体，T 处包被了标准抗原，C 处包被抗抗体。测试时，待测标本加于 A 端，若标本中含有待测抗原，流经 G 处时结合金标特异性抗体，当混合物移至 T 处时，因无足够游离的金标特异性抗体与膜上标准抗原结合，T 处无棕红色线条出现，实验结果为阳性，游离金标特异性抗体或金标抗体复合物流经 C 处，与该处的抗金标抗体结合出现棕红色的质控带；若标本中不含待测抗原，金标特异性抗体则与 T 处膜上的标准抗原结合，在 T 处出现棕红色线条，实验结果为阴性，而质控带仍然出现棕红色线条。

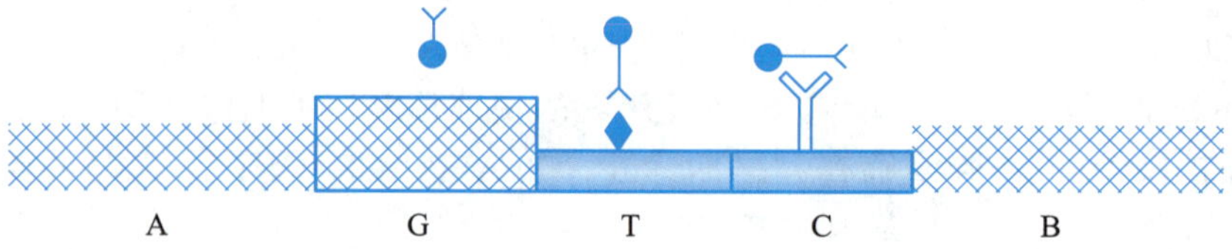

图 11-3　斑点金免疫层析试验竞争法原理示意

三、关键技术

(一) 试剂盒组成

临床上有现成的试剂盒供应，主要成分为胶体金层析条，所有试剂均为干试剂，被组合在一试纸条上，试纸条的底板为单面胶塑料片，层析条为多孔聚乙烯、硝酸纤维素、玻璃纤维素等材料。A、B 两端分别粘贴吸水材料，G 处为干燥固定在玻璃纤维膜等材料上的胶体金结合物，T 处黏附有已知的抗体或抗原，C 处为黏附的质控品（抗免疫金抗体），T、C 点物质往往以直线的形式包被在膜上。

(二) 技术要点

以双抗体夹心法测抗原为例，其操作要点为：① 将试剂条标记线一端浸入待测标本中 2~5 秒或在标本加样处加一定量的待检标本，平放于水平桌面；② 5~20 分钟内观察结果；③ 结果判断：仅出现一条红色质控条为阴性，同时出现红色反应条带和质控条带为阳性，无红色条带出现为试剂失效。

四、评价与应用

斑点金免疫层析试验具有操作简便、快捷以及操作人员不需技术培训，无需特殊仪器设备，试剂稳定、便于保存等特点。其灵敏度不及酶标法和酶发光免疫测定法，在临床应用中应引起高度重视。斑点金免疫层析试验不能准确定量，故临床上只能作为定性或半定量试验，目前主要应用于传染病抗原和抗体以及毒品类药物和 HCG 等检测。近年来，由于制备技术的改进和实际原料的提高，斑点金免疫层析试验应用范围更加广阔。进一步提高金免疫分析技术的敏感性、特异性，实现多元检测、定量或半定量检测是未来胶体金技术发展的方向。

（刘琳琳）

思 考 题

1. 简述胶体金免疫渗滤试验的原理及结果判断。
2. 简述斑点金免疫层析试验的原理及结果判断。
3. 简述金免疫分析技术的方法学评价及临床应用。

第十一章
在线测试

第十二章 化学发光免疫技术

第十二章
思维导图

学习目标

1. 掌握化学发光的基本原理、类型及特点。
2. 熟悉化学发光剂的种类及特点。
3. 了解化学发光免疫测定技术在临床上的应用。
4. 能按照化学发光免疫分析仪标准操作程序进行标本的检测。

20世纪60年代即有人利用化学发光法检测水样中细菌含量和菌尿症患者尿液。1977年哈尔曼（Halman）等将化学发光系统与抗原抗体反应系统相结合，创建了化学发光免疫分析法。化学发光免疫技术是将化学发光分析的高灵敏度和抗原抗体反应的高度特异性相结合，而建立的一种抗原/抗体检测的新技术。该技术具有分离简便、快速、灵敏、特异检测线性范围宽、可进行自动化分析等特点，在免疫学检验中的应用日趋广泛，目前已成为临床上一种很重要的免疫学检测手段。

根据发光剂不同，化学发光免疫技术主要分为三种类型：① 化学发光免疫测定（chemiluminescence immunoassay，CLIA）；② 化学发光酶免疫测定（chemilum-inescence enzyme immunoassay，CLEIA）；③ 电化学发光免疫分析（electroche-miluminescence immunoassay，ECLIA）。

第一节 发光基本知识

一、发光

当一种物质吸收能量即会发生能级的跃迁，由基态跃迁至电子激发态；自然界中物质均具有趋于稳定、由激发态恢复到基态的属性。当电子由激发态回复到基态时，往往以电磁波的形式释放能量，当表现为光的发射时，即称为发光（luminescence）。根据形成激发态分子的激发能不同可将发光分为光照发光、生物发光和化学发光三种类型。

1. 光照发光（photoluminescence） 发光物质（剂）经高能量短波光照射后进入激发态，当回复至基态时可发出波长较长的可见光，称为光照发光。

2. 生物发光（bioluminescence） 如萤火虫发光。反应底物为萤火虫荧光素（firefly luciferin），其在荧光酶（luciferase）的催化下可利用 ATP 产能，生成激发态的氧化荧光素（oxyluciferin），后者在回复到基态时多余的能量以光子形式放出（图 12-1）。

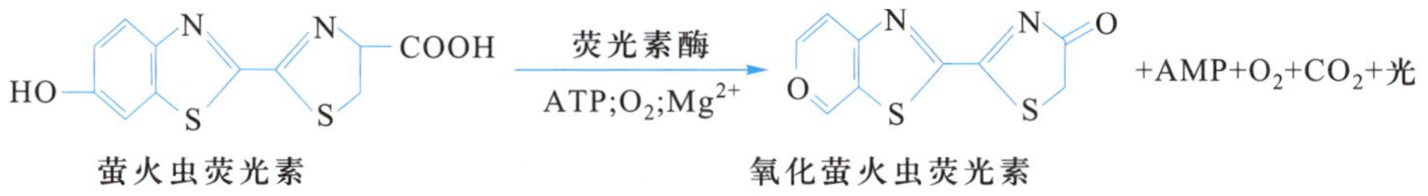

图 12-1 萤火虫发光化学反应式

3. 化学发光（Chemiluminescence） 是指在常温下经化学反应所产生的发射光的现象。化学发光往往是一个多步骤的化学反应过程，其发光原理是某些化合物（发光剂或发光底物）利用一个化学反应产生的能量使其反应中间态分子或产物分子能量改变，上升至电子激发态。当此中间态分子或产物分子能量衰退至基态时，会以发射光子的形式释放能量（即发光）。

二、化学发光剂

发光剂（luminescence reagent）是指在发光反应中参与能量转移并最终以发射光子的形式释放能量的化合物。根据其发光特点，可将发光剂分为生物发光剂、荧光素（染料）和化学发光剂三种。本章主要叙述化学发光免疫技术中常用的发光底物和/或化学发光剂。

1. 酶促反应的发光底物 是指经酶促反应的作用而发光的一类发光底物。目前化学发光酶免疫技术中常用的酶有碱性磷酸酶（ALP）和辣根过氧化物酶（HRP）。ALP 的常用发光底物为 3-(2-螺旋金刚烷)-4-甲氧基（3-磷酰氧基）-苯基-1，2-二氧杂环丁烷（AMPPD）和 4-甲基伞形酮磷酸盐（4-MUP，荧光底物）。HRP 的发光底物为鲁米诺或其衍生物和对羟基苯乙酸（HPA）。

（1）AMPPD 在碱性条件下，AMPPD 被 ALP 酶解生成相当稳定的 AMP-D 阴离子，其有 2~30 分钟的分解半衰期，发出波长为 470 nm 的持续性光，在 15 分钟时其强度达到高峰，15~60 分钟内光强度保持相对稳定。其发光的速度取决于碱性磷酸酶的浓度。发光反应式如图 12-2 所示。

（2）4-MUP 4-MUP 被 ALP 催化生成 4-甲基伞形酮，在 360 nm 的激发光作用

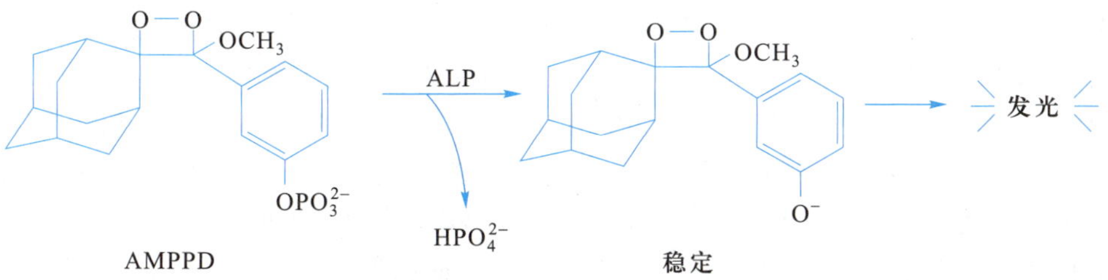

图 12-2 金刚烷 AMPPD 化学发光反应式

下，发出 448 nm 的荧光，可用荧光分光光度计进行测量。发光反应式如图 12–3 所示。

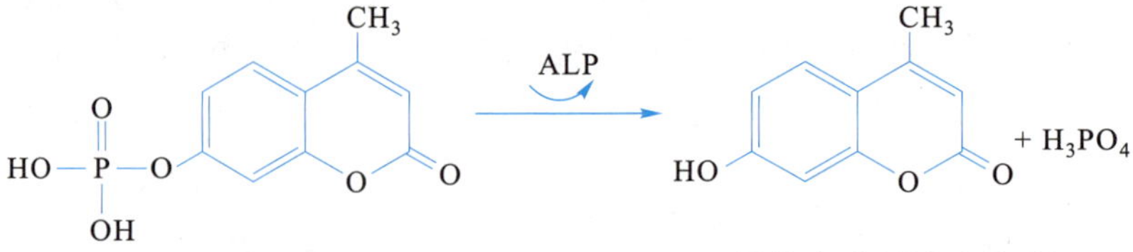

图 12–3 4–甲基伞形酮化学发光反应式

（3）鲁米诺及其衍生物 鲁米诺的氧化反应在碱性缓冲液中进行，通常以 0.1 mol/L pH 8.6 Tris 缓冲液作底物液。发光反应式如图 12–4 所示。

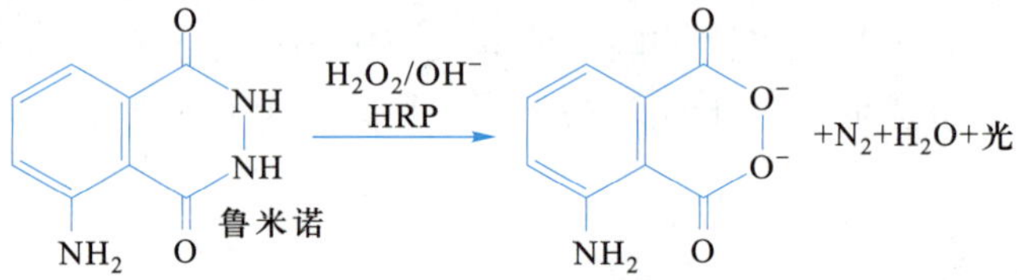

图 12–4 鲁米诺化学发光反应式

（4）HPA HPA 在 H_2O_2 存在下被 HRP 氧化成氧化二聚体（荧光物质），在 350 nm 激发光作用下，发出 450 nm 波长的荧光，可用荧光光度计测量。发光反应式如图 12–5 所示。

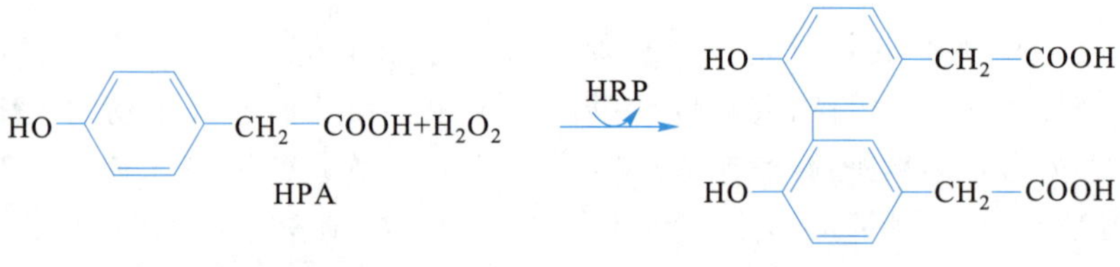

图 12–5 对羟基苯乙酸化学发光反应式

2. 直接化学发光剂 这类发光剂不需酶的催化作用，只需改变反应介质的 pH 等条件就能发光的物质，如吖啶酯（acridinium，AE）在有过氧化氢的稀碱溶液中即能发光。发光反应式如图 12–6 所示。

3. 电化学发光剂 指通过在电极表面进行电化学反应而发出光的物质。其发光原理：化学发光剂三联吡啶钌 $[Ru(bpy)_3]^{2+}$（图 12–7）和电子供体三丙胺（TPA）在阳性电极表面可同时失去一个电子而发生氧化反应。二价的 $[Ru(bpy)_3]^{2+}$ 被氧化成三价 $[Ru(bpy)_3]^{3+}$，成为强氧化剂，TPA 失去电子后被氧化成阳离子自由基 TPA^{+}，它很不稳定，可自发地失去一个质子（H^+），形成自由基 TPA，成为一种很强的还原剂，可将一个高能量的电子递给三价的 $[Ru(bpy)_3]^{3+}$，使其形成激发态的 $[Ru(bpy)_3]^{2+}$。激发态的三联吡啶钌不稳定，很快发射出一个波长为 620 nm 的光子，生成回复到基态的三联

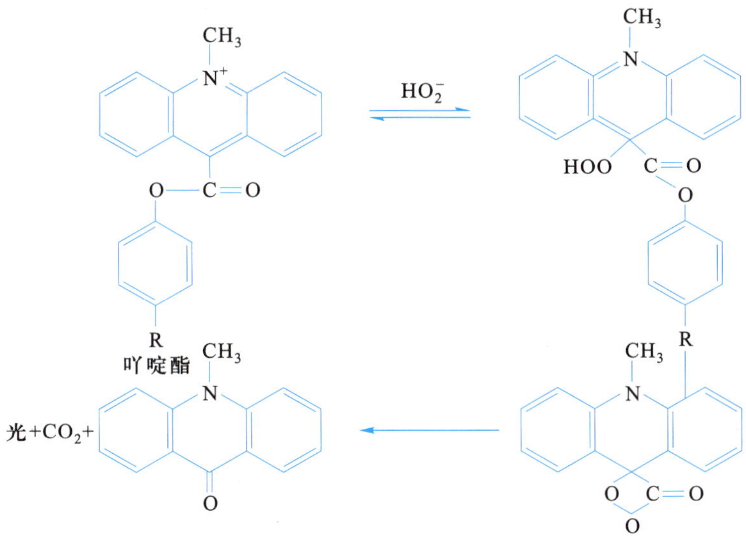

图 12-6 吖啶酯发光反应式

吡啶钌 [$Ru(bpy)_3$]$^{2+}$。这一过程可在电极表面周而复始地进行，产生许多光子，使光信号增强，如图 12-8 所示。

微课：化学发光剂

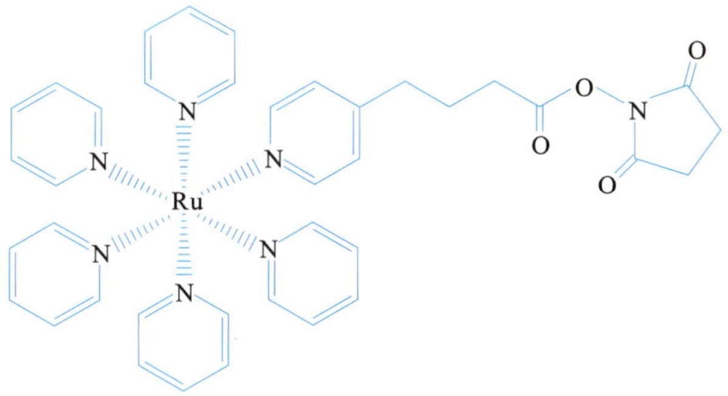

图 12-7 三联吡啶钌 [$Ru(bpy)_3$]$^{2+}$ 分子结构

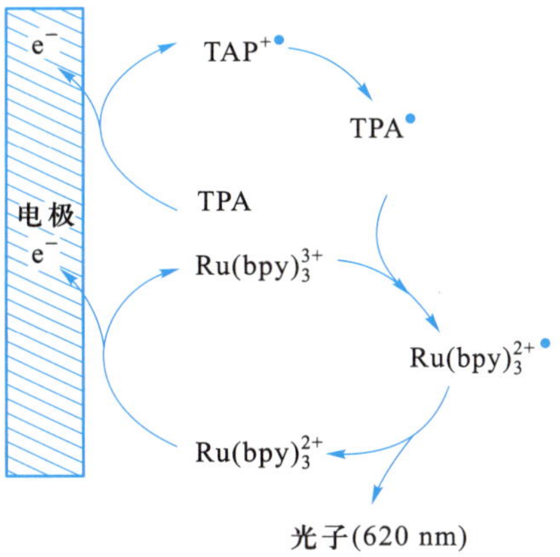

图 12-8 电化学发光原理

三、化学发光标志物的制备

化学发光剂标志物是将化学发光剂与抗体或抗原结合在一起的复合物，简称发光标志物。制备发光标志物的方法很多，大多是利用交联剂使化学发光剂与被标记物分子结构中的游离的氨基、羧基、硫氢基（-SH）、羟基等基团形成共价结合。如吖啶酯类化学发光剂常用 N-羟基琥珀酰亚胺活化法，使蛋白质（抗体或抗原）分子中的羧基，通过 N-羟基琥珀酰亚胺活化，再与发光剂的氨基偶联形成酰胺键的发光标志物。

三联吡啶钌 [$Ru(bpy)_3$]$^{2+}$、N-羟基琥珀酰胺（NHS）可与蛋白质、半抗原激素、核酸等多种化合物结合成化学发光剂标志物。故 ECLIA 检测的项目很广泛。

第二节 化学发光免疫分析

一、基本原理

微课：化学发光免疫分析的基本过程

化学发光免疫测定（CLIA）亦称化学发光标记免疫测定，是用化学发光剂直接标记抗原或抗体（化学发光剂标志物），与待测标本中相应抗体或抗原、磁颗粒性的抗原或抗体反应，通过磁场把结合状态（沉淀部分）和游离状态的化学发光剂标志物分离开来，然后加入发光促进剂进行发光反应，通过对发光强度的检测进行定量或定性检测（图 12-9）。

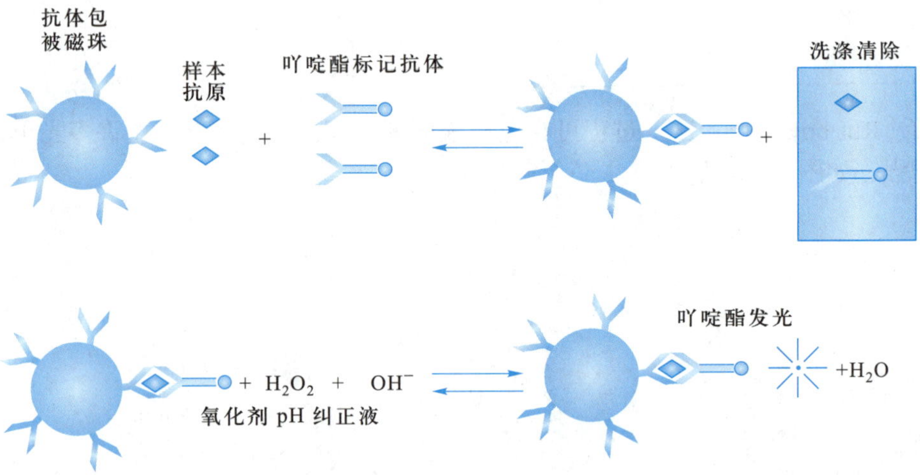

图 12-9 化学发光免疫测定反应示意

二、方法类型

1. 分离方法 常用磁颗粒分离技术。

2. 免疫学反应模式 主要有双抗体夹心法、双抗原夹心法和固相抗原竞争法三种主要模式，相应标记抗原或抗体上标记的是吖啶酯。

三、关键技术

以双抗体夹心法为例，其技术要点如下。

1. 抗原抗体反应 将包被单克隆抗体的磁颗粒和待测标本加入反应管中，标本中待测抗原与磁颗粒上抗体结合，再加上吖啶酯标记抗体，经过温育，形成磁颗粒抗体-抗原-吖啶酯标记抗体复合物。

2. 游离和结合部分的分离 在电磁场中进行 2~3 次洗涤后，将未结合的多余抗原和标记抗体洗去。

3. 化学发光反应　经过洗涤的磁性颗粒中，加入氧化剂（H_2O_2）和 pH 纠正液（NaOH），使其呈碱性，这时吖啶酯在不需要催化剂的情况下分解并发光，由集光器进行接收，经光电倍增管放大作用，记录 1 秒内所产生的光子能，这部分光的积分与标本中待测抗原含量成正比，根据标准曲线，仪器可以自动计算出待测标本中抗原含量。

四、方法评价

1. 吖啶酯作为标志物的优点是其低背景噪声、化学反应简单、快速而无催化剂。

2. 吖啶酯用作标志物时，其与大分子的结合并不会减少所产生的光量，从而增加灵敏度，灵敏度可达 10^{-15} g/mL。

3. 吖啶酯标记试剂有效期长，可达一年。

4. 固相分离剂为极幼细的磁粉，除增大包被面积，加快反应外，亦同时使清洗及分离更简易、快捷。

第三节　化学发光酶免疫测定

一、基本原理

化学发光酶免疫测定（CLEIA）属于酶免疫测定中的一种技术。与酶联免疫吸附试验不同之处是最后一步酶反应底物为发光剂，通过发光反应发出的光在特定的仪器上进行测定，用于抗原、抗体的检测。常用的标记酶有辣根过氧化物酶（HRP）和碱性磷酸酶（ALP）。

二、方法类型

1. 根据酶促反应底物不同分类　可分为荧光酶免疫测定技术和化学发光酶免疫测定技术。荧光酶免疫测定技术是利用理想的酶荧光底物，生成的产物稳定并有强的荧光强度，通过测定荧光强度进行定量（图 12-10）；化学发光酶免疫测定技术是利用酶对发光底物催化作用而直接发光，通过光强度的测定进行定量检测（图 12-11）。

微课：化学发光酶免疫分析的基本过程

2. 根据免疫学反应模式分类

（1）双抗体夹心法　用微粒子固相抗体和酶标的抗体与待测标本中相应抗原反应，生成微粒子抗体-抗原-酶复合物，经纤维膜柱分离，加入底物，经酶促反应后发光，其发光量与待测标本中抗原含量成正比。该法常用于抗原的检测。

（2）双抗原夹心法　用微粒子上的包被抗原和酶标抗原与待测标本中相应抗体反应，生成微粒子抗原-待测抗体-酶标抗原复合物，经纤维膜柱分离，加入底物进行酶促发光，其发光量与待测标本中抗体含量成正比。该法常用于抗体的检测。

（3）固相抗原竞争法　已知微粒子包被的抗原和待测标本中的相应抗原，二者与相对不足的恒量酶标抗体发生竞争性结合，反应平衡后经纤维膜柱分离微粒子，抗原与酶

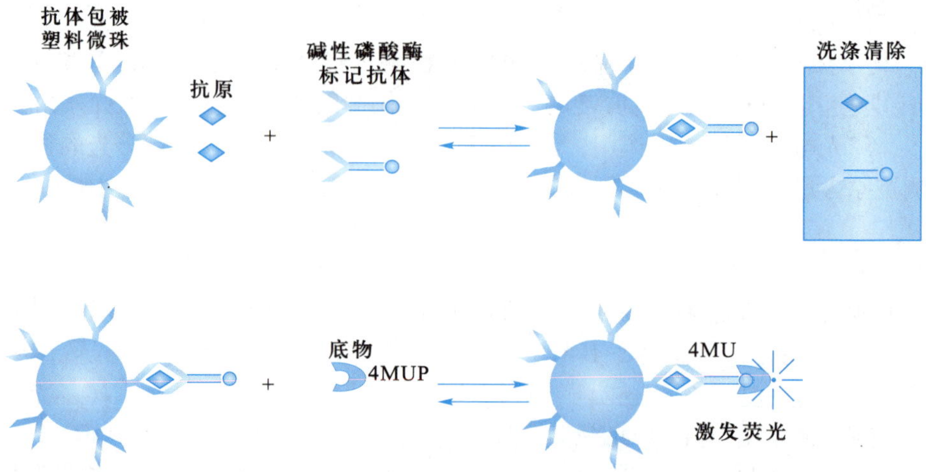

图 12-10　荧光酶免疫测定技术反应示意

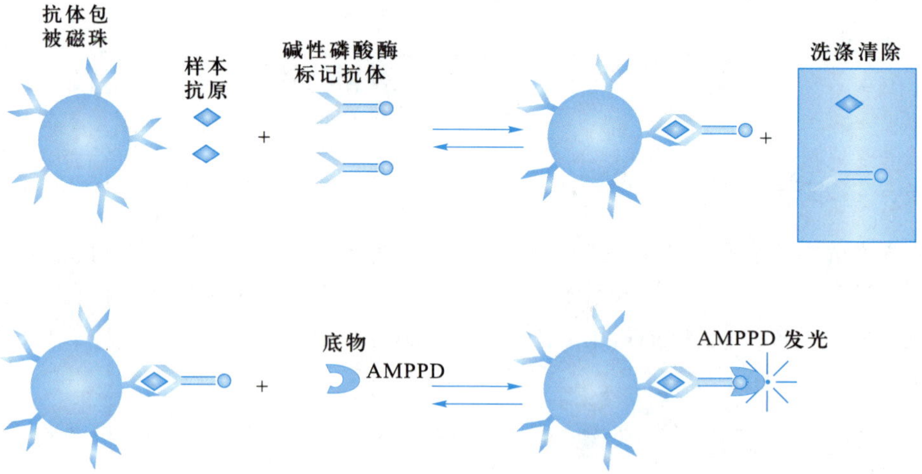

图 12-11　化学发光酶免疫测定技术反应示意

标抗体形成复合物，被截留在膜上。通过加入底物进行酶促发光反应，其发光量与待测标本中抗原含量成反比。该法常用于多肽类小分子抗原的测定。

三、关键技术

1. 抗原抗体结合反应　将已包被了抗体的乳胶微粒和待测标本加入反应杯中，经温育一定的时间后，再加入碱性磷酸酶标记抗体，温育一定的时间后，形成固相包被抗体-抗原-酶标抗体复合物。

2. 分离技术　常用的分离技术有以下几种。

（1）磁颗粒分离法　用抗原/抗体包被磁颗粒，与标本中相应抗原/抗体和酶标的抗体/抗原通过一定模式的免疫学反应后，最终通过磁场将结合酶标志物免疫复合物和游离酶标志物进行分离的技术。

（2）微粒子捕获法　与磁颗粒分离法所不同的是所用颗粒是无磁性微粒子作为抗体/抗原的包被载体，然后用纤维膜柱进行酶标志物的结合状态和游离状态的分离。

（3）包被珠分离法　将用聚苯乙烯等实验材料制成小珠，在小珠上包被抗原或抗体，经抗原抗体反应后，将结合状态和游离状态的酶标志物进行分离。通常将复合物转移到玻璃纤维上，用缓冲液洗涤，未结合的抗原被洗涤下去，结合的酶标抗体-抗原-胶乳微粒抗体复合物则被保留在纤维膜上。

3. 酶促发光反应　加入底物 4-MUP，酶标抗体上 ALP 将 4-MUP 分解，脱磷酸根基团后形成 4-甲基伞形酮（4-MU），它在 360 nm 激发光的照射下，发出 448 nm 的荧光，经荧光读数仪记录、放大，最后根据标准曲线由电脑计算出所测物质的含量。

四、方法评价

1. 洗涤要彻底　这是酶促反应的关键因素之一，以免因血清中其他来源的过氧化物酶类物质所产生的非特异性反应，影响测定结果。

2. 酶标抗原或酶标抗体因非特异性吸附而造成的较高本底值，凡影响酶促反应的因素，均有可能对本方法造成影响。实验评价应引起注意。

第四节　电化学发光免疫测定

一、基本原理

电化学发光免疫测定（electrochemiluminescence immunoassay，ECLIA）是电化学发光（ECL）和免疫测定相结合的产物。其标志物的发光原理与一般化学发光（CL）不同，是一种在电极表面由电化学引发的特异性化学发光反应，实际上包括电化学和化学发光两个过程。ECL 与 CL 的差异在于 ECL 是电启动发光反应，而 CL 是通过化合物混合启动发光反应。用化学发光剂三联吡啶钌［$Ru(bpy)_3$］$^{2+}$ 标记抗体，通过抗原抗体反应和磁颗粒分离技术，根据三联吡啶钌在电极上发出的光强度的大小，对待测的抗原或抗体进行定量或定性分析（图 12-12）。

微课：电化学发光免疫分析的基本过程

二、方法类型

1. 分离方法　磁颗粒分离技术。

2. 免疫学反应模式　主要有双抗体夹心法、双抗原夹心法和固相抗原竞争法三种主要模式，相应标记抗原或抗体上标记的是三联吡啶钌。

三、关键技术

以双抗体夹心法检测抗原为例，其技术要点如下。

1. 三联吡啶钌标记抗体和生物素标记抗体与待测标本同时加入一个反应杯中进行孵育反应。

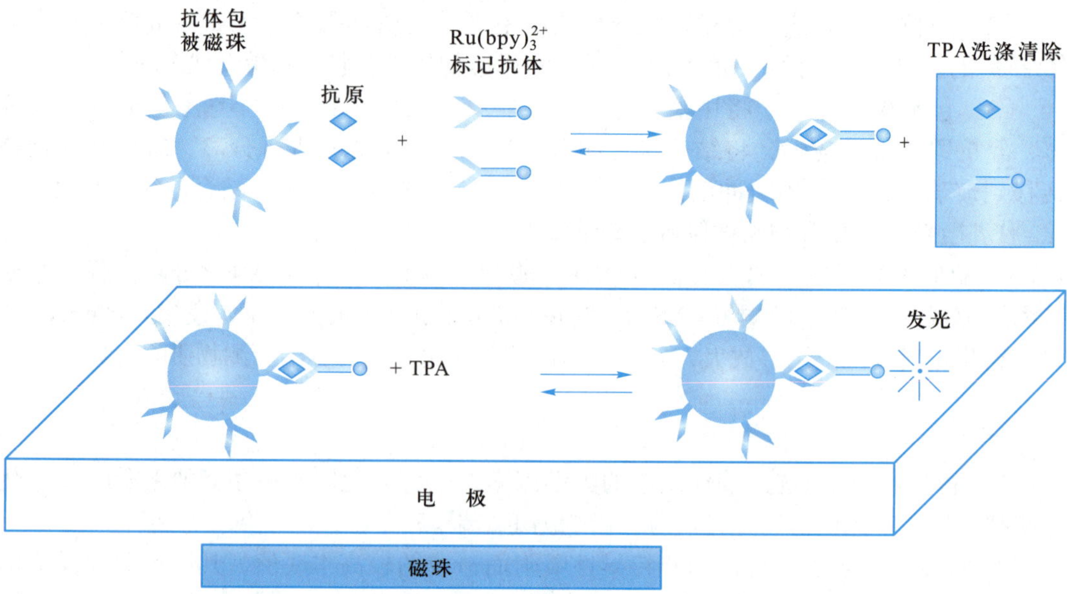

图 12-12 电化学发光免疫测定反应原理

2. 将链霉亲和素包被磁珠加入反应杯中，再次孵育，使生物素通过与亲和素的结合将磁珠、抗体连接为一体，形成双抗体夹心法。

3. 蠕动泵将形成的 $[Ru(bpy)_3]^{2+}$-抗体-抗原-抗体-生物素-链霉亲和素-磁珠复合体吸入流动测量室，此时，磁珠被工作电极下面的磁铁吸附于电极表面。同时，游离的抗体、与生物素结合的抗体、游离的 $[Ru(bpy)_3]^{2+}$-抗体也被吸出测量室。

4. 蠕动泵加入含三丙胺（TPA）的缓冲液，同时电极加电压，启动 ECL 反应过程。该过程在电极表面周而复始地进行，产生许多光子，光电倍增管检测光强度，光强度与 $[Ru(bpy)_3]^{2+}$ 的浓度呈线性关系，故可测出待测抗原的含量。

微课：电化学发光分析仪的使用与保养

5. 检测结束，终止电压，移开磁珠，加入清洗液冲洗流动测量室，准备下一个样品的测定。

四、方法评价

1. 标志物的再循环利用，使发光强度更高，时间更长，易于测定。

2. 具有灵敏度高，可达 pg/mL 水平；线性范围宽；反应时间短；试剂稳定好等特点。

第五节 化学发光免疫技术的临床应用

由于化学发光免疫测定技术的标志物为非放射性物质，而且实现了自动化，具有快速、简便、灵敏、特异性等特点，已广泛应用于下列各种激素、肿瘤标志物、药物及其他微量生物活性物质的测定。

1. 甲状腺激素 T_3、T_4、hTSH、FT_3、FT_4、抗甲状腺过氧化物酶抗体（TPoAb）、甲状腺球蛋白、抗甲状腺球蛋白抗体的测定。

2. 生殖激素 β-hCG、催乳素、促卵泡激素、促黄体激素、黄体酮、雌二醇、非联合雌三醇、甲胎蛋白、睾酮、硫酸脱氢异雄酮的测定。

3. 肾上腺/垂体激素 皮质醇、尿皮质醇、人生长激素、甲状旁腺激素、促肾上腺皮质激素的测定。

4. 贫血因子 维生素 B_{12}、叶酸、红细胞叶酸、铁蛋白的测定。

5. 肿瘤标志物 AFP、CEA、PSA、游离 PSA、CA19-9、CA125、CA15-3 的测定。

6. 感染性疾病 衣原体抗原、尿衣原体抗原、衣原体抗原、弓形体 IgG 抗体、弓形体 IgM 抗体、风疹病毒 IgG 抗体、风疹病毒 IgM 抗体、巨细胞病毒 IgG 抗体、巨细胞病毒 IgM 抗体的测定。

微课：促甲状腺激素（TSH）检测

7. 糖尿病 胰岛素的测定。

8. 心血管系统 肌酸激酶同工酶（CK-MB）、肌红蛋白、肌钙蛋白 1 的测定。

9. 病毒标志物 HIV1/2、HBsAg、HBsAb、HCVAb、HAV-IgM、HBcAb、HBeAg、HBeAb 等的测定。

10. 骨代谢 骨胶原酶、脱氧吡啶啉的测定。

11. 过敏性疾病 IgE 的测定。

12. 治疗药物监测 茶碱、地高辛、环孢素、巴比妥等的测定。

（李庆华）

思考题

1. 何谓发光？何谓发光剂？
2. 化学发光免疫技术中常用的化学发光剂或（和）发光底物有哪些？
3. 化学发光免疫测定有何优点？
4. 化学发光酶免疫测定有何优点？
5. 电化学发光免疫测定有何优点？

第十二章在线测试

第十三章　免疫组织化学技术

第十三章
思维导图

学习目标

1. 掌握免疫组织化学技术标本的处理，抗体的选择与保存、标本的类型及标本片的保存；酶标记抗体的免疫组化染色基本原理。

2. 熟悉免疫组化结果判断；非标记抗体酶免疫组化染色的常见类型及原理、亲和组织化学技术的定义及分类。

3. 了解常见的亲和组织化学技术的原理、优缺点及应用。

4. 能进行免疫组织化学标本的制备、检测及结果判断。

免疫组织化学技术（immunohistochemistry technique），又称免疫细胞化学技术（immunocytochemistry technique），简称免疫组化技术，是指在组织和细胞原位，利用标记的特异性抗体（或抗原）与组织细胞内抗原（或抗体）的抗原抗体反应和组织化学的呈色反应，借助可见的标记物，对相应的抗原（或抗体）进行定性、定位、定量测定的检测技术。它将免疫反应的特异性、组织化学的可见性、在细胞水平定位的准确性和分子生物学技术的敏感性等巧妙地结合，借助显微镜（包括光学显微镜、荧光显微镜或电子显微镜）的显像和放大作用，在细胞、亚细胞水平检测各种抗原或抗体物质，在免疫学、微生物学、病理学、肿瘤学以及临床检验等许多方面得到了广泛应用，对疾病尤其是肿瘤的诊断、鉴别诊断及发病机制的研究提供强有力的技术手段。

第一节　概　　述

根据使用的标记物的不同，免疫组化技术可分为酶免疫组织化学技术、荧光免疫组织化学技术、免疫金组织化学技术、亲和组织化学技术和免疫电镜技术等类型。免疫组织化学技术的操作过程主要包括：① 抗原的提取与纯化；② 免疫动物或细胞融合，制备特异性抗体并纯化；③ 标记物与抗体结合形成标记抗体；④ 细胞和组织标本的处理与制备；⑤ 抗原抗体反应和标记物的呈色反应（为最关键的步骤）；⑥ 观察并记录结果。

一、标本的处理

标本制作是获得良好的免疫组织化学分析的保障，良好的细胞和组织学结构将有助于准确地显示和定位抗原，故而在免疫组织化学技术中，细胞和组织标本的采集、制备及保存十分重要。

（一）标本的主要来源

要保证检测的细胞或组织新鲜、形态结构完整、组织或细胞成分的抗原性质不被破坏，组织材料的来源对于免疫组织化学技术至关重要。标本的主要来源如下。

1. 活体组织　各种实验动物和人体活检组织。标本应取材于病变组织及病变与正常组织的交界处。活检标本和手术切除标本的取材，应在 2 小时以内进行。

2. 各种体液及穿刺液　标本量少可直接涂片，或经离心后取沉淀物涂片，也可冷冻切片。

3. 培养细胞　悬浮型细胞经离心沉淀后做细胞涂片，而贴壁生长的单层培养细胞则可直接固定，吹干后保存备用。

（二）标本的固定与保存

1. 标本固定的原则与目的　标本的固定应以不损伤细胞形态、不干扰固定后抗原的识别和结合为原则。良好的固定是免疫组织化学结果可靠的重要保证。

2. 固定剂的选择　必须根据标本的性质及所进行的组织化学反应选择适当的固定剂。免疫组织化学技术使用的固定剂种类较多且性能各异，但须满足三个标准：① 能快速固定抗原；② 能防止抗原的扩散；③ 抗原固定后能被相应抗体识别和特异结合。蛋白质类抗原可用乙醇或甲醛固定；微生物抗原可用丙酮或三氯化碳固定；多糖类抗原可用 10% 甲醛固定或以微火加热固定；有黏液物质存在，应用透明质酸酶等处理除去；检测类脂质含量丰富的组织中的蛋白和多糖抗原时，则需用乙醚、丙酮等有机溶剂处理以除去类脂。需要时，可用胰蛋白酶除去病毒的蛋白质外壳。10% 甲醛和 4% 多聚甲醛为组织标本的常规固定剂，冷丙酮对冷冻切片的固定效果较好，对涂片抗原保存较理想的是乙醇加 5% 冰乙酸。

3. 固定方法

（1）浸泡法　为最常用的固定方法，主要适用于动物标本、尸检标本、临床活检标本及其他不能进行灌注的组织固定。标本浸泡在固定液（如 10% 钙–甲醛）中，必要时可在 4℃下进行，固定时间一般为 2~12 小时。

（2）注射、灌注法　主要适用于动物实验标本的固定，该法既可使固定剂迅速到达全身各组织以实现充分固定，还能排除红细胞内过氧化物酶对免疫组织化学染色的干扰。

（3）蒸气法　小而薄的标本可用锇酸或甲醛蒸气固定。主要用于血液、细胞涂片及某些薄膜组织的固定。

（4）微波固定法　生理盐水用微波辐射后对组织有良好的固定效果，组织收缩较小、核膜清晰、染色质均匀、分辨清晰，但只能适合于少量的快速制片和某些研究。

（三）玻片的处理

玻片的处理是做好免疫组织化学染色的重要步骤之一。玻片处理不当，可导致染色过程中出现掉片而影响日常工作。目前，许多抗体均需微波或高压处理，故而玻片的处理就尤为重要。免疫组织化学用的玻片常需涂一定的黏合剂，常用的如树脂胶、多聚赖氨酸及防脱片剂（3-氨丙基-3-乙氧基甲硅烷，即 APES 等）。

（四）制片方法

免疫组织化学最常用的制片方法是冰冻切片和石蜡切片。

1. 冰冻切片　首选的制片方法是冰冻切片，因为该制片方法可最大限度地保存抗原，且操作简便，可避免石蜡切片因固定、脱水等造成的抗原损失，自发荧光少，特异荧光强，尤其适用于不稳定的抗原，缺点是组织结构欠清晰。新鲜的组织及已固定的组织均可作冰冻切片。

2. 石蜡切片　为研究形态学的主要制片方法，该法不但是观察组织结构的理想方法，亦可用于陈旧石蜡包埋材料的回顾性研究，其优点是能切连续薄片，组织细胞保存良好，结构清晰，抗原定位准确，可长期保存；缺点是对抗原的保存不如冷冻切片，有组织自发荧光和非特异荧光，必要时需加酶消化。

二、抗原的保存与修复

制片过程中广泛的蛋白交联可使组织中某些抗原表位发生遮蔽，致使抗原信号减弱，甚或消失。为提高免疫组化技术的敏感性，最大程度地显示和定位待测抗原，在进行免疫组化的抗原抗体反应前，需进行抗原修复，使有关的组织抗原表位得以重新暴露，这是免疫组织化学技术中的重要步骤。在建立染色程序时，需确定修复何种抗原。

抗原修复可提高抗原或抗体的阳性检出率，抗原修复原则上应选取阳性强度和阳性率最佳、抗原的定位准确、无非特异性染色的方法。

1. 酶消化法　是最早的抗原修复方法。在选择酶消化时，应针对显示的抗原成分不同而选用不同的酶，一般说来，胃蛋白酶和菠萝蛋白酶消化主要用于细胞间质抗原，其余酶消化均可用于细胞内的抗原。

2. 盐酸水解法　操作中应注意掌握盐酸的浓度、水解温度及水解时间，以最大限度地暴露抗原。

3. 微波法　将石蜡切片置于缓冲液中，借助微波辐射产生的高热效应及高速分子运动能量，解开交联蛋白，暴露被掩盖的抗原表位。

4. 煮沸法　为一种传统的修复方法，利用热效应来完成抗原修复。

5. 高压锅法　适用于大批切片的加热处理，常用于一些较难修复的抗原。该法利用高热和高压使醛键断裂，暴露出被醛键封闭的抗原表位。

不同的修复方法适用于不同类别的抗原，因此实际操作中，需通过预实验摸索出最佳修复方法及实验条件，如酶的浓度、温度及修复时间等。

三、抗体的处理与保存

（一）抗体的选择

单克隆抗体特异性强，但亲合力相对小，检测灵敏度相对较低；多克隆抗体特异性稍弱，抗体的亲合力强，检测灵敏度高，假阴性概率低，虽易出现非特异性染色，但通过封闭可有所避免，故而广泛用于石蜡包埋的组织切片。应选择种属来源和类型匹配的一抗和二抗，如一抗是小鼠来源，二抗则应为抗小鼠的；一抗为 IgM，二抗须选 IgM。

（二）抗体的稀释

抗原抗体反应须有适当的比例，抗体过量或不足均不能达到预期结果。在实际操作中应通过预实验，摸索抗体的最佳稀释度，以达到最小背景染色下的最强特异性染色。

（三）抗体的合理保存

保存抗体时要特别注意抗体生物活性的保持，防止抗体蛋白质因变性而效价降低或失效。小剂量分装抗体瓶低温冻存，如果抗体能在半年甚至一年能用完的，4℃存放即可，不会影响效果。储存抗体的容器应由不吸附蛋白质的材料制成，稀释抗体时所用的吸器要洁净，防止霉变而影响抗体效价。

四、免疫组织化学技术的结果判断

（一）对照的设立

设立对照的目的在于保证免疫组织化学染色的准确性，证明和肯定阳性结果的特异性，排除某些非特异性染色，主要针对第一抗体设立，常用的对照有阳性对照和阴性对照。

1. 阳性对照　用已知抗原阳性的标本与待检标本同时进行免疫组织化学染色。对照切片呈阳性结果，证明所采用免疫组化染色流程的正确和有效。特别在待检标本呈阴性结果时，阳性对照尤为重要，可排除假阴性。

2. 阴性对照　用确证不含已知抗原的标本作对照，呈阴性结果，其主要目的是排除假阳性。只有在阴性对照成立时，方可判定检测结果。

3. 阴性试剂对照　证实在免疫组织化学染色的试剂（尤其是特异性抗体试剂的有效性和可靠性）而设立的同步免疫染色对照，包括空白对照、替代对照、吸收试验等。目的在于排除假阳性、证实所用免疫组化试剂及其技术方法的有效性和待检实验切片免疫标记阳性结果的可靠性，空白、替代、吸收试验均为确证试验。

（1）空白对照　用 pH 7.4 的 0.01 mol/L PBS 代替第一抗体进行免疫组织化学染色，以排除组织细胞内的生物素或内源性酶等的干扰。

（2）替代对照　用与待测抗原同种属动物的免疫前血清或非免疫血清，替代第一抗体进行免疫组织化学染色，以确认阳性反应并非异嗜性抗原所致的非特异性反应。

（3）吸收试验　亦称阻断试验。先用过量已知抗原（可溶性抗原）与第一抗体在 2~8℃充分反应，离心后再进行免疫组织化学染色。此时，已知阳性反应呈阴性或弱阳性反应，其目的在于确认免疫组织化学的阳性反应是与天然抗原相同的抗原抗体反应。

4. 自身组织对照　指同一标记切片上的自身组织成分的阴性背景对照，目的在于排除内源性干扰产生的假阳性和因抗原弥散移位造成的错误结果。即与靶抗原阳性反应细胞或成分相邻的阴性背景结构的显色，应为阴性或着色较浅，与阳性着色成分呈鲜明对比。

（二）阳性结果

阳性细胞的显色可位于细胞膜表面、细胞质和细胞核。免疫组织化学的呈色深浅可反映抗原存在的数量，作为定性、定位和定量的依据。免疫显色强度和阳性细胞密度是定性和定量指标，阳性细胞的着色形态（如胞膜型、胞质型、胞核型等）及组织分布特点（如局灶型、弥漫型、片块型等）主要是定位指标。阳性细胞可呈散在、灶性或弥漫性分布，阳性表达亦有强弱和多少之分，只要是抗原所在部位，即使只有少数阳性细胞，也应视为阳性表达。

（三）阴性结果

出现阴性结果，不能简单地认为抗原不表达，因免疫组织化学染色方法灵敏度有高低之分，有时可因方法的灵敏度不够而呈阴性反应。

（四）特异性显色和非特异性显色的鉴别

1. 分布位置　特异性反应须分布于特定抗原部位（如细胞膜表面、细胞质和细胞核），具有结构性。如淋巴细胞中白细胞共同抗原（LCA）应定位在细胞膜表面；前列腺特异性抗原（PSA）、癌胚抗原（CEA）应定位在细胞质；增殖细胞核抗原（PCNA）及 p53 蛋白应定位在细胞核。非特异性反应无一定的分布规律，常位于切片边缘、刀痕或皱褶部位，坏死或挤压的细胞区域，常成片均匀着色。

2. 显色强度　由于细胞内抗原含量不同，特异性反应常常显色强度不一。阳性细胞的染色常定位于细胞，并与阴性细胞间有明显间隔；如果显色不限于单个细胞，常为成片细胞，且细胞之间显色强度相同或细胞和周围组织无明显的着色区别，则常提示非特异性反应。

3. 其他　过大组织块的中心固定不良也会呈非特异性显色，有时可见特异性显色和非特异性显色并存，非特异性显色背景过强可影响结果判断。

（五）免疫组织化学结果与苏木素-伊红染色（HE）切片结果

对免疫组织化学结果的意义不能绝对化。当免疫组织化学的检测结果与 HE 切片诊断不一致时，应结合患者的年龄、性别、部位、X 线等影像学检查结果及实验室检测结果等临床资料进行综合分析，不能简单地用免疫组织化学检查结果否定 HE 切片诊断。

五、质量控制

质量控制是免疫组织化学染色取得满意结果的必要条件。

(一)试剂质量控制

抗体的质量是免疫组织化学技术染色成功的关键。因不同厂家生产的同种抗体的特异性和敏感性存在差异、所用试剂盒的特异性和敏感性亦有区别，在使用前应了解抗体(第一抗体和第二抗体)的特异性和敏感性，并通过预实验确定抗体的最佳稀释度；在已知阳性和阴性的标本上观察的实验结果，与实际情况相符合。试剂的质量控制还包括合适的稀释度、稀释液、孵育温度和孵育时间等。此外，对试剂的复溶及试剂的有效性也应进行严格的质量控制。

(二)操作过程质量控制

1. 实验操作 由熟悉标准操作程序(SOP)文件、有资质的人员进行操作并建立规范、合理的工作流程，制定 SOP 文件。严格按照标准化操作步骤进行，关注日间和操作人员间的变异情况。直接染色法可选择空白试验和替代试验；间接法、三步法可采用替代试验和吸收试验进行质量控制。

2. 标本的质量控制 标本的采集、留取、保存、固定和处理等对免疫组织化学染色至关重要。质量控制标本包括阴性、阳性或自身组织对照三种类型。质控品的设置有助于监控标本制备、操作过程、染色步骤及试剂质量等引起的误差。有时还需对标本进行预处理，以消除内源性过氧化物酶对免疫组织化学染色结果的干扰。

(三)仪器设备和器具的质量控制

免疫组织化学染色的相关设备、仪器(含基本实验液体)和器具需定期校准。与操作相关的工具如吸管、试管、微量移液器等需进行严格的消毒和处理，以减少对抗体的污染。

第二节 免疫荧光组织化学技术

免疫荧光组织化学技术为最早建立的免疫组织化学技术。它采用荧光素标记已知抗体(抗原)作为探针，利用抗原抗体特异性结合的原理，检查组织、细胞标本中的相应靶抗原(抗体)，形成的抗原-抗体复合物带有荧光素，受激发光的照射后即会发出一定波长的荧光，然后在荧光显微镜下观察，即可对待测标本中的靶抗原(抗体)进行定性和定位研究，亦可通过荧光定量技术达到定量分析的目的。

一、组织处理

荧光免疫组织化学技术主要依靠观察标本上荧光抗体的染色结果，对靶抗原进行鉴定和定位研究，因此标本的制作质量对检测结果非常关键。在制作标本的过程中，应尽可能地保持靶抗原的完整性，避免在染色、洗涤及封埋过程中发生溶解、变性，甚至脱落，且不扩散至邻近细胞或组织间隙中。标本切片尽量薄，利于抗原抗体的接触、特异结合和镜检。实验操作过程中，要充分洗去标本中干扰抗原抗体反应的物质，有传染性的标本还应注意生物安全。

（一）标本类型

基质标本是指固定在玻片上用作抗原的组织、细胞和微生物等。用于荧光免疫组织化学技术的基质标本有以下几种。

1. 涂片和印片　血液、脑脊液、体腔渗出物、细菌培养物和细胞悬液等可简单地涂抹在载玻片上，干燥固定后即可用于荧光抗体染色。脑脊液、脏器（肝、脾、淋巴结等）、细菌菌落或尸体病变组织可把新鲜切面压印于载玻片上制成印片，经固定后再染色。

2. 组织切片　为组织学和细胞学最常用的显微镜标本片。主要有以下两种。

（1）冷冻切片　为了保存最大量的抗原，冷冻切片是首选的制片方法，一般采用冰冻切片机在-25~-16℃进行制片。其优点是操作简单，操作时间较短，组织的抗原性质保存好，特异荧光强，自发荧光较少，还适用于不稳定的抗原，缺点是组织结构欠清晰。

（2）石蜡切片　为研究形态学的主要制片方法，是观察组织结构的理想方法，亦可进行回顾性研究。其优点是组织细胞的精细结构显现清楚，但操作繁琐，对抗原的保存量不如冷冻切片，且有组织自发荧光和非特异性荧光，需加酶消化处理。

3. 细胞培养标本　贴壁型细胞（如人喉癌上皮细胞 Hep-2、宫颈癌细胞 HeLa）在玻片上形成单层，固定后可用作检测抗核抗体等的抗原基质片。亦可用病毒感染在玻片上呈单层生长的细胞，经固定后再用荧光抗体染色，用以检测病毒。

4. 活细胞　可用活细胞荧光抗体染色法，检查淋巴细胞表面抗原及抗体受体、癌细胞表面抗原、血清中抗癌细胞抗体等。需同时观察细胞表面两种抗原的分布和相互关系时，则可用双标记法进行染色。

（二）玻片的处理

载玻片和盖玻片要厚薄均匀、洁净及透光性好。暗视野镜检时，所用载玻片厚度应符合聚光镜的类型。将充分洗涤后的载玻片和盖玻片，在清洁液中浸泡过夜，再分别用自来水、蒸馏水冲洗及 95% 乙醇浸泡处理一次。

（三）标本的固定

标本固定的好坏将直接影响荧光染色效果。活细胞以外的其他标本均应在染色前以适当的方式固定。常用的固定剂是丙酮和乙醇，冷丙酮对冷冻切片的固定效果好，95% 乙醇加 95% 冰乙酸对涂片抗原的固定效果较理想，固定时间为 5~15 分钟。

（四）标本片的保存

固定干燥后的标本片，最好立即进行荧光抗体染色和荧光显微镜镜检。若需保存，则应保持干燥并置2~8℃下保存。一般细菌涂片或器官组织切片经固定后，可保存一个月以上；病毒和某些组织抗原标本数天后会丧失抗原性，如需保存，则置-20℃下低温干燥保存。

二、荧光抗体的标记及染色

（一）荧光抗体的标记

荧光抗体是荧光免疫组化技术的关键试剂，其制备详见第九章第一节。常用的荧光素为异硫氰酸荧光素（FITC）和藻红蛋白（PE）。

（二）荧光抗体染色

根据染色方法的不同，荧光免疫组织化学技术可分为直接法、间接法、双标记法及补体结合法等不同的类型，详见第九章第二节。

第三节　酶免疫组织化学技术

酶免疫组织化学技术是酶标抗体（抗原）与组织或细胞标本中的抗原（抗体）在一定的条件下发生反应，形成抗原（抗体）–酶标抗体（抗原）复合物，复合物中的酶催化底物显色，通过显微镜观察标本中待测抗原（抗体）的分布位置和性质进行定位和定性研究，亦可通过图像分析技术进行定量分析。与免疫荧光组化技术相比，酶免疫组织化学技术具有灵敏度高、染色标本可长期保存、可用普通光镜或电镜观察结果，且可观察组织细胞的细微结构等优点。根据酶是否标记在抗体上，酶免疫组织化学技术可分为酶标记抗体免疫组织化学技术和非标记抗体酶免疫组织化学技术两种技术类型。

一、组织处理

酶免疫组织化学技术常用的标本有组织切片、组织印片和细胞涂片等，其制片方法详见本章第一节，常用的酶及其底物、酶标记抗体的方法详见第八章。

二、酶标记抗体的免疫组织化学染色法

借助交联剂的共价键作用将酶直接连接在抗体（或抗抗体）上，酶标抗体（抗抗体）与组织细胞中的靶抗原或抗原–抗体复合物反应后，通过酶对底物的特异性催化作用，生成的不溶性有色产物沉淀在靶抗原所在位置，达到对靶抗原定位、定性及定量检测的目的。常用的检测方法有直接法和间接法。

（一）直接法

将酶直接标记在特异性抗体上，与组织细胞内相应的靶抗原特异性结合，形成抗原-抗体-酶复合物，酶催化底物显色，再镜检即可。该法操作简便快速、特异性强，切片可保存较长时间；但敏感性低，一种酶标抗体只能检测一种抗原，制备的抗体种类有限。

（二）间接法

将酶标记在第二抗体（抗抗体）上，先将未标记的第一抗体（Ab1）（即特异性抗体）与组织细胞中相应的靶抗原（Ag）特异结合，形成抗原-抗体复合物（Ag-Ab1），再用酶标二抗（Ab2*E）与抗原-抗体复合物中的 Ab1 结合，形成抗原-抗体-酶标记抗体复合物（Ag-Ab1-Ab2*E），最后加底物显色后镜检。该法的检测敏感性高，实用性强于直接法，但特异性次之，操作烦琐。

三、非标记抗体酶免疫组织化学染色法

非标记抗体酶免疫组织化学技术首先用酶免疫动物，制备特异性强、效价高的抗酶抗体（第三抗体），通过免疫学反应将抗酶抗体与组织抗原联系在一起。该法中的酶不是标记在抗体上，因而不但避免了酶标记时对抗体的损伤，而且提高了方法的敏感性。非标记抗体酶免疫组织化学染色法有以下几种技术类型。

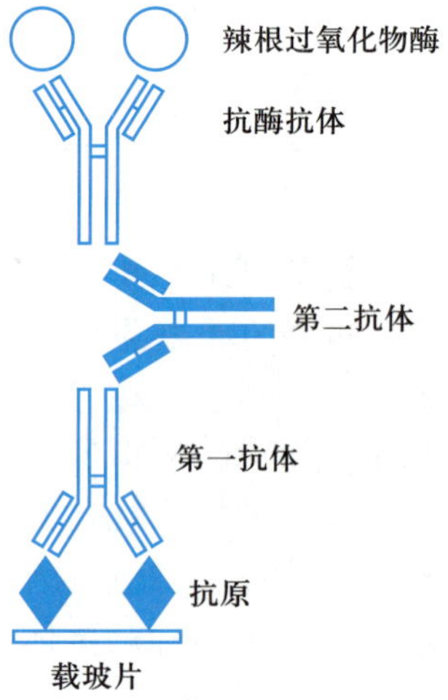

图 13-1　酶桥法原理示意

（一）酶桥法

通过桥联抗体（第二抗体），将特异性识别组织抗原的特异性抗体（第一抗体）与抗酶抗体（第三抗体）连接起来，形成酶联的抗原-抗体复合物，加底物显色（图 13-1）。

酶桥法的敏感性较酶标法有所提高，但操作较复杂。酶桥法中如果抗酶抗体与酶结合弱，在实验操作中酶则常被冲洗掉；如果酶标记在非特异性抗体上就会导致背景着色；如果抗酶抗体的非特异性成分与桥联抗体结合，就会同抗酶抗体竞争桥联抗体的结合位点，影响方法的敏感性。

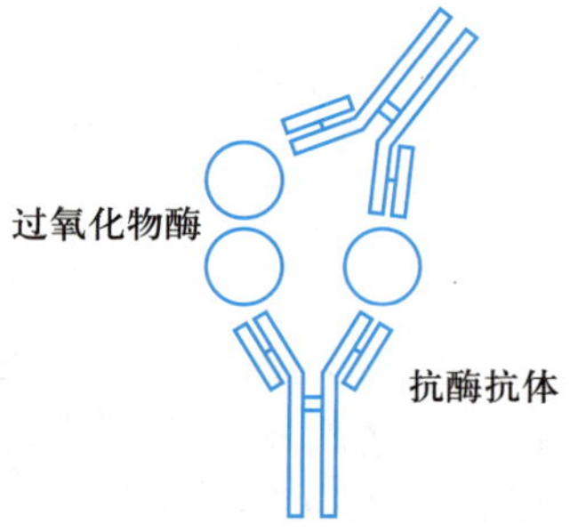

图 13-2　PAP 复合物示意

（二）过氧化物酶抗过氧化物酶法（PAP 法）

PAP 法为酶桥法的改良，故其技术要点与酶桥法基本相同。该法将酶桥法的抗酶抗体（第三抗体，抗过氧化物酶抗体（AP））与过氧化物酶（P）制成可溶性复合物（PAP）（图 13-2），该复合物为 2 个抗酶抗体和 3 个过氧化

物酶分子组成的五角形结构，非常稳定。

通过桥联抗体（第二抗体，Ab2），将特异性识别组织抗原的第一抗体（Ab1）与PAP复合物的抗酶抗体（AP）连接起来，形成抗原–第一抗体–桥联抗体–PAP复合物，最后加底物显色后镜检（图13–3）。

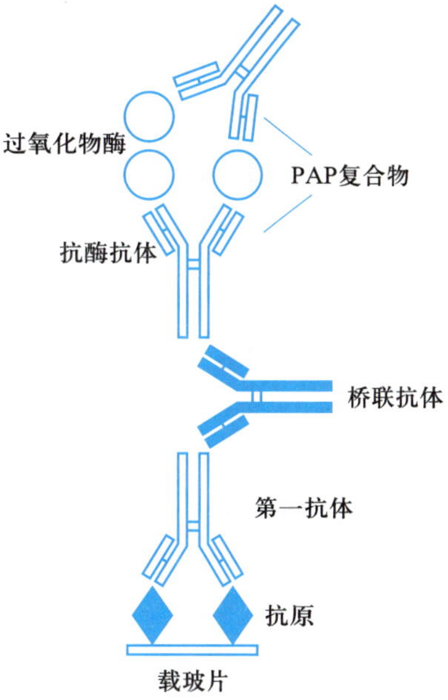

图13–3　PAP法原理示意

（三）双桥PAP法

双桥PAP法为PAP法的改良，其技术要点与PAP法相似。在PAP的基础上，再次连接抗体和PAP。通过两次连接桥联抗体和PAP，形成Ag-Ab1-Ab2-PAP-Ab2-PAP复合物，在抗原抗体复合物上比PAP结合了更多的酶分子，方法的敏感性大大地增强。这种重复使用桥联抗体的放大方式，使桥联抗体与PAP复合物中抗酶抗体的未饱和的Fc段结合，或桥联抗体与特异性第一抗体尚未饱和的Fc段结合。该法对抗原有明显的放大作用，对检测组织细胞的微量抗原亦有实用价值。

（四）碱性磷酸酶抗碱性磷酸酶法（APAAP法）

辣根过氧化物酶（HRP）是免疫组织化学技术的首选酶，但有些组织细胞中的内源性过氧化物酶却在一定程度上限制了HRP的广泛应用。尽管用甲醇、过氧化氢处理可抑制这些内源性过氧化物酶的活性，但同时也会影响抗原的显示。骨髓等造血组织中含有大量的类过氧化物酶，故染色时不宜使用HRP结合物，需选用其他酶免疫组织化学反应。APAAP法就是以碱性磷酸酶（AP）代替HRP建立起来的，其技术要点与PAP法相似。

四、酶免疫组织化学染色中常用的酶及显色底物

（一）辣根过氧化物酶（HRP）及其底物

HRP是酶免疫组织化学技术中最理想、最常用的标记酶，常用的供氢体如下（表13–1）。

表13–1　酶免疫组织化学技术中常用的酶及其底物

酶	底物	颜色	酶	底物	颜色
HRP	DAB	棕褐色	ALP	α-萘酚磷酸盐+快蓝	深蓝色
	AEC	橘红色		α-萘酚磷酸盐+快红	红色
	4–氯–1–萘酚	灰蓝色		BCIP+NBT	紫蓝色

1. 二氨基联苯胺（3,3'-diaminobenzidine，DAB） 为广泛应用的供氢体。其反应产物为棕褐色，既不溶于水又不溶于有机溶剂，可长期保存。又因其终产物具有嗜锇性，经锇酸处理后电子致密度会增加，故适用于电镜观察。使用时，DAB要溶解完全且浓度不宜过高，否则增加背景染色；DAB具有潜在的致癌性，应尽量减少吸入和接触次数，并严格管理废液。目前，尚未找到一种比DAB更好的替代品。

2. 3-氨基-9-乙基卡巴唑（3-amino-9-ethylcarbazole，AEC） 反应产物为橘红色，加以苏木精或亮绿等作为背景染色，则效果更佳。AEC在室温下较稳定，产物不溶于水，但溶于有机溶剂，故显色后不适合梯度乙醇脱水、二甲苯透明及中性树胶封片等处理，封片时需用水溶性封片剂（如甘油），时间长易褪色，也限制了其应用。AEC有一定的毒性，操作时需必要的防护措施。

3. 4-氯-1-苯酚（4-chloro-1-naphthol，CN） 反应产物为灰蓝色，易溶于有机溶剂如乙醇、乙醚、氯仿、苯等，有刺激性。由于乙醇可溶解CN显色的组织标本，故勿用酒精脱水。

（二）碱性磷酸酶（ALP）及其底物

ALP穿透细胞组织的能力较弱。某些组织细胞如人和鼠类、狗等动物组织的肝、肾、肠等，含有较高的内源性碱性磷酸酶和酸性磷酸酶，对免疫组织化学染色会产生一定的干扰。ALP主要用于血涂片或骨髓涂片的白细胞抗原检测。ALP的呈色反应的敏感性比HRP高2~3倍，显色时间可从30分钟至48小时，可与HRP组合进行IHC的双重或多重标记。另外，可在底物缓冲液中加入左旋咪唑和Mg^{2+}（MgCl），或提高底物缓冲液的pH，可有效地消除内源性ALP，使该酶应用比例日趋增多。目前，ALP已广泛应用于原位杂交检测的显色和双重酶标染色。

ALP的底物（表13-1）：① α-萘酚磷酸盐，水解形成的α-萘酚，经偶氮偶联反应与重氮化合物如快蓝或快红分别形成深蓝色或红色的不溶性沉淀物；② 溴氯羟吲哚磷酸盐（5-bromo-4-chloro-3-indolyl phosphate，BCIP），BCIP经ALP水解并氧化形成靛蓝，而氮蓝四唑（nitro-blue tetrazolium，NBT）在此氧化过程中被还原成紫蓝色的不溶性沉淀物。

（三）其他标记酶

其他标记酶还有葡萄糖氧化酶（glucose oxidase，GOD），β-半乳糖苷酶等。GOD以葡萄糖为底物，配以NBT和吩嗪硫酸甲酯（PMS），生成蓝色不溶性沉淀。该终产物较稳定，不溶于有机溶剂，故易保存。GOD的分子量小，不能穿入细胞，影响其应用。该酶的敏感性较低，目前主要用于酶免疫组织化学的多重标记。

对内源性过氧化物酶含量丰富的组织切片如淋巴组织和肿瘤组织，首选ALP为标记酶的免疫组织化学技术以避免假阳性染色。理论上ALP最敏感，但HRP比ALP的染色结果保存时间长。GOD敏感性不够高，显色底物也不易保存。ALP和HRP结合可进行双重或三重免疫组织化学标记。

第四节 亲和组织化学技术

亲和组织化学（affinity histochemistry）是利用两种物质间的高度亲和力而建立的方法。一些具有二价或多价结合力的物质如植物凝集素（lectin）、生物素（biotin）和金黄色葡萄球菌细胞壁成分中的A蛋白（SPA）等，对某种组织成分具有高度亲和力，可与荧光素、放射性核素、酶、铁蛋白、胶体金等标记物结合形成相应复合物，采用荧光显微镜、放射自显影或电镜、酶加底物显色等技术，对相应亲和物质在细胞或亚细胞水平进行定位、定性或定量分析。广义的亲和组织化学包括抗原和抗体、生物素与亲和素、植物凝集素与糖类、SPA与IgG、链霉亲和素与生物素、阳离子与阴离子、配体和受体等。亲和组织化学技术敏感性高、操作简便，可对微量抗原进行定位、定性或定量分析，结果清晰而准确。

一、生物素-亲和素法

生物素即维生素H，是一种结构简单的小分子碱性蛋白。亲和素也称抗生物素，是由4个相同亚基组成的大分子糖蛋白，有4个高亲和力的生物素结合位点，二者牢固结合成不可逆的复合物且不影响彼此的生物学活性。常用的技术类型有以下三种。

（一）亲和素-生物素-辣根过氧化物酶复合物法（ABC法）

先按一定比例将亲和素与酶标生物素结合，形成可溶性的亲和素-生物素-过氧化物酶复合物（ABC），当其与检测反应体系中的生物素化抗体（直接法，图13-4）或生物素化第二抗体（间接法）相遇时，ABC中未饱和的亲和素结合部位即可与抗体上的生物素结合，将抗原抗体反应体系与ABC标记体系连成晶格样结构的复合物，再加底物显色进行检测。

ABC法敏感性和特异性高、亲和力强、一抗和二抗的工作浓度低、操作时间短、非特异着色浅、背景清晰、可多重标记。需注意的是，染色时需对含有内源性生物素活性的组织细胞如肝、肾、脂肪组织和乳腺等用亲和素进行封闭处理；在中性环境中带正电荷的ABC复合物易与带负电荷的组织细胞结构如细胞核等非特异性结合；亲和素为糖蛋白，可与凝集素等糖类物质结合。

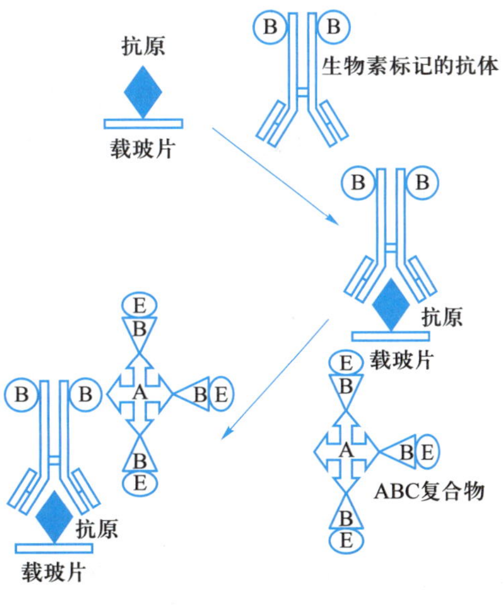

图13-4 ABC直接法原理示意

（二）桥连亲和素-生物素法（BRAB 法）

在抗原与生物素化抗体特异结合后，再以游离亲和素作为桥联剂，将生物素化抗体与酶标生物素连接，最终形成抗原-生物素化抗体-亲和素-酶标生物素复合物，加入酶的相应底物后，再进行检测。间接 BRAB 在抗原抗体结合后，再用生物素化的二抗与抗原抗体复合物结合，可使检测灵敏度进一步提高（图 13-5）。

（三）标记亲和素-生物素技术（LAB 法）

标记亲和素直接与免疫复合物中的生物素化抗体结合后再进行检测。该法省略了标记生物素的步骤，操作比 BRAB 法简单，灵敏度高（图 13-6）。

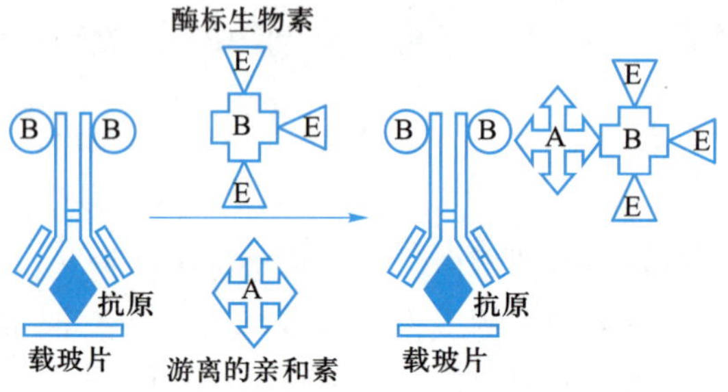

图 13-5　BRAB 法原理示意

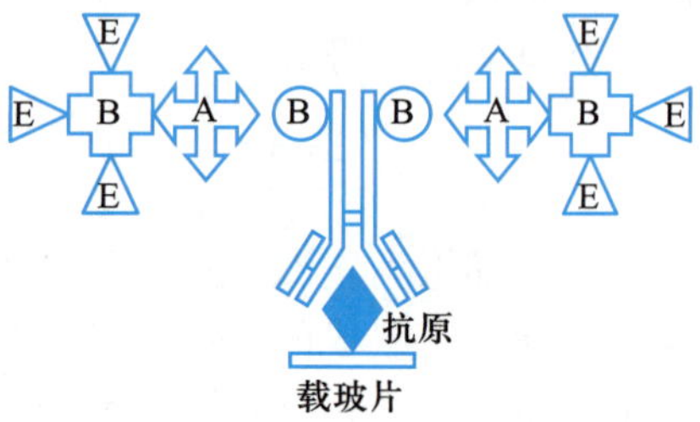

图 13-6　LAB 法原理示意

二、葡萄球菌 A 蛋白法（SPA 法）

SPA 是金黄色葡萄球菌细胞壁成分中的 A 蛋白，能与人及豚鼠、兔、猪、犬、小鼠、猴等多种动物的 IgG Fc 段结合，不影响 Fab 段与抗原的结合活性。每个 SPA 有双价结合能力，一个 SPA 分子可同时结合两个 IgG 分子，也可一方面同 IgG 结合，一方面与荧光素、过氧化物酶、胶体金和铁蛋白等标记物结合。SPA 法根据 SPA 能与 IgG Fc 段非特异结合的原理，用 SPA 标记物显示抗原-抗体反应。应用较广的为酶标记 SPA 和金标记 SPA，SPA 常用 HRP 标记，可分为直接法和间接法（图 13-7）。SPA 法的染色过程与酶标抗体法基本一致。

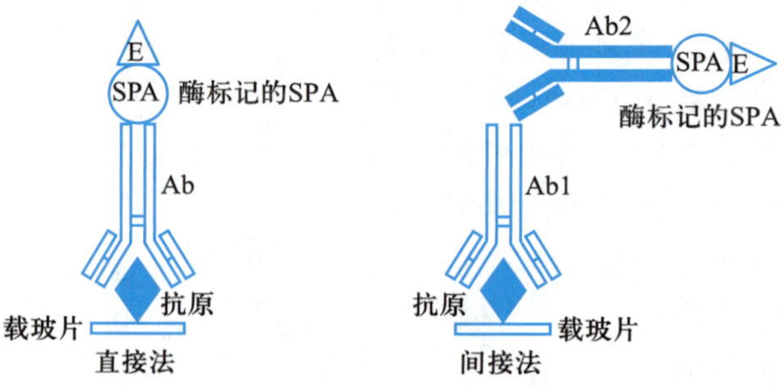

图 13-7　SPA 法原理示意

SPA 对 IgG、IgA 亚型的结合有选择性，可与 IgG1、IgG2、IgG4 结合，但不结合 IgG3；结合 IgA2 而不结合 IgA1。SPA 与禽类血清 IgG 不结合。SPA 在 PAP 法中可代替桥联抗体（图 13-3）。

三、凝集素法

凝集素（Lectin）是从各种植物种子、无脊椎动物和较高等动物组织中提纯的糖蛋白或结合糖的蛋白，因其能使红细胞、淋巴细胞、成纤维细胞等凝集而称为凝集素。通常按照其提取植物命名，如植物凝集素（PHA）、刀豆蛋白 A（ConA）、花生凝集素（PNA）等。凝集素具有与特定糖基专一性结合的能力，同时所有生物膜都含有一定量的、主要以糖蛋白和糖脂形式存在的糖类。因此，凝集素可作为一种探针来研究细胞膜上特定的糖基。大多数凝集素具有多价结合能力，在与糖基结合的同时，与荧光素、酶、胶体金、生物素和铁蛋白等标记物结合，从而在光镜或电镜水平显示其结合部位。

凝集素法可分为直接法和间接法，直接法将标记物直接结合在凝集素上，使之直接与组织细胞中的相应糖蛋白或糖脂结合；间接法则先将凝集素直接与组织细胞中的相应糖基结合，再将用标记的抗凝集素抗体与结合在组织细胞上的凝集素反应。糖-凝集素-糖法也属间接法，利用过量的凝集素与组织细胞中特定的糖基相结合，凝集素上未被占用的结合部位与酶标记的已知特异性糖基相结合，形成一个“三明治样”的糖-凝集素-糖的结合物。

四、链霉亲和素-生物素法

链霉亲和素（streptavidin，SA）是从链霉菌培养物中提取的一种纯蛋白，不含糖基，有 4 个与生物素具有高度亲和力结合位点，其功能类似于亲和素。利用生物素结合的二抗与酶标记的链霉亲和素的结合，就构成了酶标链霉亲和素-生物素法（LSAB 法），此法也被称为 LAB-SA 法（链霉亲和素-生物素放大体系）、链霉亲和素-生物素-过氧化物酶复合物技术（SABC 法）和 SP 法等（图 13-8）。

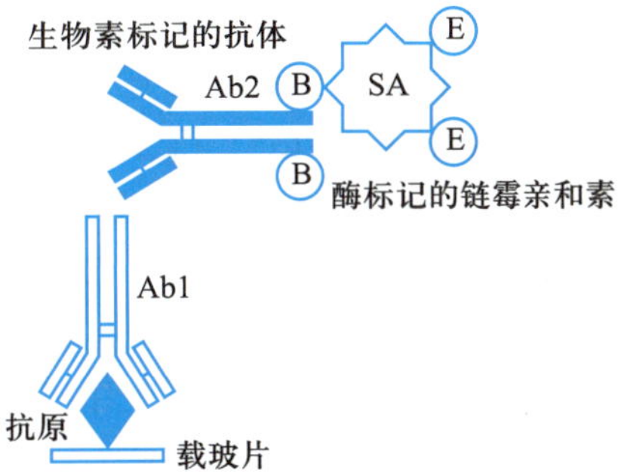

图 13-8 LSAB 法原理示意

LSAB 法有四个特点：① 敏感性高。酶直接标记链霉亲和素，与生物素结合的所有位点都呈游离状态，可结合更多的生物素化二抗，放大效应远超 ABC 法；链霉亲和素分子量小，穿透力强，其敏感性也可增强；特异性强。② 背景着色低。链霉亲和素的等电点为 6~6.5，所带正电荷少，与结缔组织的负电荷吸引少，可明显减少非特异性染色，降低背景着色，使特异性着色更清晰。③ 一抗的工作浓度低，节约抗体的同时可降低背景着色。④ 操作简便，时间短。

第五节 免疫标记电镜技术

一、免疫标记电镜技术的原理

免疫标记电镜技术是用铁蛋白、胶体金等高电子密度的颗粒性标记物标记特异性抗体（或抗原），或用经免疫组织/细胞化学反应能产生高电子密度产物者，如 HRP 等标记抗体（或抗原），在电子显微镜下，对抗原-抗体反应中的高电子密度标记的抗原（或抗体），在亚细胞和超微结构水平上进行定位、定性及半定量分析的免疫组织化学技术。它将抗原-抗体反应的特异性和电子显微镜的高分辨率相结合，具有高精确度和高灵敏度。免疫标记电镜技术较其他免疫组织化学技术在光镜下的定位更精确，可定位至细胞膜、细胞器，在探索病因、发病机制及组织发生等方面具有独特优势。目前，免疫标记电镜技术主要用于病毒、细菌等抗原定位，免疫性疾病的发病机制及超微结构免疫细胞化学研究等。

免疫标记电镜技术经历了铁蛋白标记技术、酶标记技术以及胶体金标记技术三个主要发展阶段。

二、免疫标记电镜技术制备标本的要求

免疫标记电镜技术的标本制备要求既要保存良好的细胞超微结构，又须注意保持组织的抗原活性，故而在组织固定时不宜选用过强的固定剂。在取材方面，免疫标记电镜技术较光镜免疫化学技术要求更迅速、更精细。

免疫标记电镜技术常用的固定剂为过碘酸-赖氨酸-多聚甲醛（periodate-lysine-paraformaldehyde，PLP）和 2% 多聚甲醛-0.5% 戊二醛混合液。PLP 较适用于含糖类丰富的组织，对超微结构和许多抗原活性保存较好，在包埋前染色中较为常用。2% 多聚甲醛-0.5% 戊二醛混合液因不含赖氨酸，故成本较低，操作亦比较简便，而且能保持较好的固定效果。

免疫染色是免疫标记电镜技术极为重要的环节，可分为包埋前染色、包埋后染色和冷冻超薄切片染色三种方法。

1. 包埋前染色　即在常规电镜包埋处理前进行免疫组织化学染色，然后在解剖显微镜下将免疫反应阳性的部位取出，再按常规电镜方法进行戊二醛的再固定、脱水、包埋、超薄切片及电镜观察。其优点是：① 切片在染色前不经锇酸固定、脱水、树脂包埋及高温聚合等过程，抗原活性不受上述过程的影响，抗原暴露充分，免疫反应阳性率高，非特异性反应少；② 可在光镜下选取免疫反应阳性部位做定位超薄切片，进一步提高电镜的检出率；③ 免疫染色后再用戊二醛与锇酸固定组织，可使抗原抗体的特异结合更牢固，有利于保存膜结构。其缺点是：① 包埋前染色的组织以中间部位的超微结构较理想，组织表面的超微结构保存常不理想；② 受抗体穿透性的限制，组织深层细胞内的抗原难以染色。该法特别适用于含抗原量较少的组织。

2. 包埋后染色　即组织标本先经锇酸固定、脱水及树脂包埋制成超薄切片，再进行免疫组织化学染色。其优点是：① 超微结构保存较好、操作方法简便可靠、阳性结果的重复性高；② 可对同一组织块的连续切片，做各种对照免疫染色，能十分准确地解释免疫反应结果；③ 还能在同一张切片上进行多重免疫染色，尤其适合于颗粒性标记物（胶体金标记）的免疫组织化学定位，为目前应用最广的免疫标记电镜技术。但该法亦有明显的缺点，抗原活性在脱水、浸透及树脂包埋等标本处理过程中可能被破坏或抗原性质发生改变，而且抗原被树脂遮盖后不易与抗体接触，免疫染色的阳性率会下降。

3. 冷冻超薄切片染色　将新鲜组织或轻度固定的组织置于 2.3 mmol/L 的蔗糖溶液 3~5 小时，再以液氮速冻，在冷冻超薄切片机上切片。冷冻超薄切片不需固定、脱水、包埋等步骤，直接进行免疫染色，克服了上述两种方法的缺点，能更理想地保存抗原活性，兼具包埋前染色和包埋后染色的优点。但在冷冻过程中超微结构会受到冰晶的破坏，且必须有特殊的冷冻超薄切片机，冷冻超薄切片技术难度大，故难以普及。

三、常用的免疫标记电镜技术

（一）胶体金标记免疫电镜技术

胶体金标记免疫电镜技术是利用胶体金颗粒具有高电子密度标记抗体（或抗原），与相应的抗原（或抗体）特异结合形成胶体金标记的免疫复合物，胶体金标记的抗原抗体结合处，电镜下可见黑褐色颗粒，从而对细胞膜上或细胞内的蛋白质进行定性与定位分析。

胶体金对电镜检查的包埋标本和冷冻超薄切片的非特异性吸附均较低，既可用于透射电镜，又可用于扫描电镜，其最大优势在于可应用大小不同的胶体金颗粒或结合酶标进行双重或多重标记。该技术敏感性高，检测抗原或抗体的效率远超酶标记物，其高分辨率尤其有利于微量抗原，特别是石蜡切片中微弱抗原的检测，是一种新型的免疫标记技术。

该技术与冷冻蚀刻技术结合，可对细胞膜上的不同膜蛋白颗粒或其他成分进行精细定位；与荧光免疫技术结合，可同时进行荧光显微镜和电镜的定位，使定位更方便和准确；与分子杂交技术结合，产生了电镜原位杂交技术，可在超微结构水平上精确定出基因位点。

（二）铁蛋白标记免疫电镜技术

胶体铁是一种阳离子胶体，将抗体分子用胶体铁标记，与切片中的待测抗原作用后，通过普鲁士蓝反应呈色，因胶体铁颗粒具有一定大小和高电子密度，可在电镜和光镜水平对包埋前染色细胞内的抗原（抗体）的定位进行研究。

（三）酶标记免疫电镜技术

该技术利用酶的高效催化作用，对酶作用的底物反应形成不同的电子密度，再借助电子显微镜，通过对酶的定位，在亚细胞和超微结构水平上对抗原或抗体进行定性和定位分析。首选的技术类型是 PAP 法，电镜标本的制备分为包埋前染色法和包埋后染色法两种。用于酶标记免疫电镜技术的酶有 HRP、ALP、GOD 等，以 HRP 最常用，其底物 DAB 在 HRP 催化下形成吩嗪衍生物，经 O_SO_4 处理后变为锇黑，电子密度高，适合电镜观察。

第六节　免疫组织化学技术的应用

一、免疫组织化学技术的临床应用

免疫组织化学技术在生物学领域尤其是医学领域发挥着重要的作用，为疾病尤其是肿瘤的诊断、鉴别诊断及发病机制的研究提供了强有力的手段。

（一）荧光免疫组织化学技术的应用

1. 在自身免疫性疾病中的应用　从自身免疫性疾病患者取材的组织或器官制片后，检测组织器官中的自身抗体，主要用于抗核抗体、抗平滑肌抗体、抗甲状腺球蛋白抗体、抗肾上腺抗体等的检测。如补体荧光法等可检测免疫复合物在组织器官细胞上的沉积位置，这对了解肾小球肾炎、类风湿关节炎病变侵犯和病变基础与程度有极大的帮助。

2. 细菌和病毒的快速鉴定　在细菌学诊断方面，主要用于菌种的鉴定及其抗原结构的分析，如脑膜炎奈瑟菌、淋病奈瑟菌、百日咳杆菌、痢疾志贺菌、霍乱弧菌等的鉴定和快速诊断。在病毒诊断领域应用更为广泛，荧光免疫组织化学技术可用于病毒和病毒抗原在感染细胞内的定位，也可用于病毒感染过程的研究。荧光抗体染色法检测梅毒螺旋体抗体是梅毒特异性诊断的常用方法之一。

3. 寄生虫的检测与研究　荧光免疫组织化学技术在寄生虫研究方面有极为广泛的应用，可用于疟原虫、阿米巴、利什曼、纤毛虫、滴虫、绦虫、钩虫、蠕虫等的诊断。近来在血吸虫及疟原虫方面的研究较多，诊断效果肯定，通常用尾蚴和成虫作血吸虫抗原，用感染动物或实验动物的血清作疟疾抗原。间接法应用最广，是目前公认的最有效的检测疟疾抗体的方法，对肠外阿米巴尤其是阿米巴脓肿也有很高的诊断价值。

4. 白细胞分化抗原的检测　用白细胞分化抗原（CD）相应的单克隆抗体可对血液中 B 细胞和 T 细胞等进行鉴定和分群。此外还可应用于 HLA、肿瘤抗原、组织中的抗体和补体组分、酶和激素的定位研究等。

（二）酶免疫组织化学技术的应用

酶免疫组织化学技术主要用于组织切片或其他抗原的定性、定位、定量检测。组织切片中各类抗原性物质，如各类蛋白质、酶、激素、细胞、病毒、肿瘤抗原、浆细胞中的免疫球蛋白、各种多肽、细胞表面标志等均可检测。酶免疫组织化学技术的特点，决定了其在临床诊断中较荧光免疫技术有着更广泛的应用前景。

1. 提高病理诊断准确性 石蜡切片病理诊断仅靠形态学判断可能导致误诊。采用酶免疫组织化学技术对肿瘤特异性抗原或肿瘤相关性抗原进行识别和定位，可大大提高肿瘤的诊断水平。如用酶免疫组织化学技术可对肿瘤的组织起源进行鉴别诊断，如上皮性、间叶性、肌源性、血管源性、淋巴细胞源性等。

2. 癌基因蛋白的临床应用 癌基因在肿瘤生物学中的价值已被大量的研究证实，它常表现为癌基因的扩增、突变或移位等，其活性异常可通过癌蛋白的 mRNA 及蛋白水平变化来显示，酶免疫组织化学技术可对这些癌蛋白进行定位、定性和定量检测，以探讨癌基因蛋白的临床意义。

3. 对肿瘤细胞增生程度的评价 肿瘤细胞增殖的活跃程度，直接影响肿瘤的临床治疗和预后判断。传统方法依靠病理组织学观察细胞分裂像的多少来判定，但因计数不准及影响因素太多，其临床应用价值有限。其他方法如核仁组成区嗜银蛋白染色、^{3}H-胸腺嘧啶摄入放射自显影及流式细胞术等，但实践证明最简便可靠的是通过酶免疫组织化学技术对肿瘤细胞增生抗原进行定位和定量分析。

4. 发现微小转移灶 常规病理组织学方法要在组织中辨别出单个或几个转移性肿瘤细胞极为困难，采用酶免疫组织技术则非常有助于微小转移灶的发现，并对肿瘤的进一步治疗和预后都有重要的意义。

5. 判断肿瘤分期 酶免疫组织化学技术辅助临床判断肿瘤是原位或浸润，以及有无淋巴道、血管转移，这对选择临床治疗方案及判断预后有极重要的意义。

6. 指导肿瘤治疗 目前肿瘤的靶向治疗已经引起人们的重视，许多靶向药物也逐渐应用于肿瘤的临床治疗。酶免疫组织化学技术可指导肿瘤的靶向治疗，如抗表皮生长因子受体（EGFR）嵌合性单克隆抗体西妥昔（cetuximab）可用于治疗标准化疗无效但 EGFR 阳性的转移性结直肠癌。曲妥珠单抗是一种人源化单克隆抗体，用于治疗 Her-2 高表达的乳腺癌和其他实体瘤如卵巢癌、前列腺癌和非小细胞肺癌等。EGFR 和 Her-2 可用酶免疫组织化学技术检测。应用酶免疫组织化学方法，还可对肿瘤内的各种激素受体与生长因子进行定位和定量分析，有助于判断三苯氧胺类药物如他莫昔芬对乳腺癌患者的疗效。

二、免疫组织化学技术的拓展

（一）荧光激活细胞分选仪

荧光激活细胞分选仪（fluorescence-activated cell sorter，FACS）是将免疫荧光与细胞生物学、流体力学、激光和微机信息处理系统等高新技术融合的多功能自动化分析仪器，用结合有荧光染料的探针（如抗体）的标记细胞进行流式细胞计数和分选，可用于稀有细胞群体的高纯度识别和分离。

（二）共聚焦显微镜技术

激光扫描共聚焦显微镜（laser scanning confocal microscope，LSCM）是 20 世纪 80 年代中期发展起来的细胞分子生物学分析仪器，它将激光、电子摄像和计算机图像处理等高新技术与传统的光镜技术融合，不仅可观察固定细胞和组织切片，还可对活细胞的结构、分子和离子进行实时动态观察和检测。

其原理是利用激光扫描束照射照明针孔形成点光源，对待检标本内焦平面上的每个点进行扫描，标本上的被照射点在探测针孔处成像，并被探测针孔后的光电倍增管或冷点耦合器逐点逐线捕获，迅速在计算机屏幕上形成荧光图像。

其主要应用包括组织和细胞中的定量荧光测定、细胞间通信的研究、细胞物理化学测定、细胞内钙离子和 pH 动态分析、分层扫描和三维重建生物结构分析、荧光漂白恢复技术、长时程观察细胞迁移和生长等领域，在细胞及分子生物学基础研究、肿瘤和抗癌药物筛选、血液病学和医学免疫学研究、大脑和神经科学、眼科、骨科等研究领域中有广泛的应用。

（三）免疫组织化学–显微切割技术

在显微状态或显微镜直视下，通过显微操作系统对预选取的材料进行切割分离和收集并用于后续研究的技术称为显微切割技术，其特点是可从构成复杂的组织中获得某一特定的同类细胞或单个细胞，故特别适用于肿瘤的分子生物学研究，如肿瘤基因突变检测、肿瘤特异基因表达分析、微卫星序列不稳定性分析等。

显微切割的方法有手工操作法和激光捕获显微切割（laser capture microdis-section，LCM）技术两种。用于显微切割的可以是冰冻切片、石蜡切片或细胞涂片，其中冰冻切片需经甲醛或乙醇固定。用于显微切割的组织切片还须免疫组织化学染色，以便进行目标细胞群或单一细胞的定位。

手工操作法的技术难度大；LCM 技术虽操作简便、耗时少、取材准确，但需特殊设备，激光器造价高。

（旷兴林）

思 考 题

第十三章在线测试

1. 简述免疫组织化学技术中抗原的修复方法。
2. 简述亲和组化技术的技术类型。

第十四章　免疫细胞的分离和检测

学习目标

1. 掌握淋巴细胞的分离及功能检测。
2. 熟悉流式细胞仪分离技术的基本原理。
3. 了解其他免疫细胞的分离及功能检测。
4. 能熟练地掌握密度梯度离心法分离外周血单个核细胞的操作流程。

第十四章
思维导图

临床上的各类免疫缺陷病（如艾滋病）、自身免疫病（如系统性红斑狼疮）及肿瘤等均可出现不同免疫细胞或其亚群数量和功能变化。故分离和制备免疫细胞并对其数量及功能进行测定，是临床应用及免疫学研究中最常用、最基本的核心技术之一，是观察和评价机体免疫状态的一种重要手段。

第一节　免疫细胞的分离与纯化

免疫细胞的分离方法有很多，主要基于细胞表面标志、理化性状和细胞功能等方面的差异而设计。实验中主要根据实验目的，需要分离的细胞种类、数量和纯度等要求选择不同的分离方法。所选用的方法应当力求操作简便、能够尽量保持细胞活性、保证较高的纯度和获得率。

一、白细胞的分离

人外周血中红细胞与白细胞比例为 600：1~1 000：1，两者的密度不同，其沉降速度亦各异，通常用两种方法加以分离。

1. 自然沉降法　指利用血细胞自然沉降率的分离法。采集血液后应及时抗凝，通常选用肝素抗凝。肝素能阻止凝血酶原转化为凝血酶，抑制纤维蛋白原形成纤维蛋白而防止血液凝固。操作原则是将含抗凝血的试管直立静置室温 30~60 分钟后，血液分成明显三层，上层为淡黄色血浆，底层为红细胞，紧贴红细胞层上面的灰白层为白细胞和血小板，轻轻吸取即得富含白细胞的细胞群，离心洗涤后加入少量蒸馏水或含氯化铵的 Gey's 红细胞裂解液，经短时间的低渗处理，使红细胞裂解，经过反复洗涤可得纯度较高的白细胞悬液。

2. 高分子聚合物沉降法　利用高分子量的聚合物如明胶、右旋糖酐、聚乙烯吡咯烷酮（polyvinyl pyrolidone，PVP）等使红细胞凝集成串，加速红细胞沉降，使之与白细胞分离。本法的细胞获得率比自然沉降法高。

二、外周血单个核细胞的分离

外周血单个核细胞（peripheral blood mononuclear cell，PBMC）主要指淋巴细胞和单核细胞，是免疫学实验中最常用的细胞群，也是进一步分离纯化 T、B 淋巴细胞的基础。

PBMC 体积、形态和密度与其他细胞不同，红细胞和多核白细胞密度较大，为 1.090 左右，而淋巴细胞和单核细胞密度为 1.075~1.090，血小板为 1.030~1.035。因此，利用一种密度介于 1.075~1.092 而近于等渗的溶液（分层液）做密度梯度离心，使一定密度的细胞按相应密度梯度分布，从而将各种血细胞加以分离。常用的分离液是 Ficoll 分离液和 Percoll 分离液，其中以密度为 1.077 ± 0.001 的聚蔗糖–泛影葡胺分离液（Ficoll-Hypaque）最为常用。

（一）Ficoll 分离液法

Ficoll 分离液法是一种单次密度梯度离心分离法，聚蔗糖–泛影葡胺分离液是一种较理想的细胞分离液，最常用于分离 PBMC。聚蔗糖–泛影葡胺分离液的主要成分是一种合成的蔗糖聚合物称聚蔗糖（Ficoll），分子量为 40 kD，具有高密度、低渗透压、无毒性的特点。常用的聚蔗糖溶液浓度为 6%，密度为 1.020。由于高浓度的 Ficoll 溶液黏性高，易使细胞聚集，常在聚蔗糖溶液中加入适量密度为 1.200、浓度为 34% 的泛影葡胺（hypaque）以增加密度，配制成密度合适的聚蔗糖–泛影葡胺分离液（Ficoll-Hypaque 分离液）。分离人外周血淋巴细胞以密度为 1.077 ± 0.001 的分离液最佳。

分离细胞时，先将分离液置试管底层，将肝素抗凝全血用 PBS 或 Hanks 液稀释后，轻轻叠加在分离液上面，使两者形成一清晰的界面。水平离心后，离心管中会形成不同层次的液体和细胞区带（图 14–1）。红细胞和粒细胞密度大于分层液，同时因红细胞遇到 Ficoll 而凝集成串钱状而沉积于管底；血小板密度最小，悬浮于最上层血浆内；中间层是分离液；血浆层与分离液交界处可见到灰白色混浊薄层即为单个核细胞层。吸出单个核细胞，经洗涤、离心、计数、台盼蓝染色检查细胞活力。

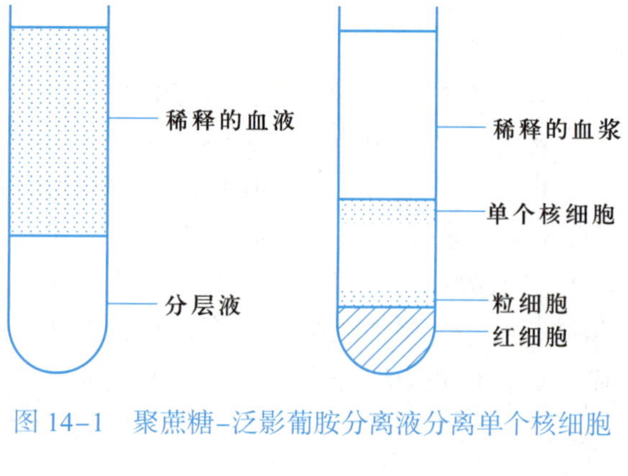

图 14–1　聚蔗糖–泛影葡胺分离液分离单个核细胞

本法分离单个核细胞纯度可达 95%，淋巴细胞占 90%~95%，细胞获得率可达 80% 以上，其高低与室温有关，超过 25℃时会影响细胞获得率。

（二）Percoll 分离液法

Percoll 分离液法是一种连续密度梯度离心分离法，是纯化单核细胞和淋巴细胞的一种较好方法。Percoll 是经聚乙烯吡咯烷酮（PVP）处理的硅胶颗粒，对细胞无毒性和刺激性。

分离细胞时，先将 Percoll 原液与等量 PBS 均匀混合，高速离心后，使分离液形成一个从管底到液面密度逐渐递减的连续密度梯度，再将已制备的单个核细胞悬液轻轻叠加在液面上，低速离心后，便得四个细胞层，从而分离出淋巴细胞和单核细胞（图 14-2）。淋巴细胞纯度高达 98%，单核细胞纯度可达 78%。

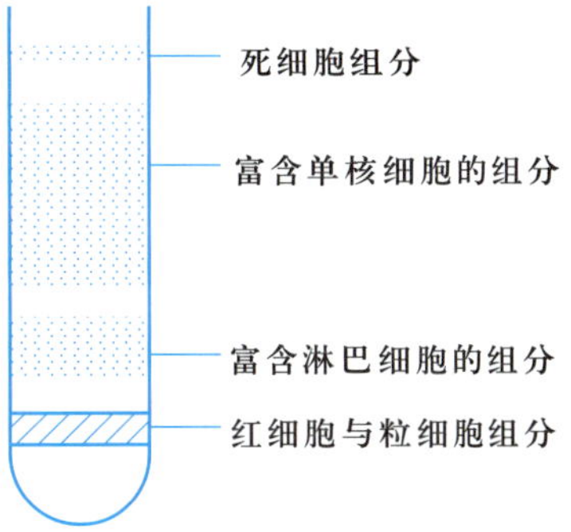

图 14-2　Percoll 分离液法分离单个核细胞

三、淋巴细胞的纯化及亚群的分离

采用密度梯度离心法可获得以淋巴细胞为主的细胞悬液，但仍然是一个复杂、不均一的细胞群。在实际工作中，需要对不同的淋巴细胞及其亚群进一步分离纯化。分离的原理是根据细胞的表面标志和功能等不同进行分离纯化。因此，淋巴细胞及其亚类的分离纯化是免疫学检验与研究的重要基础技术。

（一）淋巴细胞的纯化

PBMC 悬液中主要含有淋巴细胞（80%~90%）、单核细胞（10%~20%），还混杂少量的粒细胞、红细胞和血小板等。可根据不同要求做进一步分离纯化。

1. 红细胞去除　可采用 0.83% 氯化铵处理法或无菌蒸馏水低渗裂解法。

2. 血小板去除　将 PBMC 悬液通过离心洗涤 2~3 次，常可去除 PBMC 中绝大部分混杂的血小板。有些疾病，会使患者外周血中的血小板异常增多，可采用胎牛血清（FCS）梯度离心法去除 PBMC 中混杂的血小板。

3. 单核细胞的去除

（1）黏附法　通常利用单核细胞在 37℃和 Ca^{2+} 存在条件下，能主动黏附玻璃、塑料、尼龙毛、棉花纤维或葡聚糖凝胶的特性，可将单核细胞与淋巴细胞分开，而获得单核/巨噬细胞和纯的淋巴细胞悬液。

将 PBMC 悬液与玻璃或塑料平皿共同孵育使其黏附贴壁，取培养瓶轻轻晃动，收集悬浮细胞即为淋巴细胞，再用培养液轻轻洗刮下贴壁细胞，离心重悬，即可得单核/巨噬细胞。亦可应用玻璃纤维或葡聚糖凝胶 Sephadex G-10 柱进行黏附，洗脱液中主要是淋巴细胞。此法简便易行且快捷，对细胞损伤极少，但缺点是 B 细胞也有较弱的黏附能力，会损失部分 B 细胞。

（2）羰基铁粉吞噬法　单核细胞具有吞噬羰基铁粉的能力，在单个核细胞悬液中加直径为 3 μm 的羰基铁颗粒，置 37℃温箱内短时旋转摇动，待单核细胞充分吞噬羰基铁颗粒后，用磁铁将细胞吸至管底，上层液中含较纯的淋巴细胞。

（二）淋巴细胞亚群的分离

淋巴细胞是一个复杂而不均一的细胞群体，包括许多形态相似而表面标志和功能各异的淋巴细胞群及其亚群。进一步分离、纯化这些细胞，在免疫学研究和应用中具有重要的价值。

1. E花环沉降法　成熟的T细胞表面表达绵羊红细胞受体，即CD2或E受体。T细胞能与SRBC结合形成E花环，而B细胞则不能。将淋巴细胞与一定比例的SRBC混合，待淋巴细胞形成E花环后，用淋巴细胞分层液分离细胞。浮悬在分层界面而不形成E花环的群则富含B细胞，而沉降在管底的形成E花环的细胞用低渗法处理，使围绕细胞周围的SRBC快速裂解，则获得纯的T细胞。该方法简便易行，所获细胞的纯度可达95%~99%，可同时获得B细胞。缺点是E花环形成后可能使T细胞活化。

2. 尼龙毛柱分离法　利用B细胞具有易黏附于尼龙纤维表面的特性，可将T和B细胞分开。实验中将松散而经过处理的尼龙毛（聚酰胺纤维），均匀填入注射器内，高压灭菌，灌注淋巴细胞悬液，37℃孵育1小时。此过程中尼龙毛柱必须要保持垂直状态。用20%小牛血清的RPMI-1640培养液洗柱，收集洗脱液离心，即为T淋巴细胞；再用冷培养液边冲洗边挤压管壁，洗脱下来的即为B细胞。

该法简便易行，不需特殊仪器，淋巴细胞活性不受影响，所获T细胞纯度可达90%以上，B细胞纯度可达80%以上。

3. 免疫磁珠分离法（Immunomagnetic beads separation Techniques，IMB）是将免疫学反应的高度特异性与磁珠特有的磁响应性相结合的一种新的免疫学技术，是一种特异性强、灵敏度高的免疫学检测方法，是目前最有推广价值的技术之一。

免疫磁珠分离法原理：利用人工合成的内含铁成分、可被磁铁吸引、外有功能基团、可结合活性蛋白质（抗体）的磁珠，作为抗体的载体。当磁珠上的抗体与相应的微生物或特异性抗原物质结合后，则形成抗原-抗体-磁珠免疫复合物。该复合物具有较高的磁响应性，在磁铁磁力的作用下定向移动，使复合物与其他物质分离。这种技术有阳性选择和阴性选择，且都能由直接或间接抗体标记方法完成。

阳性选择即磁珠结合的细胞就是所要分离获得的细胞；阴性选择即磁珠结合的细胞是不需要的细胞，游离于磁场的细胞为所需细胞。

（1）直接法　将特异性抗体直接与磁珠（平均直径小于1.5 μm）交联，形成免疫磁珠（IMB），再与表达相应膜抗原的细胞结合，用强磁场分离磁珠结合细胞与磁珠未结合细胞，从而对特定细胞进行阳性或阴性选择。

（2）间接法　用羊（或兔）抗鼠IgG抗体（第二抗体）包被磁珠，可与任何已结合鼠源性单克隆抗体（第一抗体）的细胞发生反应，从而对细胞进行分离。

该方法的优点是可同时进行细胞的阳性选择和阴性选择，所获细胞的纯度可达95%~99%，获得率高达90%，活细胞率大于95%，其分离效果可与流式细胞术媲美，但比后者省时且费用低，操作简便、快速，无需特殊设备。缺点是阳性选择中抗体可导致细胞活化或细胞凋亡。

动画：免疫磁珠分离法分离T细胞

4. 流式细胞仪分离法　具有高灵敏度、高精密度、多参数分析、高纯度分选和高速度分析等众多优点。流式细胞分离法的细胞免疫表型分析广泛用于外周血淋巴细胞亚群分析，白血病细胞免疫表型分析以及各类细胞的膜抗原、黏附分子和受体等的检测。

四、吞噬细胞的分离

吞噬细胞包括两类：一类是大吞噬细胞，即单核吞噬细胞系统，包括血液中的单核细胞以及组织器官中的巨噬细胞；另一类是小吞噬细胞，即中性粒细胞。吞噬细胞具有非特异性吞噬杀伤病原体、衰老细胞和肿瘤细胞等重要生物学功能，并在特异性免疫应答中发挥重要的作用。因此，分离各类吞噬细胞、检测其功能活性，有助于了解机体的免疫状态尤其是非特异性免疫功能状态。

（一）单核细胞的分离

单核细胞的分离是指从人外周血单个核细胞中将单核细胞分离出来。主要方法有：① 黏附法；② Percoll 密度梯度分离法；③ 免疫磁珠分离法；④ 流式细胞仪分离法。目前较常用的是免疫磁珠分离法。

（二）巨噬细胞的分离

人外周血中单核–巨噬细胞可通过 Pecoll 密度梯度分离法获取，但数量较少，用血量多。用斑蝥敷贴法可从人体组织液中获取较纯的巨噬细胞，不需做进一步体外分离，细胞量损失较少。用滤纸蘸取 10% 中药斑蝥乙醇浸出液，贴敷在臂内侧皮肤表面，4~5 小时后皮肤局部充血，48 小时后局部形成水疱，吸取疱中的组织液，内含巨噬细胞。但此法对患者皮肤有一定的损伤，有时可引起局部感染，应慎用。

获取小鼠、大鼠、豚鼠等小动物的巨噬细胞，可经腹腔内注入少许液状石蜡，3~4 天后冲洗出腹腔渗出液，所得细胞悬液中 70%~80% 为巨噬细胞。

（三）中性粒细胞的分离

由于红细胞和白细胞密度不同，两者的沉降速度也存在差异。右旋糖酐能将红细胞凝聚成串使其快速沉降，而白细胞则不受其影响，实现从外周血中分离白细胞。

操作要点是首先将抗凝静脉血与 6% 右旋糖酐溶液按一定的比例混合，室温垂直静置一段时间后，红细胞在右旋糖酐作用下凝集成串而快速沉降，白细胞沉降速度慢位于上层，获取上层细胞。

第二节　淋巴细胞数量及功能检测

正常情况下，机体各类淋巴细胞的数量和功能保持相对稳定，许多疾病或生物及其他理化因素均可引起淋巴细胞数量和功能变化。临床上常根据不同淋巴细胞的表面标志进行淋巴细胞及其亚类的数量检测。淋巴细胞功能测定可分为体内试验和体外试验。体内试验可通过迟发型超敏反应间接反映T细胞的功能状态；体外试验主要包括淋巴细胞增殖试验、细胞毒试验以及激活的淋巴细胞分泌细胞因子或抗体能力的测定。通过对机体淋巴细胞及其亚类的数量和功能测定，可以为疾病的诊断、治疗、疗效评估等提供重要依据。

一、T细胞数量及功能检测

临床上，针对T细胞数量的检测主要依据T细胞及其亚群细胞表面标志，如CD3、CD4及CD8等分子，利用间接荧光免疫法、免疫组织化学法、流式细胞术等方法进行T细胞及其亚群的数量测定。T细胞在特异性抗原的刺激作用下，活化、增殖、分化为效应T细胞，效应T细胞可通过分泌细胞因子或细胞毒作用杀伤靶细胞、介导炎症、发挥细胞免疫效应。因此，针对上述环节建立了一系列检测T细胞功能的试验。

（一）T细胞数量的检测

1. 间接荧光免疫法　是通过检测T细胞表面的CD抗原来了解外周血T细胞数量和亚群的变化。将PBMC分别与抗相应CD抗原的单克隆抗体（如CD3、CD4、CD8）结合后，洗去游离抗体，再加荧光素标记的羊（兔）抗鼠IgG二抗作用后，用荧光显微镜观察并计数200个单个核细胞，以荧光阳性细胞与计数细胞总数之比，求得相应CD抗原阳性的T细胞百分率。如有条件，细胞经荧光标记抗体着染后，用流式细胞仪计数，快速而准确。

2. 免疫组织化学法　通常用酶免疫检测法，如生物素-亲和素法（ABC法）或碱性磷酸酶-抗碱性磷酸酶法（APAAP法）。为减少非特异性着染，可选用生物素-链霉亲和素系统试剂作ABC法染色。该类方法可用普通显微镜观察，凡呈棕黄色的细胞为相应CD抗原阳性细胞。通过计数着色的阳性细胞数，可以确定T细胞及其亚群的百分率。该法敏感性高，结果易于判断，不需特殊仪器，一般实验室均可开展。

（二）T细胞功能检测

T细胞具有多种生物学功能，如直接杀伤靶细胞，辅助或抑制B细胞产生抗体，对特异性抗原和促有丝分裂原的应答反应以及产生细胞因子等，据此建立了一系列检测方法，其中有些已用作临床检测细胞免疫功能的指标。

1. T细胞增殖试验　T细胞在体外受到抗原或丝裂原刺激后，细胞代谢和形态相继发生变化（图14-3、表14-1），主要表现为细胞内酶活化，蛋白质和核酸合成增加，

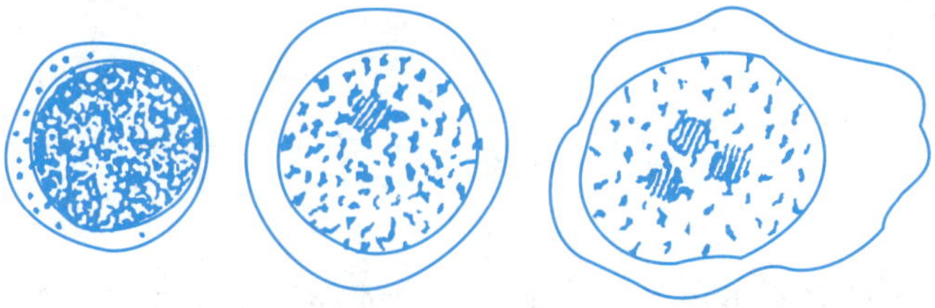

图14-3　淋巴细胞转化形态示意

细胞变大，细胞浆扩大，出现空泡，核仁明显，染色质疏松，向淋巴母细胞转化，故该试验又称为淋巴细胞转化试验（lymphocyte transformation test，LTT）。淋巴细胞转化率的高低可直接反映机体的细胞免疫水平。

常用于体外刺激T细胞增殖反应的刺激物可分为非特异性有丝分裂原和特异性抗原刺激物。前者包括植物血凝素（PHA）、刀豆蛋白A（ConA）、美洲商陆（PWM）等；后者包括白喉类毒素、破伤风类毒素、纯蛋白衍生物（PPD）和白假丝酵母菌等；应用最多的是PHA。检测T细胞增殖反应的方法如下。

（1）形态学检查法　将外周血或分离的单个核细胞与适量的PHA混合，置37℃培养72小时，取培养细胞作涂片染色镜检，凡出现明显结构域形态改变，均计为转化的淋巴细胞。计数200个细胞，按公式计算淋巴细胞转化率。正常人的T细胞转化率为60%~80%，小于50%可视为降低，转化率在一定程度上可反映细胞免疫功能。

$$转化率（\%）=\frac{转化的淋巴细胞数}{转化和未转化的淋巴细胞数}\times 100\%$$

表14-1　未转化和转化淋巴细胞的形态特征

项目	转化的淋巴细胞		未转化的淋巴母细胞
	淋巴母细胞	过渡型	
细胞大小（直径）	12~20 μm	12~16 μm	6~8 μm
核大小、染色质	增大、疏松	增大、疏松	不增大、密集
核仁	清晰、1~4	有或无	无
有丝分裂	有或无	无	无
胞质、着色	有或无	有或无	无
胞浆内空泡	有或无	有或无	无
伪足	有或无	有或无	无

（2）MTT比色法　MTT是一种可溶性四氮唑盐类黄色染料，检测原理为活细胞线粒体中的琥珀酸脱氢酶能使外源性MTT还原为不溶性的蓝紫色结晶甲瓒（Formazan）并沉积在细胞中，其生成量与细胞增殖水平成正相关。二甲基亚砜（DMSO）能溶解细胞中的甲瓒，用酶联免疫检测仪在570 nm波长处测定其光吸收值，可间接分析细胞增殖水平，以刺激指数（SI）判断淋巴细胞增殖程度。

$$SI=试验孔A_{570nm}均值/对照孔A_{570nm}均值$$

近年来，MTT的类似物即水溶性裂解产物XTT、MTS等试剂盒已问世，尽管这些新型产品的价格比MTT高，但其甲臜性质均为水溶性，无需溶解等后续步骤即可分析，且灵敏度与MTT相当或更高，使得它们具有明显的优势。该方法已广泛用于一些生物活性因子的活性检测、大规模的抗肿瘤药物筛选、细胞毒性试验以及肿瘤放射敏感性测定等。

（3）^{3}H-TdR掺入法　T细胞受有丝分裂原或抗原刺激后，在转化为淋巴母细胞的过程中，DNA 合成明显增加，且与 DNA 的合成率和程度成正相关。在终止培养前 8~16 小时，加入高浓度的 ^{3}H 标记的 DNA 合成原料胸腺嘧啶核苷（^{3}H-TdR），即被转化的淋巴细胞摄取，与内源性胸腺嘧啶竞争而掺入新合成的 DNA 中。培养结束后，用液体闪烁仪测量淋巴细胞内放射性核素量，记录每分钟脉冲数（cpm），计算 SI 反映淋巴细胞的增殖水平。

$$SI=PHA\ 刺激管\ cpm\ 均值/对照管\ cpm\ 均值$$

^{3}H-TdR 掺入法敏感性高，客观性强，重复性好。但需一定设备，并受放射性核素半衰期和污染的影响。

2. T 细胞介导的细胞毒试验　是被抗原致敏的细胞毒性 T 细胞（CTL）再次遇到相应的靶细胞后，使之破坏溶解的反应。它是评价机体细胞免疫水平的一种常用指标，特别是测定肿瘤患者 CTL 杀伤肿瘤细胞的能力，常作为判断预后和观察疗效的指标之一。

常采用 ^{51}Cr 释放法检测 CTL 的细胞毒作用。原理是用 $Na_2{}^{51}CrO_4$ 标记靶细胞，若待检细胞能杀伤靶细胞，则 ^{51}Cr 从靶细胞内释放出来，用 γ 计数仪测定靶细胞释放的 ^{51}Cr 放射活性（cpm）。通过计算 ^{51}Cr 特异性释放率，判断淋巴细胞的杀伤活性。

$$特异性释放率（\%）=\frac{实验孔\ cpm\ 均值-自发释放孔\ cpm\ 均值}{最大释放对照孔\ cpm\ 均值-自发释放孔\ cpm\ 均值}\times 100\%$$

3. T 细胞分泌功能检测　T 细胞的功能主要是由其分泌的细胞因子介导的。T 细胞能分泌不同类型的细胞因子，可以通过生物活性检测、免疫学测定和分子生物学检测等多种方法，对其含量、活性、基因表达水平等进行检测，以反映 T 细胞的功能。

4. 体内试验　正常机体对某种抗原建立了细胞免疫后，如用相同的抗原做皮肤试验时，常出现阳性的迟发型超敏反应。本试验不仅可以检查受试者是否对某种抗原具有特异性细胞免疫应答能力，而且可以检查受试者总体细胞免疫状态。

（1）特异性抗原皮肤试验　常用的特异性抗原皮肤试验为结核菌素皮肤试验，是一种迟发型超敏反应（DTH）。将定量结核菌素（OT 或 PPD）注射到受试者前臂皮内，48~72 小时观察局部反应。如出现红肿硬结，以硬结直径大于 0.5 cm 者为阳性反应，表明机体对结核杆菌建立细胞免疫；若小于 0.5 cm 或无红肿硬结，则为阴性，表明其细胞功能可能低下。其他还有链激酶-链道酶（SK-SD）、白假丝酵母菌素、皮肤毛癣菌素、腮腺炎病毒等皮试抗原。

（2）PHA 皮肤试验　将定量 PHA 注射到受试者前臂皮内，可刺激 T 细胞发生母细胞转化，在局部呈现以单个核细胞浸润为主的炎性反应。一般在注射后 6~12 小时局部出现红斑和硬结，48~72 小时达高峰。硬结直径大于 15 mm 者为阳性反应。PHA 皮肤试验敏感性高，比较安全可靠，临床常用于检测机体的细胞免疫水平。

微课：T 细胞功能检测

二、B 细胞数量及功能检测

B 细胞的数量检测主要基于 B 细胞表面存在膜免疫球蛋白（MIg）、CD 分子、小鼠红细胞受体等重要标志。B 细胞功能试验主要是检测 B 细胞在特异性抗原作用下的细胞增殖能力和分泌某种抗体的能力。B 细胞增殖能力的检测方法与 T 细胞类似。由于检测抗体的方法比较方便、成熟，故临床上较少开展 B 细胞分泌抗体功能的检查。

必要时可采用溶血空斑试验、酶联免疫斑点试验（enzyme-linked immunospot assay，ELISPOT）等对 B 细胞分泌抗体的功能进行检测。

（一）B 细胞数量检测

B 细胞表面有膜免疫球蛋白（MIg）、Fc 受体、CD19、CD20、CD21、CD22 和 CD29 等重要表面标志，其中有些系全部 B 细胞所共有，而有些仅活化 B 细胞所特有，据此可用不同的方法对 B 细胞进行数量检测。

1. MIg 的检测　MIg 为 B 细胞所特有，是鉴定 B 细胞的可靠指标。常采用荧光免疫法、免疫组织化学法检测 MIg，也可采用免疫微球法检测 MIg。正常人外周血中 MIg 细胞一般为 8%~12%。

2. CD 抗原检测　B 细胞表面抗原有 CD19、CD20、CD21、CD22、CD29、CD5 等分化抗原，其中有些是全部 B 细胞所共有，而有些仅活化 B 细胞所特有，有些可作为 B 细胞亚群的分类（如 CD5）。据此可用相应的系列 McAb 通过间接荧光免疫法、免疫组织化学法、SPA 花环法等加以检测。正常成年人外周血 CD20 阳性细胞占淋巴细胞总数的 8%~12%。

3. 小鼠红细胞受体的检测　部分 B 细胞能与小鼠红细胞形成花环，慢性 B 细胞白血病患者外周血淋巴细胞形成小鼠红细胞花环率高达 60%~85%，但健康人该花环率仅占总淋巴细胞的 5%~10%，据此推知形成该花环的性能是某些 B 细胞亚群的标志。由于此方法简便，临床可用于鉴定不同型淋巴细胞白血病。

（二）B 细胞功能检测

B 细胞受抗原刺激可分泌免疫球蛋白参与体液免疫应答。同时，B 细胞也可像 T 淋巴细胞一样，在有丝分裂原的刺激下增殖分化为淋巴母细胞（有丝裂原反应），故实验室多采用检测 B 细胞产生和分泌免疫球蛋白的能力、免疫球蛋白含量及体外 B 细胞增殖能力等来评价 B 细胞的功能状态。

1. B 细胞增殖试验　常用方法与检测 T 细胞增殖试验方法相同，如 ^{3}H-TdR 掺入法、MTT 比色法等。但刺激 B 细胞增殖的有丝分裂原不同，小鼠 B 细胞可用细菌脂多糖（LPS）作为刺激物，人类则用含 SPA 的金黄色葡萄球菌菌体及抗 IgM 抗体刺激。

2. 酶联免疫斑点法（ELISPOT）　该方法既可检测抗体分泌细胞，又可检测抗体分泌量。方法稳定、特异、抗原用量少；可同时检测不同抗原诱导的不同抗体分泌，并可定量；可检测组织切片中分泌抗体的单个细胞。

3. 溶血空斑试验　是体外检测单个抗体形成细胞（B 细胞）的一种方法，即将经 SRBC 免疫过的家兔淋巴结或小鼠脾脏制成单个细胞悬液，与一定量的 SRBC 在琼脂糖凝胶内混合倾注于小平皿或玻片上。于 37℃作用下，单个抗体形成细胞能释放出溶血素，在补体的参与下，使抗体形成细胞周围的 SRBC 溶解，从而在每一个抗体形成细胞周围，形成肉眼可见的溶血空斑。每个空斑表示一个抗体形成细胞，空斑大小表示抗体生成细胞产生抗体的多少。该法具有特异性高、筛选力强、可直接观察等优点，故可用作判定免疫功能的指标。

三、NK 细胞数量及功能检测

（一）NK 细胞数量检测

与 T、B 淋巴细胞的数量检测方法类似，NK 细胞主要根据 CD3、CD56 和 CD16 等细胞表面标志进行数量测定。

（二）NK 细胞功能检测

NK 细胞表面存在多种 CD 抗原，但均非 NK 细胞特有，因此现今极少以 CD 系列抗原为指标鉴定和计数 NK 细胞，而多检测 NK 细胞活性。NK 细胞具有细胞介导的细胞毒作用，能直接杀伤病毒感染的靶细胞和肿瘤细胞。测定人 NK 细胞活性多以 K562 细胞株作为靶细胞，而测定小鼠 NK 细胞活性常采用 YAC-1 细胞株作为靶细胞。这两种靶细胞表面缺乏 MHC-I 类分子，使 NK 细胞表现为有效的杀伤效应。

1. 形态学法　将效应细胞（PBMC 或小鼠脾细胞）与靶细胞按一定比例混合温育，用台盼蓝或伊红 Y 等活细胞拒染的染料处理，光镜下观察着染的死细胞，计算出靶细胞的死亡率，即为 NK 细胞的杀伤活性。本法简便，易于掌握，但判断死细胞与活细胞带有检测者的主观因素，也无法计数轻微损伤的细胞。

$$\text{NK 细胞活性（\%）} = \frac{\text{实验组靶细胞死亡数} - \text{对照组靶细胞死亡数}}{200} \times 100\%$$

2. 酶释放法　乳酸脱氢酶（LDH）是活细胞胞质的内含酶之一，正常情况下，不能透过细胞膜。当靶细胞受到效应细胞的攻击而损伤时，细胞膜通透性改变，LDH 从胞质中释出，释放出来的 LDH 在催化乳酸的过程中，使氧化型辅酶Ⅰ（NAD^+）变成还原型辅酶Ⅰ（NADH）。后者再通过递氢体-吩嗪二甲酯硫酸盐（PMS）还原碘硝基氯化氮唑蓝（INT）或硝基氯化四氮唑（NBT），形成有色的甲臜类化合物，在 490 nm 或 570 nm 波长处有一吸收峰，利用读取的 A 值，即可测得杀伤细胞毒活性。该法的优点是经济、快速、简便，并可做定量测定。缺点是 LDH 分子较大，当靶细胞膜严重破损时才能被释出，故此法敏感性较低。

3. 化学发光法　NK 细胞杀伤靶细胞时发生呼吸爆发，产生大量活性氧自由基，包括过氧化氢（H_2O_2）、羟自由基（OH^-）、超氧阴离子（O_2^-）和单态氧（$^1O_2$）等。它们与细胞内某些可激发物质发生反应，产生微弱的发光现象。在反应体系中加入鲁米诺能起增强效应，发光强度与 NK 细胞活性呈正相关。化学发光法操作简便快速，样品用量少，是氧化爆发检测中最为敏感，并可直接定量的方法。

4. 荧光法　用荧光素标记靶细胞，与效应细胞共同温育后，离心去上清液，用荧光计检测剩余的活靶细胞的荧光，缺点是活细胞释放的荧光常被效应细胞和培养液等所淬灭。另外，荧光法的细胞自然释放率高、荧光本底强，影响灵敏度。现常用时间分辨荧光免疫分析，优点是实验时间短、检测速度快、特异性强。

总之，检测 NK 细胞活性的方法多种多样，方法的简繁有很大差异，但敏感性和特异性亦异，从简单的活细胞计数直至最先进的流式细胞仪分析，一般可根据实验要求和具体条件选用。

第三节 吞噬细胞功能检测

单核-巨噬细胞具有强大的吞噬杀伤功能，同时作为抗原提呈细胞在特异性免疫应答中起重要的作用。根据不同吞噬细胞的功能特征，可通过不同的方法对其功能进行检测。

一、中性粒细胞功能检测

（一）趋化功能检测

1. 滤膜渗透法　现多用一种改良的微孔小室趋化试验装置，与单孔 Boyden 小室（现已不多用）相比，具有快速、准确、可多孔同时测定的优点。趋化室分上下两室，中间隔以一片 3~5 μm 孔径微孔滤膜。上室加受检的白细胞悬液；下室加趋化因子。置 37℃温育数小时。上室中的中性粒细胞受下室内趋化因子的吸引，向下层小室迁移穿过微孔滤膜进入下层膜面，经染色计数从滤膜穿过来的白细胞数，计算趋化指数（chemotactic index，CI）即可测出趋化因子的趋化活性及白细胞的趋化功能。

$$\text{趋化指数（CI）}=\frac{\text{试验孔趋化细胞数}}{\text{阴性对照孔趋化细胞数}}$$

2. 琼脂糖平板法　将含小牛血清的 1% 琼脂糖倾倒在玻片或平皿中制成凝胶平板，按图 14-4 打孔，每三孔为一组，中央孔加细胞悬液，两侧孔分别加趋化因子和对照培养液，孵育反应后，通过固定和染色，用测微器测量白细胞向 A 孔移动距离（MM）即趋化移动距离（A），和向 C 孔移动距离即随机移动距离（B），计算趋化指数（A/B），判断细胞的趋化运动能力。通常新生儿趋化指数为 2.0~2.5，成人为 3.0~3.5。

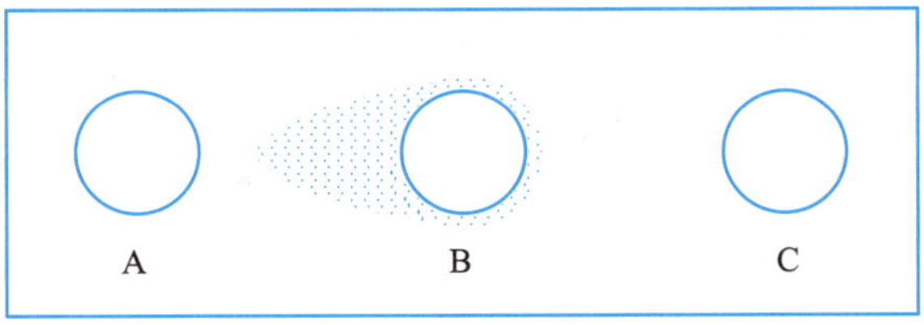

图 14-4　白细胞趋化运动示意

（二）吞噬功能检测

吞噬功能检测常用显微镜检查法。将白细胞与葡萄球菌（或白假丝酵母菌）悬液混合温育后，涂片、固定和染色。用油镜观察白细胞对该菌的吞噬情况，计数 100 个吞噬和未吞噬葡萄球菌（或白假丝酵母菌）的白细胞及所吞噬的细菌数。按下式计算吞噬率（phagocytic rate）和吞噬指数（phagocytic index）。

$$吞噬率(\%)=\frac{吞噬细菌的白细胞数}{计数的白细胞数}\times 100\%$$

$$吞噬指数=\frac{吞噬的细菌总数}{计数的白细胞数}$$

(三)杀菌功能检测

1. 溶菌法　将受检的白细胞悬液与一定量经新鲜人血清调理过的大肠杆菌或金黄色葡萄球菌悬液混合后，置37℃，定时（0、30、60、90分钟）取定量培养物，于蒸馏水中使细胞溶解后，取一定量接种于固体平板培养基。37℃培养18小时，计数生长菌落数，以判断中性粒细胞的杀菌能力。正常情况下，对大肠杆菌的杀菌率约为90%，对金黄色葡萄球菌的杀菌率约为85%。

$$杀菌率(\%)=\left(1-\frac{30、60、90分钟菌落数之和}{0分钟时的菌落数}\right)\times 100\%$$

2. 硝基蓝四氮唑（NBT）还原试验　中性粒细胞在吞噬杀菌过程中，能量消耗剧增，耗氧量亦随之相应增加，磷酸己糖旁路代谢活力增强，6-磷酸葡萄糖氧化脱氢，此时加入NBT可接受所脱的氢，使原先呈淡黄色的NBT还原成点状或块状甲臜颗粒，沉积于中性粒细胞胞质中，称NBT阳性细胞。NBT阳性细胞百分率可反映中性粒细胞的杀菌功能。正常参考值为7%~15%，平均为10%。

3. 化学发光法　中性粒细胞在吞噬经调理的金黄色葡萄球菌过程中，伴有化学发光的产生，故可用化学发光仪测定中性粒细胞的吞噬功能及其代谢活性。由于中性粒细胞的氧代谢活性与对细胞的吞噬率密切相关，杀菌能力与发光强度相平行，因此化学发光法可检测细胞杀菌功能。吞噬细胞化学发光测定法可用于研究中性粒细胞的吞噬功能，代谢活性和血清调理功能，可在生理温度和中性环境下测定，能较好地反映生理条件下吞噬细胞的功能，具有准确、灵敏、样品用量少、简便、快速等优点。其敏感性高于NBT还原试验。

二、巨噬细胞功能检测

(一)炭粒廓清试验

正常小鼠肝巨噬细胞可吞噬清除90%炭粒，脾巨噬细胞约吞噬清除10%炭粒，据此给小鼠定量静脉注射印度墨汁（炭粒悬液），间隔一定时间反复取静脉血，测定血中炭粒的浓度，根据血流中炭粒被廓清的速度，判断巨噬细胞的功能。

(二)吞噬功能的检测

巨噬细胞具有较强的吞噬功能，将巨噬细胞与鸡红细胞（CRBC）、白假丝酵母菌、酵母细胞等颗粒悬液在体外混合，置37℃保温30分钟至1小时，其间时加振摇，最后离心取测定细胞制成涂片、染色，油镜下观察、计数，通过计算吞噬率和吞噬指数

（方法同前）反映巨噬细胞的吞噬功能。参考值：吞噬率为 62.7% ± 1.38%；吞噬指数为 1.058 ± 0.05。

（三）巨噬细胞溶酶体酶的测定

巨噬细胞富含溶酶体酶，如酸性磷酸酶、溶菌酶和非特异性酯酶等，测定这些酶的活性也是衡量巨噬细胞功能的实用指标之一。

1. 酸性磷酸酶的测定

（1）硝酸铅法　在适当的酸性条件下，巨噬细胞内的酸性磷酸酶能使 β 甘油磷酸钠水解成磷酸盐，磷酸盐与硝酸铅反应产生磷酸铅，而磷酸铅再与硫酸铵反应则形成黑色硫化铅，沉积在胞质内酸性磷酸酶所在处，显示棕黑色颗粒。酶活性强弱可根据颗粒的数量和粗细不同而分级判断。颗粒数量少而细的为+，颗粒多而粗的为++，颗粒很多且很粗的为+++。

优点：可用普通试剂，价格便宜，一般实验室均有条件做；封片后可较长时间保存，并可用电子显微镜研究观察细胞的超微结构。

缺点：细胞必需固定，而且固定条件要求严格，如处理不当酶活性易消失，反应步骤也较多。

（2）偶氮法　反应液中的底物 α-萘磷酸钠被酸性磷酸酶分解后，形成萘酚和磷酸盐，而萘酚结构中的羟基（-OH）邻近的活泼碳原子，立即与偶氮染料起反应，而产生鲜艳的棕色沉积在酶所在处。本法操作简便，缺点是封片后保存时间短。

2. 非特异性酶的测定　该酶比较稳定，酶活性丧失较慢，细胞经涂片干燥，置室温至少可保存 12~24 小时，因此特别有利于临床检验室采用。

常用 α-萘醋酸法，非特异性酶可将 α-萘醋酸分解成萘酚和醋酸，萘酚迅速与偶染料结合，形成有色反应物而沉积。

（四）巨噬细胞促凝血活性测定

激活的巨噬细胞可产生一种与膜结合的凝血活性因子，可加速正常血浆的凝固。取经 37℃预温的正常兔血浆和 $CaCl_2$ 混合液，加入经黏附单层巨噬细胞的试管中，移置 37℃，即时记录血浆凝固时间。巨噬细胞与 LPS、HBsAg 或肿瘤相关抗原等混合温育后，可使血浆凝固时间明显缩短。本法稳定、方便，也是检测不同疾病患者巨噬细胞功能的指标之一。

（五）流式细胞仪检测

通过检测小鼠腹腔巨噬细胞吞噬荧光微球的能力来评价巨噬细胞的功能。该法比镜下检测获取的细胞数多，样本的代表性大，克服了形态学检测的主观性，具有灵敏、精确、重复性好、操作简便、快速的特点。

（刘琳琳）

第十四章
在线测试

思考题

1. Ficoll 分离液法分离外周血单个核细胞的原理是什么？
2. 比较淋巴细胞增殖功能检测所用的 MTT 比色法和 ^{3}H-TdR 掺入法。
3. 检测吞噬细胞功能有哪些常用方法？

第十五章　流式细胞术

第十五章
思维导图

学习目标

1. 掌握流式细胞术的关键技术及检测分析方法。
2. 熟悉流式细胞术的检测原理和临床应用。
3. 了解流式细胞仪的基本结构，流式细胞术的特点和注意事项。

第一节　流式细胞术的检测原理

流式细胞术（flow cytometry，FCM）是以流式细胞仪为检测工具，借助单克隆抗体技术和荧光染料标记技术，对悬液中的单细胞或其他生物粒子进行高速、逐一的细胞定量分析和分选。它不仅可测量细胞大小、内部颗粒的性状，还可检测细胞表面和细胞浆抗原、细胞内 DNA 和 RNA 含量等，还可根据某一参数对其中具有相同特征的细胞亚群进行分选，以供进一步深入研究，在血液学、免疫学、肿瘤学、药物学、分子生物学等学科中广泛应用。

一、细胞分析的原理

流式细胞仪的分析和分选功能主要涉及光学、光电转换和测试原理三部分。它采用激光为激发光源，利用单克隆抗体与荧光染料技术来检测单细胞悬液中单个细胞的多个参考信号，通过计算机系统进行数据分析和处理。

（一）流式细胞仪的基本机构

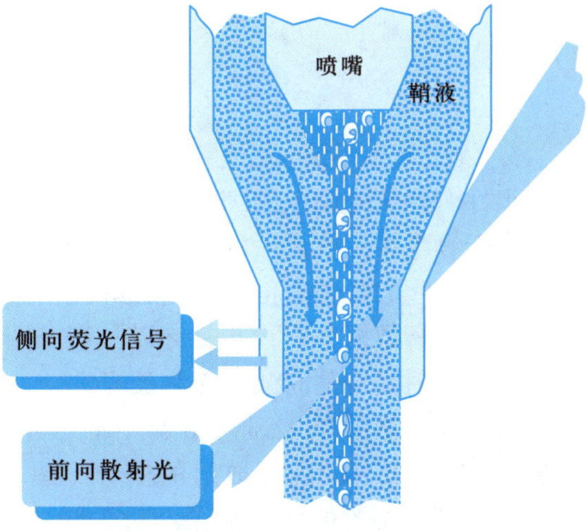

图 15-1　流式细胞仪液流系统模拟

1. 液流系统　由流动室（flow chamber）与液流驱动系统构成，是流式细胞仪的核心元件（图 15-1）。流动室由样品管、鞘液和喷嘴等组成。分析时，

动画：液流系统基本结构

动画：鞘液流的形成

动画：光信号分离系统基本结构

鞘液包裹着经荧光染色后的细胞悬液在气体正压的驱动下一同进入细胞流动室。鞘流技术实现两种液体的同轴流动，使鞘液包绕在样本流的周围，而样本流始终处于液流的轴线方向，样品中的细胞排列成单行，以相同速度、相同轨迹逐个通过激光检测区。

2. 光学系统　经特异荧光染色的细胞需经合适的激发光源照射才能发出荧光供收集检测。流式细胞仪的光学系统由激光光源、分色反光镜、光速成形器、透镜组和光电倍增管组成（图 15-2）。现代流行的流式细胞仪激光光源多采用气冷式氩离子激光器，常用激光束的波长为 488 nm，15 mW。

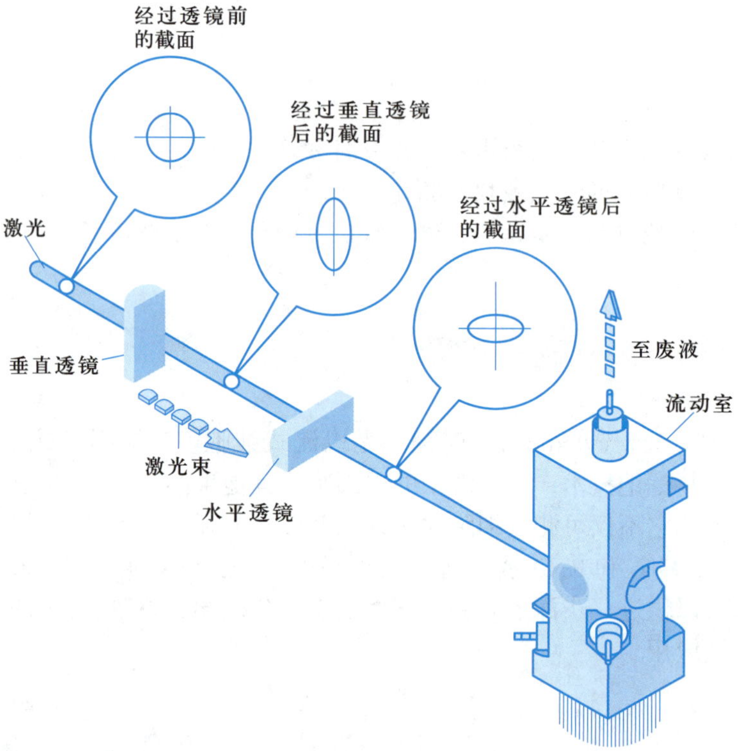

图 15-2　光束成形系统示意

3. 数据处理系统　由计算机及相应的软件组成，是实验数据分析、存储、显示的重要组件。经荧光染色的细胞受合适的光激发后所产生的荧光通过光电转换器转变成电信号进行测量。经放大后的电信号被送往计算机分析器。存贮于计算机内的流式细胞仪收集细胞产生的各种电信号（由各种光信号成比例地转换）进行数字化处理后，转入电子计算机进行数据分析，并最终以数字和图形的形式表示。流式细胞仪的数据参数主要包括前向散射光、侧向散射光和荧光。

（1）前向散射光（forward scatter，FS）　指激光束照射细胞时，光以相对轴较小的角度（0.5°~10°）向前方散射的信号（图 15-3）。FS 由位于激光束正前方的检测器收集，其强度与细胞的大小有关。对于同一细胞群体，FS 信号的强弱与细胞体积大小呈正比。因此，FS 主要用于检测细胞或其他颗粒的表面属性。

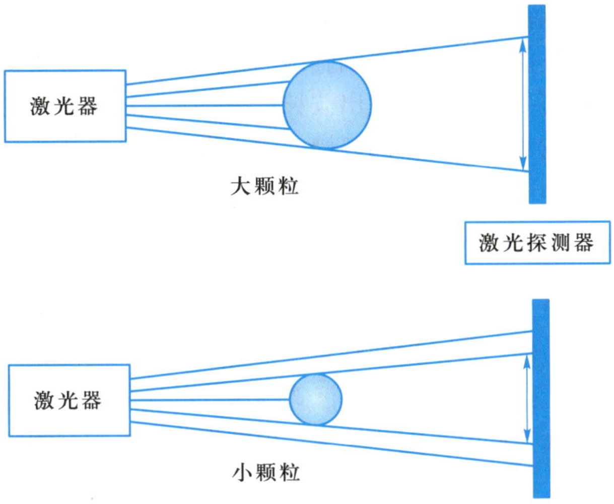

图 15-3 前向散射光示意

（2）侧向散射光（side scatter，SS） 指激光束照射细胞时，光以 90°散射的信号（图 15-4）。由位于激光束 90°方向的检测器所收集，其信号主要由细胞内部的颗粒性成分对光发生折射而产生，反映细胞或颗粒内部结构的复杂程度、表面的光滑程度。SS 信号的强弱与细胞内颗粒结构成正比。在实际工作中，常用 SS 区分外周血样品中的淋巴细胞、单核细胞和中性粒细胞等。

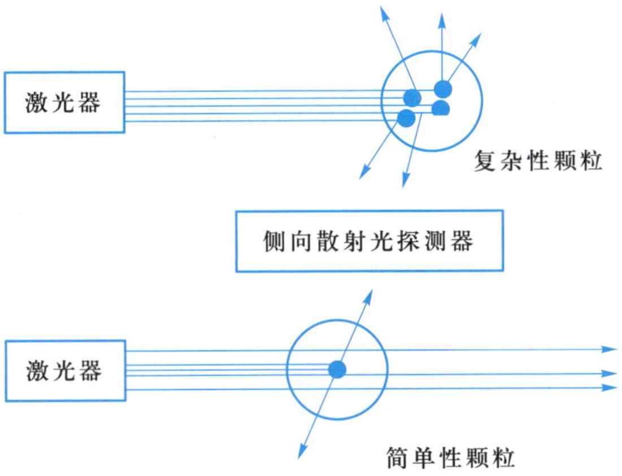

图 15-4 侧向散射光示意

前向散射光和侧向散射光不依赖任何细胞样品的制备技术，因此被称为细胞的物理参数。FS 与 SS 组成的双参数散点图是目前 FCM 分析中一种常用的测量和显示方式，能反映细胞群体及其不同亚群的形态学信息。

动画：散射光信号

（3）荧光 流式细胞仪检测分析的细胞荧光信号是经过特异性荧光染色后，在激发光的照射下发出的各种特异性荧光信号。每种荧光染料经特定的激发波长激发后产生特定波长的荧光，经过波长选择通透性滤光片，可将不同波长的散射光、荧光信号区分

动画：单个荧光细胞的激光照射

动画：光信号收集过程

动画：信号检测与分析

开，并由荧光检测器检测这些荧光信号，通过荧光信号的强弱可了解细胞或颗粒的某些特征。如荧光素单克隆抗体与细胞膜或细胞内的靶抗原结合，经染色后的细胞通过激光照射区时，在激光的照射下，荧光素发出波长比激发光长的荧光，通过检测荧光信号的强弱就可了解抗原表达量的多少。不同波谱的荧光素可被选择用于标记同一细胞的不同成分，这样就可以同时测定一个细胞的多种特征。

（二）细胞分析原理

将待测样本制备成单细胞悬液，经特异性荧光染色后，在气体压力推动下进入流动室。在流动室内被鞘液包绕形成单列细胞液柱，与水平方向的激光光束垂直相交。待测细胞在鞘液的包裹下单行排列，依次经过流式细胞仪的检测区，被荧光染料染色的细胞受到激光照射后发出荧光，同时，混合细胞群根据细胞大小和细胞内颗粒的多少会被激发而产生不同的散射光（图 15–5）。

流式细胞仪产生的分析信号主要是散射光信号和荧光信号，待测细胞经激光照射后，由于细胞的大小、形状、胞内结构的复杂性以及特异性荧光的染色不同，可以发出

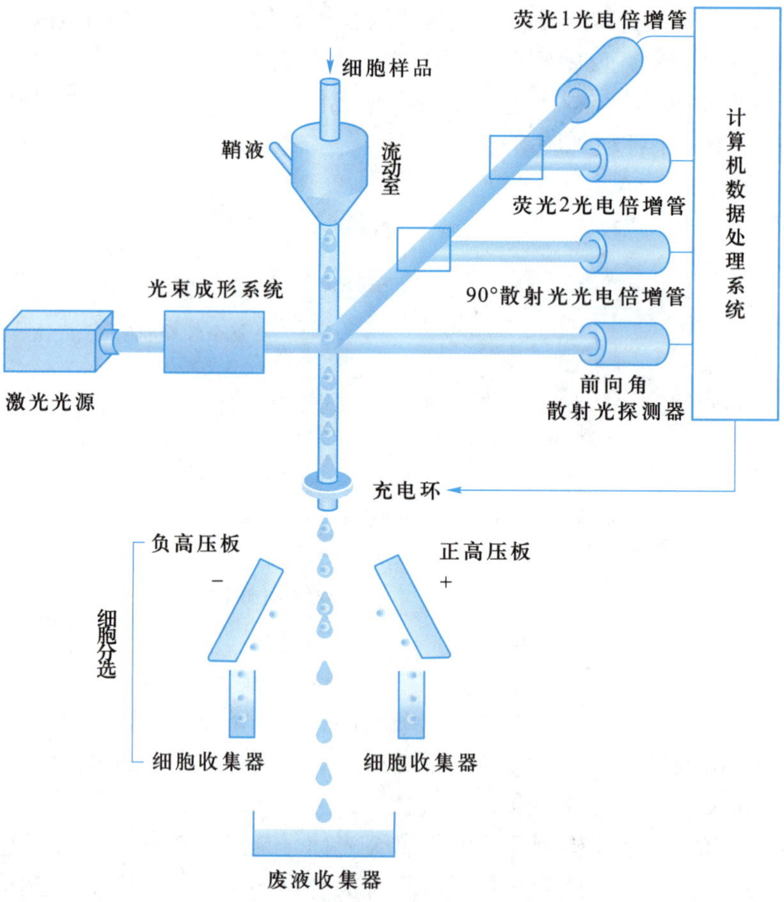

图 15–5　流式细胞仪工作原理示意

不同强度的散射光和荧光。不同光信号由相应的检测系统接受后，被转换成电信号，电信号经放大进入计算机系统进行数据处理和分析，并以图像和数据的形式输出。

二、细胞分选的原理

流式细胞仪的分选技术能够将特定细胞从混杂的细胞群中分选出来以进一步培养和研究。细胞的分选方式有捕获式分选和电荷式分选，目前应用最多的是电荷式分选。

在 FCM 流动室喷嘴上装配有一个超声振荡压电晶体片，其在高频信号控制下可以产生每秒 4 万次的振动频率，当单细胞悬液形成液柱通过流动室时，液柱被分隔成一连串均匀的液滴，当含有满足设定分选条件细胞的液滴通过检测区时，脉冲发生器产生充电脉冲，使被选定的细胞液滴带有特定的电荷，而未被选定细胞形成的液滴及不含细胞的空白液滴不被充电而不带有电荷。带电细胞液滴通过静电场而发生偏转，落入收集器中，其他液体则被当作废液抽吸掉，完成细胞分选的目的。

动画：细胞分选

为保证分选细胞的活性和纯度，进行细胞分选时，应考虑分选速度、分选纯度、分选收获率和分选得率等因素的影响。

三、流式细胞术的技术特点

相比其他细胞分析技术，流式细胞术具有以下特点：① 测量速度快，最快可在 1 秒内检测数千个甚至上万个细胞；② 多参数分析，可对同一个细胞做有关物理、化学特性的多参数测量；③ 灵敏度高，每个细胞上只需带有 1 000~3 000 个荧光分子即能被检测出来；④ 精度高，在细胞悬液中，检测细胞的变异系数更小，分辨率高；⑤ 分选细胞的纯度可达到 99% 以上；⑥ 在适宜的条件下，可对细胞进行无损性定性或定量分析及分选，保持细胞、细胞器和微粒结构及功能不被破坏。

四、流式细胞术的注意事项

在临床检验的定量分析过程中，应明确流式细胞术各项工作环节的影响因素，并对仪器性能进行严格的质量控制，以保证检测数据的准确性和可靠性。

1. 一般要求环境温度为 20~25℃，因激光的稳定性受到环境温度的影响很大。实验室内尽量减少灰尘和烟尘，室内光源和仪器光源都要有良好的屏蔽作用。
2. 使用光源必须预热并注意冷却系统工作是否正常，且光源不得在短时间内（一般要 1 小时左右）关上又打开。如光电倍增管暴露在较强的光线下以后，需要较长时间的“暗适应”以消除或降低部分暗电流本底才能工作。另外，还要注意磁屏蔽。
3. 保持液流畅通，避免气泡栓塞，所使用的鞘流液使用前要经过过滤和消毒。
4. 每天上机前须用质控品校正仪器，确保仪器的状态良好，才能进行实验。
5. 需根据样本类型采用适当的制备方式，保证待测样本新鲜，避免细胞损伤等。
6. 每次测量都需要设置同型对照和全程质控。

第二节 流式细胞术的关键技术

流式细胞术（FCM）是一项多门学科知识综合应用的复杂技术，实验设计和样品处理方面是重要环节，要有严谨的理论基础与操作经验，以保证获取正确可靠的检测结果。

一、流式细胞术单细胞样本的制备

流式细胞术分析检测必须基于单细胞，因此制备出合格的单细胞悬液是流式细胞术样本制备技术中重要的一环。根据不同来源和不同形式的样品，选择不同的制备方法。

1. 外周血和骨髓标本　外周血和骨髓是天然的单细胞悬液，是流式细胞术分析的最适合样品。其中白细胞和血小板是检测分析的常用细胞成分。上机时，只需采集微量全血，进行免疫标记后用溶血剂去除红细胞，再用缓冲液悬浮细胞即可。为了减少检测时的干扰因素，常常在测定前把某一细胞群从血液分离出来，制成单细胞悬液再进行标记染色。

2. 培养细胞　对于贴壁生长的细胞，需先用蛋白酶消化，离心去培养液，经磷酸盐缓冲溶液或生理盐水洗涤，用吸管反复吹打使细胞呈单细胞状态，然后经重悬后即可获得单细胞悬液。对于悬浮生长的细胞可不用蛋白酶消化处理，用吸管直接反复吹打，然后洗涤、低速离心、重悬后即可获得单细胞悬液。

3. 新鲜实体组织　常用酶消化法、机械法、化学处理法和表面活性剂处理法等破坏组织间的胶原纤维，水解组织间的黏多糖和蛋白质。酶消化法常用胰酶、木瓜蛋白酶、胶原酶等破坏组织间的胶原纤维、弹性纤维、水解组织细胞间的蛋白质和黏多糖；机械法主要采用外加压力的剪碎法、研磨法、网搓法等处理组织，使细胞分离，但这种方法常造成严重的细胞损伤，容易形成细胞碎片和细胞团块，单细胞产量较低；化学处理法是将组织细胞间起粘连作用的钙、镁离子置换出来，从而使细胞分散下来，可单独使用，也可以与其他方法联用；表面活性剂处理法主要是破坏细胞表面膜结构，使细胞核释放到悬液中而制备出单个细胞核成分悬液备用。

4. 石蜡包埋组织　常用的方法有二甲苯脱蜡法、组织清洁剂脱蜡法和甲氧–双氧水处理法。石蜡切片经脱蜡获取组织后，用酶进行消化处理，消化时间不宜过长，以免细胞核被消化溶解，经过滤、漂洗后即可获得单细胞悬液。

5. 脱落细胞　胸腔积液、腹水及肺、食管、膀胱等器官的刷检标本，有大量的脱落细胞。这些标本只需在采集后经过简单的离心、洗涤、筛网过滤去除细胞团块，即可制备较好的单细胞悬液。

原则上，标本应在采集后立即进行处理和荧光染色，尤其对检测细胞活性的标本，需要在采集后 1 小时内，染色测定。但在某些特殊情况下，不能及时进行标本制备和检测时，需要进行处理后保存。最常用的保存方法有三种：深低温保存法、乙醇或甲醇保存法、甲醛或多聚甲醛固定法。

二、流式细胞术样本的荧光染色

FCM 主要测定的信号参数包括散射光信号和荧光信号两种。荧光信号可以由细胞的自发荧光产生，也可以由待测细胞经特异性荧光标记染色后，受激光束激发产生。因此，样品的荧光染色是 FCM 关键技术之一。除了采用合适的标记染色方法，荧光染料的选择也是保证荧光信号产生的关键。

（一）荧光染料的选择

荧光染料需要具备以下几个条件：① 容易与被标记的单克隆抗体结合而不影响抗体自身的特异性；② 应有较高的量子产额和消光系数；③ 发射光与激发光之间应有较大波长差。

最常用的染料有异硫氰基荧光素（FITC）和藻红蛋白（PE）、碘化丙啶（PI）、德州红（Texas red）、异硫氰酸基罗丹明 X（Rhodamine X，X-RITc）等。

1. 异硫氰基荧光素　是目前应用最广泛的荧光探针，能与各种抗体蛋白结合，结合后的抗体不丧失与抗原结合的特异性。FITC 分子量为 389.4 kDa，纯品为黄色或橙黄色结晶粉末，易溶于水和乙醇溶剂。在 488 nm 氩离子激光器的激发下，可产生明亮的黄绿色荧光。在应用 FITC 时，溶液的 pH 要保持偏中性以保证荧光信号的稳定。

2. 藻红蛋白　是目前常用的荧光分析和标记各类抗体的新型荧光染料。在特定波长激发下，藻红蛋白能发射强烈的荧光，其荧光强度是荧光素的 30~100 倍，具有很好的吸光性能和很高的量子产率，在可见光谱区有很宽的激发及发射范围。用常规的标记方法可以很方便地将其与生物素、亲和素和各种单克隆抗体结合制成荧光探针。

3. 德州红和异硫氰酸基罗丹明 X　二者都是罗丹明的衍生物，因其与生物素偶联的抗体有很强的亲和力，也是用于标记单克隆抗体常用的荧光染料。

（二）荧光染色的主要方法

由于各种染料受激发后发射波长不同可产生不同颜色的荧光信号，实际应用中可通过使用不同荧光素标记抗体的组合达到多参数分析的目的。免疫荧光染色包括直接免疫荧光染色和间接免疫荧光染色。

1. 直接免疫荧光染色　是临床分析中较多采用的一种标记方法，常用于细胞表面标志的染色分析，是荧光标记染色中最基本、最简单的方法。即选用与荧光素偶联的单克隆抗体直接标记细胞。此法特异性强，标记方法简便。缺点是进行多参数分析需要购置多种荧光标记的单克隆抗体，成本较高。

2. 间接免疫荧光染色　其基本原理是用已知未标记的特异性抗体（一抗）与待测抗原反应，再用荧光素标记的抗免疫球蛋白抗体（二抗）进行标记染色，通过对荧光素标记的二抗所发射的荧光信号进行检测，对标本中待测抗原进行鉴定。

间接免疫荧光染色的优点为具有信号放大作用，敏感性高、通用性广，无需多种荧光标记单抗，只需对二抗进行荧光标记，成本相对低廉。但其操作烦琐，干扰因素较多，且在反应中有多个因素参与，易产生非特异性染色，结果判断有时较难。

目前，随着多色流式细胞仪的开发，促进了新的荧光染料的合成及抗体标记物的发展，使临床检验工作中越来越倾向于多参数同时分析。FCM多采用多色标记，比如双色标记、三色标记和四色标记，甚至五色标记、六色标记。荧光标记抗体组合的选择比较复杂，选择时应考虑免疫荧光染料及其与激发光源之间的相互匹配问题，注意避免使用一种激发光激发多种荧光染料时出现发射光谱间的重叠和交叉，进而出现错误的结果。

在检测工作中，涉及免疫荧光标记的影响因素有以下几个方面。

（1）温度　一般不超过20℃，环境温度过高会使荧光染料出现淬灭现象。荧光染色应在较低的温度环境中进行。荧光标记后，应尽量将样品置于低温环境，并避光保存。

（2）pH　每一种荧光染料都有其最适pH，只有在最适pH环境中，染料发出的荧光最强。如果pH发生改变，可能造成荧光光谱的改变，也可能导致荧光强度降低。

（3）荧光染料与荧光标记抗体的浓度　染液浓度较低时，荧光染料的荧光强度与染液浓度成正比；染液浓度过高时，会产生浓度淬灭现象使荧光强度下降。荧光标记抗体与细胞抗原特异性反应时，抗原抗体结合的量也与反应物的浓度有关，只有在抗原抗体比例合适时才出现最强反应。

（4）固定剂　应根据染色的目的与分析的细胞成分选择细胞固定剂。醛类固定剂可使一些嵌入性的荧光染料，如PI、吖啶橙等的荧光强度明显降低，因此在用PI进行凋亡分析或用吖啶橙分析网织红细胞时，不采用醛类固定剂。

第三节　流式细胞术的检测分析方法

流式细胞仪测定样品时，针对每个细胞都会记录各个光电器件所采集的检测信号，这些信号数字化后，全部结果将传输到计算机中存储并进行进一步分析。为了对获取的数据更直观地进行观察和分析，流式细胞仪多用图形化的方式对数据进行显示，其中以直方图和散点图应用最为广泛。

一、单参数直方图

单参数直方图是一维数据中常用的图形，可用于定性、定量资料的分析，反映相同荧光或散射光强度的颗粒的相对数量。细胞的每一个单参数数据以分布直方图形式来显示，横坐标与仪器内荧光强度产生的脉冲信号有关，代表荧光或散射光信号强度，其单位是信道，可以是线性关系，也可以是对数关系。纵坐标表示细胞数或颗粒计数。单参数直方图仅表示一个测量参数与细胞数量之间的分布关系，不能显示两个独立的参数与细胞数量之间的关系。对复杂表型分析时，单参数分析结果的准确性会受到诸多因素的干扰（图15-6）。

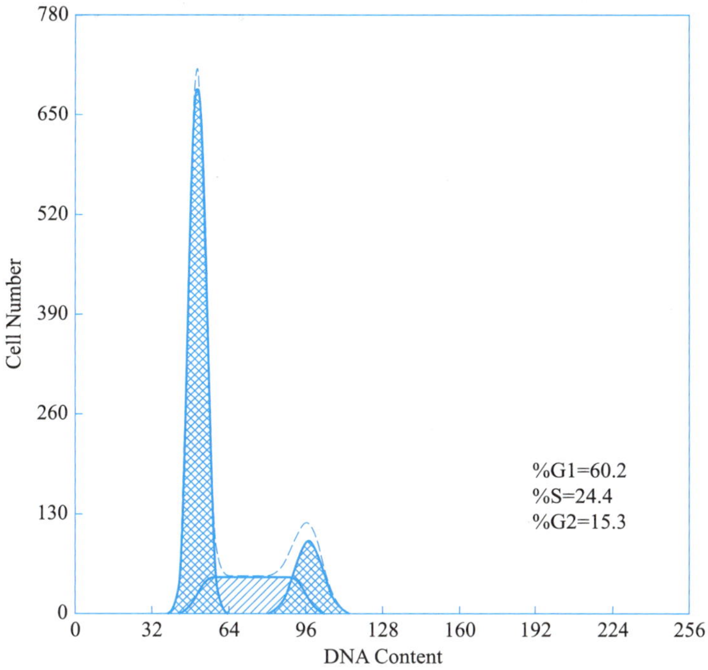

图 15-6　单参数直方图（DNA 含量直方图）

二、双参数散点图

双参数散点图是一种细胞数与双测量参数的图形，X 轴和 Y 轴分别代表与细胞有关的两个独立参数，根据这两种参数就可以确定细胞在双参数图上的表达位置（图 15-7）。最常用的基本表示法是点密图。图上每一个点均对应一个细胞的两个参数。双参数信号常采用对数信号。由于多个细胞具有相同的二维坐标，在图上只表现为一个点，这样对细胞点密集的地方就难以显示它的精细结构。因此，在临床上常以多个散点图联合分析。

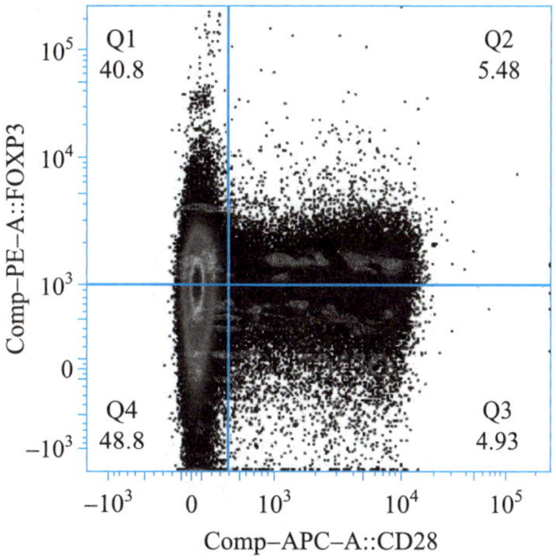

图 15-7　双参数散点图

三、三参数直方图

三参数直方图的三维坐标均为实质性参数（散射光或荧光）而非细胞数。任意在如 FSC、SSC、FL1、FL2、FL3 或 FL4 等参数中选择 3 个参数为 X 轴、Y 轴和 Z 轴，构成一个三维图（图 15-8）。在三维空间中每一群细胞各处于独立的空间位置，因此对复杂的细胞亚群观察更为直观、准确，但对其数据的统计分析较难。

四、多参数综合分析

FCM 常常需要分析 3 个以上的参数，多色荧光信号检测所得到的荧光信号和散射光信号须根据需要进行组合分析以获得所需的信息。这类多参数综合分析一般都基于双参数散点图或单参数直方图（图 15-9）。分析多参数数据，可将每两个数据组成一对，用直方图、散点图、等高图或假三维图等进行分析。门（gate）和区域（region）的设置是多参数分析的基础。通过多参数综合分析能够同时比较各种细胞的不同抗原表达水平，可以统计各种细胞群体的数量或百分比以及平均荧光强度等，分析细胞的多种生物学特性。

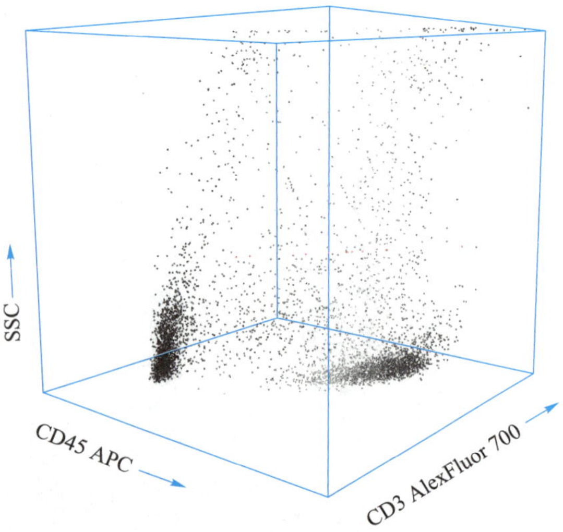

图 15-8 三参数直方图

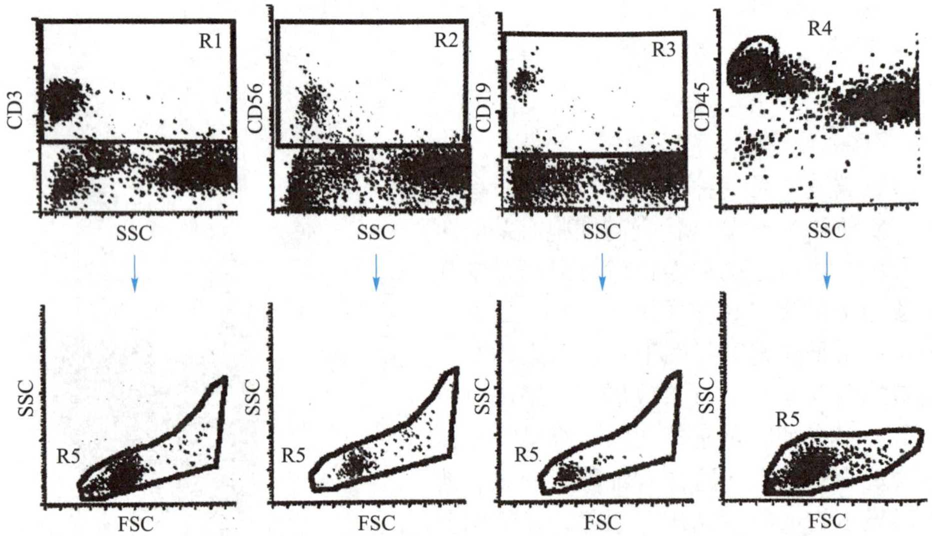

本图展示了多参数分析的策略，将人血细胞用抗CD3-FITC、抗CD56-PE、抗CD19-PECY5、抗CD45-APC进行标记后流式分析。上图为SSC/荧光参数的二维点图，如图所示，分别对图中阳性细胞进行设门(R1-R4)，然后对所圈定的细胞用FSC/SSC进行显示(下图)，再对显示的细胞群进行设门(R5)进行进一步分析

图 15-9 多参数综合分析

1. 门设置 “设门”就是在某一张选定参数的直方图上根据该图的细胞群分布选定要分析的特定细胞群，并要求该样本的所有其他参数组合的直方图只体现该群细胞的分布情况。

2. 区域设置　是指同一张单参数或双参数直方图中根据信号的强弱来划定分析区域，从而计算分析区域内的细胞数量。region 是与 gate 同时存在的概念，可与门对应，也可包含于门中。

第四节　流式细胞术的临床应用

随着流式细胞术的不断改进与提高，其应用范围也日益广泛，逐渐成为各种疾病诊断、疗效评估以及预后判定等方面的主要技术手段。通过流式细胞术对细胞表面的抗原成分进行标记分析，可对细胞进行多参数检测，并区分细胞的各种特性，为临床疾病的诊断和治疗提供必要手段与帮助。

一、淋巴细胞及其亚群的分离

淋巴细胞是执行免疫功能和参与免疫调节的免疫活性细胞。不同淋巴细胞表达的 CD 抗原都有独自的抗原特性，在临床疾病发生过程中对各淋巴细胞的 CD 抗原进行测定，对于判断机体免疫功能状态、了解免疫相关疾病的发病机制具有十分重要的意义。

1. 淋巴细胞亚群分析　临床经常测定的淋巴细胞亚群包括 T 淋巴细胞（$CD3^+$）、辅助性 T 细胞（$CD3^+CD4^+$）、细胞毒性 T 细胞（$CD3^+CD8^+$）、B 淋巴细胞（$CD19^+$ 或 $CD20^+$）、NK 细胞（$CD3^-CD56^+$）等。如病毒感染、恶性肿瘤等患者 $CD4^+/CD8^+$ 比值降低；SLE 患者外周血 $CD4^+/CD8^+$ 比值往往升高；$CD4^+/CD8^+$ 比值常用来监测器官移植患者的免疫状态等。

2. 淋巴细胞功能分析　主要通过检测活化淋巴细胞和胞内细胞因子。

（1）活化淋巴细胞检测　活化的 T 细胞在不同时期表达的表面标志有 CD25、CD69、CD71、HLA-DR 等；活化的 B 淋巴细胞表面标志有 CD23。通过检测这些表面标志，就可以了解淋巴细胞的活化状态，从而判定机体的免疫功能。

（2）胞内细胞因子检测　根据细胞因子分泌的不同可将 $CD4^+$ T 细胞分为两型：Th1 和 Th2。Th1 细胞亚群主要分泌 IL-2，IFN-γ，TNF-α 等细胞因子；Th2 细胞亚群主要分泌 IL-4，IL-5，IL-10 与 IL-13 等细胞因子。Th1/Th2 的平衡失调与多种疾病的发生、发展和预后密切相关。

二、白血病免疫表型分析

正常血细胞从多能造血干细胞分化、发育、成熟为功能细胞的过程中，细胞膜、细胞质或细胞核的抗原随着分化成熟过程不断发生改变，并表现出与细胞系列及其分化程度相关的特异性，这些抗原又被称为造血细胞分化抗原。如 T 淋巴细胞的 CD2、CD3、CD4、CD5、CD7、CD8 等抗原；B 淋巴细胞的 CD19、CD20、CD21、CD22 等抗原；髓系细胞的 MPO、CD33、CD13、CD14、CD15、CD117 等抗原；巨核系细胞的 CD41、CD61 抗原；红系细胞的 GLY-A 抗原。

白血病免疫表型分析是研究白血病分化抗原和白血病分类诊断的重要手段，即利用McAb检测白血病细胞的细胞膜和细胞质抗原，分析其表现型，以了解白血病细胞的分类和分期。白血病免疫表型分析对鉴别急性淋巴细胞白血病和急性非淋巴细胞白血病有决定作用，对鉴别急性非淋巴细胞白血病的某些亚型如M7、M3也有决定作用，对于用形态学、细胞组织化学不能诊断的急性白血病、急性未分化白血病及混合性白血病等有重要的意义。

三、艾滋病的诊断与治疗

艾滋病又称获得性免疫缺陷综合征（acquired immune deficiency syndrome，AIDS），是由人类免疫缺陷病毒（HIV）选择性地侵犯和破坏$CD4^+$ T细胞，致使$CD4^+$ T细胞数量显著下降，继而累及各免疫功能器官，造成全身免疫功能受损。

$CD4^+$ T细胞是HIV病毒的主要靶细胞，HIV病毒在其中复制、装配，同时造成感染细胞的死亡。随着病程的进展，患者$CD4^+$ T细胞绝对计数表现为进行性下降，$CD4^+/CD8^+$比值持续下降并倒置。FCM是AIDS免疫功能检测的重要手段，它可以实现$CD4^+$ T细胞的绝对计数。对HIV感染的人群定期监测其$CD4^+$ T细胞的绝对数，可以了解他们的免疫状态，已成为临床上诊断AIDS和进行疗效评估不可或缺的重要指标。此外，FCM采用三参数荧光标记计数还可对外周血T细胞及其亚群进行分析，并可通过动态监测T细胞亚群对HIV携带者及艾滋病发病患者进行鉴别。

四、免疫性血液病诊断

1. 阵发性睡眠性血红蛋白尿症（paroxysmal nocturnal hemoglobinuria，PNH）是一种以补体介导的，血管内溶血为特征的造血干细胞克隆性疾病。研究表明，PNH患者的血细胞膜上缺乏多种糖化肌醇磷脂结合蛋白（GPI锚蛋白），如C3转换酶衰变加速因子（CD55）、反应性溶血膜的抑制物（CD59）等，致使血细胞对补体异常敏感，出现血管内溶血为特征的一系列症状。通过FCM检测外周血红细胞膜、白细胞膜及网织红细胞膜上CD55和CD59的表达，已逐渐成为诊断PNH的重要手段。

2. 原发性血小板减少性紫癜和中性粒细胞减少症　两病患者血液中存在着抗血小板抗体和抗白细胞抗体，流式细胞术可用于这些抗体的分析。

五、自身免疫性疾病与HLA表型分析

一些自身免疫性疾病与某些类型的HLA异常表达有关。如强直性脊柱炎，其外周的HLA-B27的表达程度与疾病的发生有很高的相关性，通常58%~97%的强直性脊柱炎患者可检出这种抗原，而正常人仅2%~7%可检出这种抗原。利用FCM可以进行HLA-B27/HLA-B7双标记抗体检测HLA-B27阳性细胞，同时又可排除交叉反应。用流式细胞术测定淋巴细胞表面HLA-B27的表达，操作简便、结果稳定、重复性好。FCM通过细胞分选原理可以快速检测HLA-B27，且特异度高、敏感性强，为强直性脊柱炎的临床诊断提供了有力的帮助。

六、在临床肿瘤学与移植免疫中的应用

DNA 非整倍体出现率增高是癌变的一个重要标志。FCM 可对 DNA 进行精确的定量分析，判断细胞的倍体状态，且有助于癌变的早期诊断。另外，FCM 可进行细胞周期分析、定量分析检测细胞增殖标志物、细胞表面标志、癌基因蛋白产物、耐药蛋白、细胞凋亡等，从而获得组织形态学方法难以得到的信息，为肿瘤的临床诊断、治疗和预防提供帮助。

FCM 在检测化疗药物在细胞中的分布、研究药物的作用机制及筛选新药等方面的应用也非常广泛，如化疗药物对肿瘤细胞的凋亡机制的研究就可通过测 DNA 凋亡峰、Bcl-2 凋亡调节蛋白等进行观察。器官移植前交叉配型是必须进行的检测项目，对于 HLA 组织配型，流式细胞交叉配型技术较传统应用的补体依赖淋巴细胞毒试验，更加敏感、特异且操作简便。

（王　芳）

思 考 题

1. 简述流式细胞术分析的原理。
2. 简述流式细胞术的关键技术及检测分析方法。
3. 简述流式细胞术的临床应用。

第十五章
在线测试

第三篇　临床免疫学检验及应用

第十六章　感染性疾病免疫学检验

第十六章
思维导图

学习目标

1. 掌握固有免疫的概念、组成和应答机制；人工主动免疫、人工被动免疫的概念和区别；细菌感染相关抗体、肝炎病毒抗原和抗体、梅毒螺旋体抗体的检测。
2. 熟悉固有免疫的生物学意义；优生四项（TORCH）检测。
3. 了解疫苗接种的效果监测。
4. 能正确评价检测抗原、抗体，诊断感染的临床应用。

案例导入

小周今年20岁，从安徽到杭州打工已有一年多。大约半年前，她突然出现小便发黄、四肢乏力、恶心、呕吐等症状。询问病史，小周家人和身边朋友都没有乙肝病史，只是发病前两个月，小周跟几个小姐妹一起，到首饰店打了耳洞，当时出了点血，但大家都以为正常，也就没在意。医院检测结果：乙肝表面抗原阳性、乙肝表面抗体阴性、乙肝e抗原阳性、乙肝e抗体阴性、乙肝核心抗体阳性。

思考题：

1. 请分析小周可能患什么病？
2. 小周通过何种途径感染该疾病？

感染性疾病（Infectious diseases）指病原微生物引起炎症或器官功能障碍的症状。病原微生物作为抗原入侵机体，在导致机体发生感染的同时，亦可诱导机体建立对病原微生物感染的免疫，以维持机体生理功能的平衡与稳定。

第一节　固有免疫

免疫应答（immune response）是机体免疫系统对抗原刺激所产生的，以排除抗原为目的的生理过程。根据免疫应答识别的特点、获得形式以及效应机制，可分为适应性免疫（adaptive immunity）和固有免疫（innate immunity）。固有免疫亦称天然免疫或非特异性免疫，是人类在长期的种系发育和进化过程中，逐渐建立起来的一系列防御病原体等抗原的功能，构成了机体抵御病原生物入侵的第一道防线。固有免疫应答的防御作用主要通过机体屏障机构、效应细胞和效应分子来实现（图 16–1）。

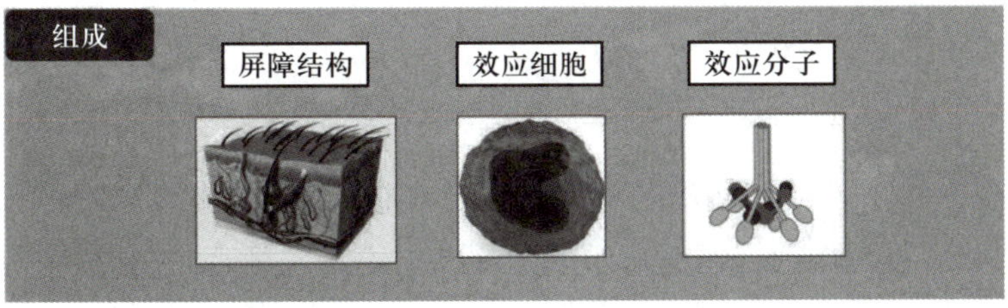

图 16–1　固有免疫的组成

一、固有免疫的屏障结构

固有免疫的屏障结构包括皮肤黏膜屏障、血–脑屏障和血–胎屏障等。

（一）皮肤黏膜屏障

皮肤和黏膜上皮细胞及其附属成分构成的天然屏障是人体抵御病原体感染的天然屏障，也是人体防御病原体入侵的第一道屏障（图 16–2）。主要有以下三种屏障作用。

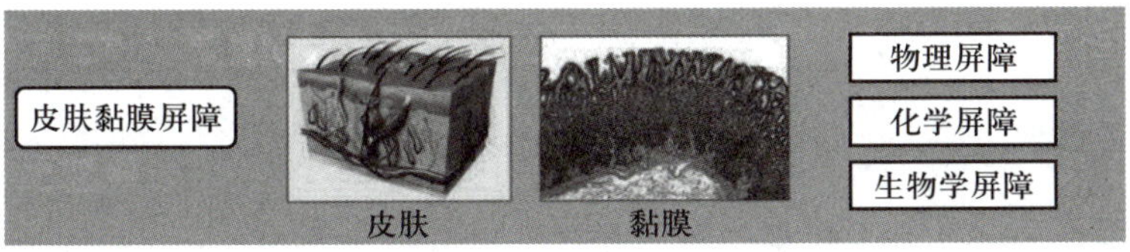

图 16–2　皮肤黏膜屏障

1. 物理屏障作用　皮肤由多层鳞状上皮和致密的间质细胞连接而成，构成阻挡细菌、病毒、寄生虫等病原体感染的坚实屏障。与外界相通的人体管腔内表面有单层柱状上皮细胞覆盖，其机械阻挡作用较弱，但黏膜表面的分泌液具有冲洗作用，纤毛具有定向摆动作用，皮肤和黏膜表面细胞的脱落和更新，可清除黏附于表面的病原微生物。这些都有助于及时阻挡、清理侵入人体的微生物和其他有害物质，减少感染的发生。

2. 化学屏障作用　皮肤和黏膜分泌物中含有多种杀菌、抑菌物质，主要包括：皮脂腺分泌的不饱和脂肪酸，汗腺分泌的乳酸，胃液中的胃酸，唾液，泪液，呼吸道、消化道和泌尿生殖道黏液中的溶菌酶、抗菌肽和乳铁蛋白等。这些抗菌物质在皮肤黏膜表面形成抗御病原体的化学屏障。

3. 生物学屏障作用　寄居在皮肤和黏膜表面的正常菌群，可通过与病原体竞争结合上皮细胞和营养物质的作用方式，或通过分泌某些杀菌、抑菌物质对病原体产生抗御作用。例如，正常菌群可对局部细菌的生长产生拮抗作用，临床不适当地大量和长期应用广谱抗生素，可因消化道正常菌群大部分被杀伤或抑制，致使耐药性金黄色葡萄球菌和白念珠菌大量生长，而引发葡萄球菌性肠炎和白念珠菌性肠炎；口腔中的唾液链球菌能产生 H_2O_2，对白喉杆菌和脑膜炎球菌具有杀伤作用；肠道中大肠杆菌产生的细菌素对某些厌氧菌和 G^+ 菌具有抑制和杀伤作用。

（二）血–脑屏障

血–脑屏障由软脑膜、脉络丛的毛细血管壁和包在壁外的星形胶质细胞形成的胶质膜组成。此种组织结构致密，能阻挡血液中的病原体和其他大分子物质进入脑组织及脑室，从而对中枢神经系统产生保护作用。婴幼儿血–脑屏障尚未发育完善，故易发生中枢神经系统感染。

（三）血–胎屏障

血–胎屏障由母体子宫内膜的基蜕膜和胎儿的绒毛膜滋养层细胞共同构成。血–胎屏障不妨碍母子间营养物质的交换，正常情况下可防止母体内病原体和有害物质进入胎儿体内，从而保护胎儿免遭感染，使之正常发育。妊娠早期（三个月内）血–胎屏障发育尚未完善，此时孕妇若感染风疹和巨细胞等病毒，可导致胎儿畸形或流产。

二、固有免疫的效应细胞

参与固有免疫应答的效应细胞主要包括：吞噬细胞、NK 细胞、γδT 细胞、B1 细胞、肥大细胞等。

（一）吞噬细胞

吞噬细胞主要包括中性粒细胞（neutrophil）和单核–巨噬细胞（mononuclear phagocyte）两类（图 16–3）。中性粒细胞占血液白细胞总数的 60%~70%，是白细胞中数量最多的一种。中性粒细胞来源于骨髓，产生速率高，每分钟约产生 1×10^7 个，但存活期短，为 2~3 天。中性粒细胞胞浆中含有两种颗粒：较大的初级颗粒，即溶酶体颗粒，内含髓过氧化物酶、酸性磷酸酶和溶菌酶等；较小的次级颗粒，内含碱性磷酸酶、溶菌酶、防御素和杀菌渗透增强蛋白等。中性粒细胞具有很强的趋化作用和吞噬功能，病原体在局

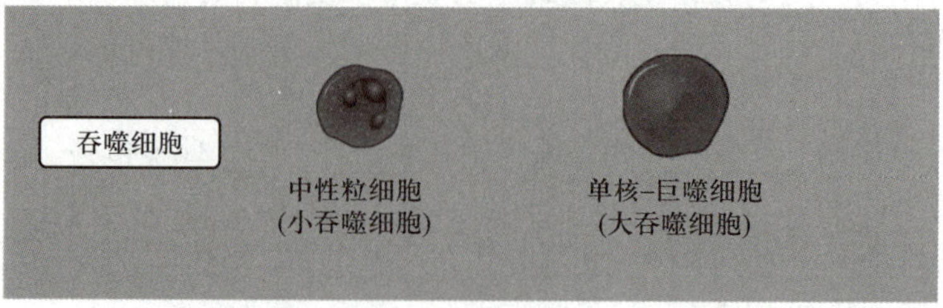

图 16–3　吞噬细胞

部引发感染时，它们可迅速穿越血管内皮细胞进入感染部位，对入侵的病原体发挥吞噬杀伤和清除作用。中性粒细胞表面表达 IgG Fc 受体和补体 C3b 受体，也可通过调理作用促进和增强中性粒细胞的吞噬、杀菌作用。

单核-巨噬细胞包括血液中的单核细胞（monocyte）和组织器官中的巨噬细胞（macrophage）。单核细胞占血液中白细胞总数的 3%~8%。其体积较淋巴细胞略大，胞质中富含溶酶体颗粒，其内含过氧化物酶、酸性磷酸酶、非特异性酯酶和溶菌酶等多种酶类物质。单核细胞在血液中仅停留 12~24 小时，其进入表皮棘层，可分化为朗格汉斯细胞；进入结缔组织或器官，可分化为巨噬细胞。

（二）NK 细胞

NK 细胞无需抗原预先致敏，即可直接杀伤某些肿瘤细胞和病毒感染细胞，故在机体抗肿瘤、早期抗病毒或胞内寄生菌感染的免疫应答中起重要的作用。NK 细胞表面表达 IgG Fc 受体，也可借助 ADCC 作用杀伤靶细胞。NK 细胞与靶细胞密切接触，释放穿孔素和颗粒酶。穿孔素可在靶细胞膜上形成通道，使水、电解质迅速进入胞内，导致靶细胞崩解破坏。颗粒酶是一类丝氨酸蛋白酶，可循穿孔素在靶细胞膜上所形成的通道进入胞内，诱导靶细胞凋亡。活化的 NK 细胞还可表达 FasL，其与靶细胞表面的 Fas 结合，诱导细胞凋亡。

（三）γδT 细胞

此细胞主要分布于肠道、呼吸道及泌尿生殖道等黏膜和皮下组织中，数量较少。其 TCR 缺乏多样性，但可直接识别某些完整的多肽抗原，是皮肤黏膜局部参与早期抗感染免疫的主要效应细胞，也具有非特异性杀瘤作用。此外，活化的 γδT 细胞还可分泌 IL-2、IL-4、IL-5、IL-6、IL-10、IFN-γ、GM-CSF 和 TNF-α 等多种细胞因子，增强机体非特异性免疫防御功能并参与免疫调节。

（四）B1 细胞

B1 细胞主要分布于胸腔、腹腔和肠壁固有层中（图 16-4），是具有自我更新能力的 $CD5^+$、$mIgM^+$B 细胞。B1 细胞的 BCR 缺乏多样性，其识别的抗原主要包括：① 某些细菌表面共有的多糖抗原，如细菌脂多糖、肺炎球菌荚膜多糖和葡聚糖等；② 某些变性的自身抗原，如变性 IgG。B1 细胞所产生的抗体具有多反应性，即可对多种细菌和变性自身抗原起作用并将其清除。B1 细胞在机体早期抗感染免疫和维持自稳中具有重

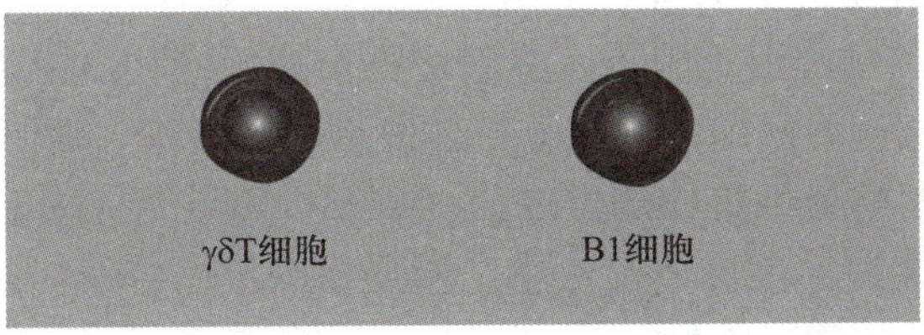

图 16-4　γδT 细胞和 B1 细胞

要的作用。B1 细胞接受多糖抗原刺激后，48 小时内即可产生以 IgM 为主的低亲和力抗体，这对机体早期抗感染免疫和清除变性自身抗原具有重要的作用。

（五）肥大细胞

肥大细胞主要分布于皮肤、呼吸道、胃肠道黏膜下结缔组织和血管壁周围组织中，其表面具有膜型识别受体（PRR），过敏毒素 C3a/C5a 受体和高亲和力 IgE Fc 受体。肥大细胞不能吞噬、杀伤侵入体内的病原体，但可通过上述识别受体与相应配体结合而被激活或处于致敏状态，并能通过脱颗粒释放或合成炎性介质（组胺、白三烯、前列腺素 D_2 等）和促炎细胞因子（IL-1、IL-4、IL-8 和 TNF 等）引发炎症反应，从而在机体抗感染、抗肿瘤和免疫调节中发挥重要的作用。变应原与致敏肥大细胞表面特异性 IgE 抗体结合，可通过介导高亲和力 IgE Fc 受体交联而使肥大细胞脱颗粒，引发 I 型超敏反应。

三、固有免疫的效应分子

正常体液和组织中还有多种抑制和杀伤病原体的效应分子，主要包括：补体、细胞因子、溶菌酶、乙型溶素和 C 反应蛋白等（图 16–5）。

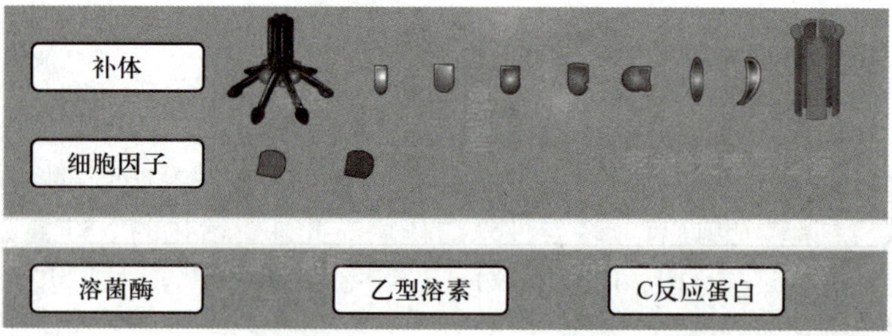

图 16–5　效应分子

（一）补体

补体是参与固有免疫应答的最重要的免疫效应分子，具有多方面的免疫效应。

1. 细胞溶解作用　侵入机体的多种病原微生物可通过旁路途径或甘露聚糖结合凝集素（MBL）途径而迅速激活补体系统，并产生溶菌或病毒溶解作用。

2. 趋化和促炎症发生作用　其活化成分中 C3a、C5a、C5b67 可吸引吞噬细胞到达感染部位，使之活化并增强其吞噬、杀菌作用；C3a、C5a 可直接激活肥大细胞，使其分泌一系列炎性介质和促炎细胞因子，引起增强炎症反应；C3b/C4b 具有调理和免疫黏附作用，可促进吞噬细胞对病原体和抗原抗体复合物的吞噬、清除。

上述作用可发生于特异性抗体产生之前，故在机体早期抗感染免疫中具有十分重要的意义。当针对病原体特异性抗体产生后，所形成的抗原–抗体复合物可激活补体经典途径，更为有效地发挥抗感染作用。

（二）细胞因子

病原体感染机体后，可刺激免疫细胞和感染的组织细胞产生多种细胞因子，引起炎症反应，产生抗病毒、抗肿瘤和免疫调节等作用。

（三）溶菌酶

溶菌酶是一种不耐热的碱性蛋白质，广泛存在于各种体液、外分泌液和吞噬细胞溶酶体中。溶菌酶能够裂解 G^+ 菌细胞壁中 N-乙酰葡糖胺与 N-乙酰胞壁酸之间的 β-1,4 糖苷键，使细胞壁的重要组分肽聚糖破坏，从而导致细菌溶解、破坏。G^- 菌的肽聚糖还有脂多糖和脂蛋白包裹，故对溶菌酶不敏感。但在特异性抗体和补体存在下，G^- 菌也可被溶菌酶溶解、破坏。

（四）乙型溶素

乙型溶素是血清中一种对热较稳定的碱性多肽，在血浆凝固时由血小板释放，故血清中乙型溶素浓度显著高于血浆中水平。乙型溶素可作用于 G^+ 菌细胞膜，产生非酶性破坏效应，但对 G^- 菌无效。

（五）C 反应蛋白

人类 C 反应蛋白（C-reactive protein，CRP）是指在机体受到感染或组织损伤时血浆中一些急剧上升的蛋白质（急性蛋白）。CRP 可以激活补体和加强吞噬细胞的吞噬而起调理作用，从而清除入侵机体的病原微生物和损伤、坏死、凋亡的组织细胞，在机体的天然免疫过程中发挥重要的保护作用。

四、固有免疫的应答机制

吞噬细胞的吞噬和杀灭过程（以杀菌为例）一般分为三个阶段。

（一）接触病原菌

吞噬细胞与病原菌的接触可为偶然相遇，也可在趋化因子的作用下向病原菌定向移动。病原相关模式分子（pathogen associated molecular patterns，PAMP），即模式识别受体的配体，是病原体及其产物所共有的、某些高度保守的特定分子结构。PAMP 种类有限，但在病原微生物中广泛分布，主要包括 G^- 菌的脂多糖、G^+ 菌的肽聚糖和脂磷壁酸、分枝杆菌和螺旋体的脂蛋白与脂肽、细菌和真菌的甘露糖等。

巨噬细胞能表达多种模式识别受体，参与对病原体的吞噬和杀伤作用。模式识别受体（pattern recognition receptors，PRR），是指单核-巨噬细胞和树突状细胞等固有免疫细胞表面或胞内器室膜上能够识别病原体某些共有特定分子结构的受体。此类受体较少呈多样性，主要包括甘露糖受体、清道夫（清除）受体和 Toll 样受体。甘露糖受体能与广泛表达于病原体（如分枝杆菌、克雷伯菌、肺孢子菌和酵母菌等）细胞壁的糖蛋白和糖脂分子末端的甘露糖及岩藻糖残基结合，介导吞噬或胞吞作用。清道夫受体可识别乙酰化低密度脂蛋白、G^- 菌脂多糖（LPS）、G^+ 菌磷壁酸及磷脂酰丝氨酸（凋亡细胞重要的表面标志物），从而参与清除某些病原体、衰老红细胞和某些凋亡细胞。Toll 样受体是主要识别病原微生物表面某些共有特定的分子结构，可诱导细胞因子的分泌。

（二）吞入病原菌

吞噬细胞与细菌接触部位的细胞膜内陷，伸出伪足将细菌摄入，形成由部分细胞膜包绕的吞噬体。

（三）杀死和破坏病原菌

细胞内的溶酶体向吞噬体靠近，并与之融合成吞噬溶酶体，溶酶体内的溶菌酶、髓过氧化物酶、乳铁蛋白、杀菌素、碱性磷酸酶等可杀死细菌，蛋白酶、多糖酶、脂酶、核酸酶等则将细菌分解，最后吞噬细胞将不能消化的细菌残渣排出胞外，主要包括氧依赖途径和氧非依赖杀菌途径。

1. 氧依赖途径　该途径主要效应分子是反应性氧中间物和反应性氮中间物。

（1）反应性氧中间物（reactive oxygen intermediates，ROI）是指在吞噬作用激发下，通过呼吸爆发，激活细胞膜上还原型辅酶Ⅰ和还原型辅酶Ⅱ，使分子氧活化，生成超氧阴离子（O_2^-）、游离羟基（OH^-）、过氧化氢（H_2O_2）和单态氧（O_2）产生杀菌作用的系统。上述活性氧物质具有强氧化作用和细胞毒作用，可有效地杀伤病原微生物，同时对机体组织细胞也有一定损伤作用。

（2）反应性氮中间物（reactive nitrogen intermediates，RNI）是指巨噬细胞活化后所产生的诱导型一氧化氮合成酶，在酶的作用下，催化生成一氧化氮，对细菌和肿瘤细胞均有杀伤和细胞毒作用。

2. 氧非依赖途径　指无需氧分子参与的杀菌作用，主要包括以下几个方面。

（1）酸性环境　吞噬体或吞噬溶酶体形成后，其内糖酵解作用增强，乳酸累积可使 pH 降至 3.5~4.0，发挥杀菌或抑菌作用。

（2）溶菌酶　在酸性条件下，溶酶体内溶菌酶使 G^+ 菌胞壁肽聚糖破坏，发挥杀菌作用。

（3）防御素　包括阳离子蛋白和多肽，可在菌细胞脂质双层形成“离子通道”，导致菌细胞裂解。

3. 消化和清除　病原体被杀伤或破坏后，在吞噬溶酶体内多种水解酶（如蛋白酶、核酸酶、脂酶和磷酸酶等）作用下，可进一步消化降解。大部分产物通过胞吐作用而排出胞外；部分被加工、处理为免疫原性肽段，与 MHC 分子结合为复合物而被提呈给 T 细胞，启动适应性免疫应答。

五、固有免疫的生物学意义

（一）抗感染作用

固有免疫应答是机体抗感染的第一道防线和第二道防线。组成固有免疫系统的细胞和分子在机体内分布广泛，反应速度较快，在防御细菌、病毒、寄生虫感染的免疫中具有重要的作用。尤其是在感染早期机体尚未形成特异性免疫应答的情况下，固有免疫应答尤为重要。

（二）抗肿瘤作用和移植排斥反应

肿瘤细胞能激活 NK 细胞，NK 细胞可发挥细胞毒作用，杀死或诱导肿瘤细胞凋亡。NK 细胞和 γδT 细胞可监视肿瘤细胞的出现。活化的 Mφ 可分泌 TNF、蛋白水解酶、IFN 和活性氧等细胞毒性分子，直接杀伤肿瘤细胞。此外，中性粒细胞和多种细胞因子也参与肿瘤的非特异性免疫。

（三）参与和促进炎症反应作用

巨噬细胞能分泌多种促炎症细胞因子（如 IL-1、TNF-α、IL-6）和其他炎性介质（如前列腺素、白三烯、血小板活化因子等），参与和促进炎症反应。同时还能分泌 IL-8 等多种趋化因子，募集、活化更多巨噬细胞、中性粒细胞和淋巴细胞，参与免疫应答。

（四）参与适应性免疫应答

固有免疫诱导和启动适应性免疫应答的发生。巨噬细胞作为重要的固有免疫细胞，直接参与抗原吞噬和杀伤、抗原加工和提呈以及 T 细胞活化等过程，为适应性免疫应答的启动创造条件。同时，固有免疫也影响特异性免疫的类型，固有性细胞通过表面 PRR 对不同种类的病原体进行识别，通过产生不同的细胞因子调节免疫活性细胞的分化方向，直接影响了适应性免疫应答的类型。另外，固有免疫还影响着特异性免疫的强度。Mφ、NK 细胞、补体、细胞因子等固有免疫细胞和分子都参与了特异性细胞免疫应答和体液免疫应答的效应阶段，扩大了特异性免疫应答的免疫效果，有效清除了侵入机体的病原体。

第二节 人工抗感染免疫

人类在与传染病的长期斗争中取得了巨大的成就，实践证明，有效而可行的免疫预防和免疫规划是预防和控制传染病的主要手段和措施。抗感染免疫（anti-infection immunity）是机体对入侵病原体的防御性免疫，是机体抵御和清除病原微生物及其有害物质的一种生理功能。抗感染免疫包括抗细菌免疫、抗病毒免疫、抗真菌免疫、抗寄生虫免疫等。

微课：人工抗感染免疫

一、人工主动免疫

人工主动免疫（artificial active immunization）是用人工方法给机体输入抗原，如疫苗、类毒素等，刺激机体产生相应免疫效应的方法。人工主动免疫有以下特点：机体在抗原刺激下产生相应免疫效应物质需要一定的时间，故免疫出现时间慢，一般需要 2~4

周；由于免疫效应物质是机体主动产生的，故免疫维持时间长，一般可达数月至数年。因此，人工主动免疫的应用主要是预防相应的传染病，近年来也用于治疗肿瘤等疾病。

疫苗是人工主动免疫的常用制剂。狭义疫苗的概念是将病原体及其产物，经过人工灭活、减毒或利用基因工程等方法制成用于预防传染病的主动免疫制剂。近年来由于免疫技术的迅速发展，疫苗的研制并不限于病原体成分，其应用也超出了传染病的范围，包括应用于肿瘤、超敏反应、自身免疫病、移植排斥反应等疾病的防治。因此，目前广义疫苗的概念是凡用于人工主动免疫的制剂统称为疫苗。目前常用的人工主动免疫制剂包括以下几种。

（一）死疫苗（killed vaccine）

死疫苗又称灭活疫苗，是用物理和化学方法将致病微生物杀死而制成的疫苗。死疫苗接种于人体后，不能生长繁殖，对人体免疫系统刺激时间短，只激发体液免疫，不能激发细胞免疫，产生免疫力不高，要想得到较高而持久的免疫力，必须大量多次重复注射，接种全身和局部不良反应明显。但死疫苗稳定性好、易于保存，在4℃下一般能保存1年左右。常用的死疫苗有伤寒疫苗、乙脑疫苗、霍乱疫苗、狂犬疫苗等。

（二）活疫苗（living vaccine）

活疫苗又称减毒疫苗，是通过自然筛选或人工诱变为弱毒或无毒的活微生物而制成的疫苗。活疫苗接种于人体后具有一定的生长繁殖能力，免疫系统可持续接受疫苗刺激产生体液免疫和细胞免疫，与轻型或隐性感染类似，一般只需接种一次，用量小，不良反应轻，免疫效果持久。但活疫苗稳定性差，不易保存，在4℃下只能保存数周。常见的活疫苗有卡介苗、麻疹疫苗、风疹疫苗、脊髓灰质炎病毒疫苗等。

（三）类毒素（toxoid）

细菌的外毒素经0.3%~0.4%甲醛处理后失去毒性，仍保留免疫原性的制剂称为类毒素。接种类毒素后，可诱导机体产生抗外毒素抗体，称为抗毒素，如白喉类毒素、破伤风类毒素等。

（四）新型疫苗

上述传统疫苗都是完整的微生物体或由其产物制成。近30年来，研究人员对疫苗进行了人工改造、纯化或合成，只取强力免疫成分制成更高效、更安全的新型疫苗。

1. 亚单位疫苗（subunit vaccine） 只提取对激发保护性免疫有效的成分所制成的疫苗称为亚单位疫苗，如乙肝亚单位疫苗只含乙肝病毒表面抗原。

2. 合成疫苗（conjugate vaccine） 用人工合成能诱导保护性免疫的特异性多肽抗原，连接适当载体，加佐剂而制成的疫苗称为合成疫苗，如用流感病毒血凝素的18个氨基酸肽制成的疫苗。

3. 基因工程疫苗（genetically engineering vaccine） 将编码有效抗原的基因插入载体，形成重组DNA，再导入宿主细胞（如酵母菌），使后者产生有效抗原而制成的疫苗称为基因工程疫苗或重组疫苗。如目前应用的乙肝重组疫苗即是将编码 HBsAg 的基因插入酵母菌基因组中制成的。

二、人工被动免疫

人工被动免疫（artificial passive immunization）是用人工方法给机体直接输入抗体，使机体获得相应免疫力的方法。人工被动免疫有以下特点：抗体输入人体后立即生效，故免疫出现时间比人工主动免疫快；输入的抗体受其半衰期的限制，故免疫维持时间不长，一般是 2~3 周。因此，人工被动免疫的应用主要是紧急预防和治疗相应的疾病。

（一）抗毒素

抗毒素是用类毒素多次注射给马而产生的抗外毒素抗体，是采集马血清浓缩纯化而制成的。抗毒素主要用于外毒素所致疾病的治疗和紧急预防。常用的有破伤风抗毒素、白喉抗毒素等。抗毒素是马血清制品，对人体而言，既是抗体又是抗原，对于某些个体可能成为变应原，故用前应做皮试，防止超敏反应的发生。

（二）丙种球蛋白

丙种球蛋白按制剂来源分为胎盘丙种球蛋白（取自健康产妇的胎盘血，主要含 IgG 类抗体）和血浆丙种球蛋白（取自正常人血浆，主要含 IgG、IgM 等抗体）。由于很多成人已隐性或显性感染过麻疹、脊髓灰质炎和甲型肝炎等传染病，这些成人体内产生了上述传染病的抗体，并维持很长时间。丙种球蛋白主要用于麻疹、脊髓灰质炎、甲型肝炎等病毒性疾病的紧急预防和早期治疗，也可用于丙种球蛋白缺乏症的治疗。

（三）特异性免疫球蛋白

特异性免疫球蛋白用于紧急预防和治疗相应的传染病，如抗乙肝免疫球蛋白、抗狂犬免疫血清、抗蛇毒免疫血清。

三、计划免疫

计划免疫（planed immunization）是根据某些传染病疫情监测和人群免疫状况分析，按照国家规定的免疫程序，将有关疫苗有计划地对人群进行接种，使人体获得对这些传染病的免疫力，从而达到控制、消灭相应传染病的目的。我国计划免疫程序见表 16–1。

表 16–1　我国计划免疫程序表

疫苗	接种对象月（年）龄	接种剂次	接种部位	接种途径	接种剂量 / 剂次	备注
乙肝疫苗	0、1、6 月龄	3	上臂三角肌	肌内注射	酵母菌 5 μg/0.5 mL，CHO 菌 10 μg/1 mL、20 μg/1 mL	出生后 24 小时内接种第 1 剂次，第 1、2 剂次间隔≥28 天

续表

疫苗	接种对象月(年)龄	接种剂次	接种部位	接种途径	接种剂量/剂次	备注
卡介苗	出生时	1	上臂三角肌中部略下处	皮内注射	0.1 mL	
脊髓灰质炎疫苗	2、3、4月龄，4周岁	4		口服	1粒	第1、2剂次，第2、3剂次间隔均≥28天
百白破疫苗	3、4、5月龄，18~24月龄	4	上臂外侧三角肌	肌内注射	0.5 mL	第1、2剂次，第2、3剂次间隔均≥28天
白破疫苗	6周岁	1	上臂三角肌	肌内注射	0.5 mL	
麻风疫苗（麻疹风疹联合减毒活疫苗）	8月龄	1	上臂外侧三角肌下缘附着处	皮下注射	0.5 mL	
麻腮风疫苗（麻疹疫苗、腮腺炎疫苗、风疹疫苗）	18~24月龄	1	上臂外侧三角肌下缘附着处	皮下注射	0.5 mL	
乙脑减毒活疫苗	8月龄，2周岁	2	上臂外侧三角肌下缘附着处	皮下注射	0.5 mL	
A群流脑疫苗	6~18月龄	2	上臂外侧三角肌附着处	皮下注射	30 μg/0.5 mL	第1、2剂次间隔3个月
A+C流脑疫苗	3周岁，6周岁	2	上臂外侧三角肌附着处		100 μg/0.5 mL	2剂次间隔≥3年，第1剂次与A群流脑疫苗第2剂次间隔≥12个月
甲肝减毒活疫苗	18月龄	1	上臂外侧三角肌附着处	皮下注射	1 mL	
出血热疫苗（双价）	16~60周岁	3	上臂外侧三角肌	肌内注射	1 mL	接种第1剂次后14天接种第2剂次，第3剂次在第1剂次接种后6个月接种
炭疽疫苗	炭疽疫情发生时，病例或病畜间接接触者及疫点周围高危人群	1	上臂外侧三角肌附着处	皮上划痕	0.05 mL（2滴）	病例或病畜的直接接触者不能接种

续表

疫苗	接种对象月(年)龄	接种剂次	接种部位	接种途径	接种剂量/剂次	备注
乙脑灭活疫苗	8 月龄（2 剂次），2 周岁，6 周岁	4	上臂外侧三角肌下缘附着处	皮下注射	0.5 mL	第 1、2 剂次间隔 7~10 天
甲肝灭活疫苗	18 月龄，24~30 月龄	2	上臂三角肌附着处	肌内注射	0.5 mL	2 剂次间隔 ≥6 个月

四、疫苗接种效果监测

疫苗效果的评价主要指人群接种疫苗后，相对于不接种疫苗人群减少疾病发生的程度。接种疫苗可诱导机体产生特异性免疫应答，从而获得相应的免疫保护，避免疾病的发生。因此，通过疫苗诱导的体液免疫应答和细胞免疫应答水平的检测来评价疫苗的有效性。

（一）体液免疫应答监测

检测疫苗诱导的体液免疫应答评价主要是评价疫苗诱导机体产生的特异性抗体反应。检测方法包括体内检测和体外检测。体内检测方法主要包括速发型超敏反应皮肤试验和毒素皮肤试验。体外检测方法包括抗原–抗体反应和可溶性免疫分子测定。最常用的方法是检测疫苗诱导的抗原–抗体反应。体液免疫应答检测技术主要有凝集反应、中和试验和免疫标记技术等。

（二）细胞免疫应答监测

疫苗诱导的细胞免疫应答评价包括体内试验和体外试验，主要检测 T 细胞活化情况。体内试验指的是抗原诱导的迟发型超敏反应。体外试验是疫苗细胞免疫评价最常用的方法，经典试验包括 T 细胞增殖试验、细胞毒性 T 细胞杀伤试验和细胞因子检测等。

第三节　有关检测抗体的感染诊断试验

抗感染能力的强弱，除与遗传因素、年龄、机体的营养状态等有关外，还决定于机体的免疫功能。对病原微生物的免疫学检验，包括对抗体的检测和对抗原的检测。

一、不同病原体感染抗体产生的特点

（一）链球菌感染的免疫检测

1. 特点　链球菌溶血素是 A 群链球菌的代谢产物之一，是一种具有酶活性的蛋白质，能溶解红细胞，也能破坏白细胞和血小板。溶血素“O”具有很强的抗原性，机体受A群链球菌感染后可产生抗溶血素“O”抗体（ASO），这种抗体可以抑制溶血素“O”的溶血作用。通过测定血清中ASO水平，有利于A群链球菌感染的诊断。

2. 测定方法　通过胶乳凝集试验测定血清中的ASO抗体效价，来判断患者有无A群链球菌感染，就称为抗链球菌溶血素“O”试验。85%~90%的患者感染后2周左右到病愈后数月至一年余血清中均可检测到ASO。应用ELISA可检测患者血清中的IgM型和IgG型ASO特异性抗体，IgM-ASO多见于感染的急性期，IgG-ASO见于恢复期。抗体效价逐步下降时为疾病缓解期，抗体恒定在高效价水平时多为活动期。

（二）伤寒沙门菌感染的免疫检测（肥达反应）

1. 特点　沙门菌属肠杆菌科，可引起胃肠炎、伤寒、败血症及肠外灶性感染等多种综合征，统称为沙门菌感染。人类感染伤寒或副伤寒沙门菌后，经1~2周即可在血清中出现抗体，此种抗体与伤寒、副伤寒沙门菌相混合，在适当电解质参与下可出现凝集现象。肥达反应是检查患者是否被伤寒或副伤寒沙门菌感染的一种检测方法，常用于伤寒、副伤寒的辅助诊断。

视频：肥达反应

2. 测定方法　肥达反应是试管凝集反应，用伤寒沙门菌的H（鞭毛）和O（菌体）以及甲型（A）与乙型（B）副伤寒沙门菌的标准诊断菌液与患者血清做凝集试验。

（三）结核杆菌感染的免疫检测

1. 特点　结核菌素试验是应用结核菌素进行皮肤试验来测定人体对结核杆菌是否有变态反应的一种试验，用于试验的结核菌素是结核杆菌的蛋白成分，共有两种：一种是将结核杆菌培养液浓缩后的粗制品，称为旧结核菌素（即OT），以此制品做皮试，又称OT试验；另一种是结核杆菌培养物的纯化制品，称为纯蛋白衍化物（即PPD）。

2. 测定方法　结核菌素试验常采用芒图（Mantoux）法，即将OT或PPD用无菌生理盐水稀释成不同浓度，取0.1 mL注射于前臂掌侧皮内，48~72小时后检查反应情况，应注意局部有无硬节，不可单独以红晕为标准。若注射部位有针眼大的红点或稍有红肿，硬节直径5~9 mm为弱阳性反应（提示结核杆菌感染，也包括非典型结核杆菌感染）；10~19 mm为阳性反应；20 mm以上或局部皮肤发生水疱与坏死者为强阳性反应，提示可能有活动性感染。此外，可用金标免疫斑点渗滤技术（DIF A）进行结核杆菌IgG抗体的免血清学检测，用于活动性肺内、外结核病IgG抗体的血清学检测。

（四）甲型肝炎病毒抗体的免疫检测

甲型肝炎病毒（hepatitis A virus，HAV）是甲型肝炎的病原体，主要经粪-口途径传播感染。甲型肝炎的实验室诊断主要依赖对血清中特异性抗体的检测。通常采用ELISA和化学发光技术对HAV IgG及IgM抗体进行检测。HAV IgM是感染的特异性标志，有助于区分现症感染和既往感染。HAV IgM在急性感染时出现较早（发病后1~4周），上升快，高峰效价高，持续时间短（常于3~6个月后转阴），是急性HAV感染或者复发的可靠指标。HAV IgG 一般于感染后 4 周出现，24 周达高峰，可维持多年，甚至终身。

（五）乙型肝炎病毒抗体的免疫检测

1. 乙型肝炎病毒表面抗体（抗-HBs） 是一种保护性抗体，是机体感染或接种乙肝疫苗的标志。绝大多数自愈性 HBV 感染者仅在血中 HBsAg 消失后才能检出抗-HBs，其间隔时间可长达数月。如过去已有隐性感染，此时抗-HBs 效价较低，不能防止 HBV 的再次感染；再次感染 HBV 后，2 周以内出现抗-HBs，且效价较高，在体内可持续多年。目前，常用的检测方法是 ELISA 和固相放射免疫法。

视频：乙型肝炎病毒表面抗体检测

2. 乙型肝炎病毒 e 抗体（抗-HBe） 多出现于急性肝炎恢复期的患者血清中，比抗-HBs 转阳要早，常在 HBsAg 即将消失或已经消失时检出。抗-HBe 存在于乙肝恢复期及痊愈的患者血清中，也可出现于慢性肝炎、肝硬化或无症状的 HBsAg 携带者血清中，并可长期存在。

乙型肝炎病毒 e 抗原的血清学转换，即 HBeAg 含量消失同时伴抗-HBe 的出现，是目前慢性乙型肝炎治疗的近期目标（最初目标是减少乙型肝炎病毒的 DNA 复制），对临床个体化治疗有重要的指导意义。

3. 乙型肝炎病毒核心抗体（抗-HBc IgM 和抗-HBc IgG） 抗-HBc IgM 是早期 HBV 感染的特异性血清学标志，这对于急性乙型肝炎诊断很有意义。抗-HBc IgG 出现较晚，不是保护性抗体，检测抗-HBc IgG 有流行病学调查意义。

（六）丙型肝炎病毒抗体的免疫检测

丙型肝炎病毒（hepatitis C virus，HCV）是肠道外传播的非甲型非乙型肝炎的主要病原体，导致丙型病毒性肝炎，是常见的慢性进行性肝炎。HCV 感染的实验室检查主要包括免疫学及分子生物学检测，针对特异性抗体 HCV IgG 和 HCV IgM 的免疫学检测是临床常用的诊断方法，常用 ELISA 进行检测。抗 HCV 抗体不是中和抗体，没有保护性，但它却是 HCV 感染的标志性物质，更是慢性丙型病毒性肝炎、肝硬化诊断的重要指标。

（七）梅毒螺旋体感染的免疫检测

1. 非梅毒螺旋体抗原血清学试验 是用正常牛心肌的心磷脂（cardiolipin）作为抗原，检测患者血清中的反应素。国际上常用性病研究实验室（UDRL）的玻片试验法。该法是一种简单的玻片沉淀试验，试剂及对照已标准化。另外，还可用不加热血清反应素试验（USR），其抗原是 UDRL 抗原的改良，敏感性和特异性与 UDRL 相似。反应素在第一期梅毒病变出现后 1~2 周就可测出，第二期阳性率几乎达 100%，第三期阳性率较低。本试验所用抗原是非特异的，检测抗体时应排除假阳性反应，结合病史、临床表现及多次的试验结果进行分析。

2. 梅毒螺旋体抗原血清学试验 抗原为梅毒螺旋体，以检测血清中的特异性抗体，该试验特异性高，目前常用的方法有梅毒螺旋体颗粒凝集试验（TPPA）、梅毒酶联免疫吸附试验（ELISA）、化学发光免疫分析法（CLIA）、梅毒免疫层析法－梅毒快速检测（RT）、荧光螺旋体抗体吸收试验（FTA-ABS）、梅毒螺旋体蛋白印记试验（WB）等。

微课：梅毒检测

（1）TPPA　检测原理是用梅毒螺旋体致敏明胶颗粒与人血清中的抗梅毒螺旋体抗体结合，产生可见的凝集反应，具有较高的敏感性和特异性。

（2）ELISA/CLIA　是用重组梅毒螺旋体抗原包被固相板条，加上梅毒血清和单克隆抗体酶标志物（或化学发光物质标记抗体），形成抗原抗体复合物与酶标志物（或发光物质）结合，用酶标仪或化学发光仪判定试验阳性反应。本法可用于大样本血清检测。

（八）人类获得性免疫缺陷病毒感染的免疫检测

1. 特点　人类获得性免疫缺陷病毒（human immunodeficiency virus，HIV）是艾滋病（AIDS）的病原体，是一种反转录病毒，其基因为单链 RNA，可分为 HIV-1 型和 HIV-2 型。当机体感染 HIV 数周到 6 个月后，绝大多数患者体内可出现抗-HIV 抗体。

2. 测定方法　HIV 感染者的检测方法有抗体检测、抗原检测、核酸检测、病毒分离等，但检测体液中病毒抗原和抗体的方法，操作简便，其中抗体检测尤为普遍。

血清中 HIV 抗体是判断 HIV 感染的间接指标。根据其主要的适用范围，可将现有 HIV 抗体检测方法分为筛检试验和确证试验。筛检试验主要用 ELISA、化学发光法和免疫层析法，确证试验包括免疫印迹检测法（Western Blot，简称 WB 法）、放射免疫沉淀法（RIP）。

ELISA 和化学发光法具有很高的灵敏度和特异性，但实验室需要相应的设备，如酶标仪、洗板机、化学发光仪器等，可以实现自动化检测，特别适合于实验室大规模筛检使用。免疫层析法快速简单，结果报告时间短，适合不具备上述条件的实验室和门诊初步筛查。

人类获得性免疫缺陷病毒抗体口腔黏膜渗出液检测试剂盒（胶体金法）基于免疫层析技术通过手工操作、肉眼读取结果、20 分钟即可定性得出检测结果的快速诊断试剂，用于检测口腔黏膜渗出液样本中的 HIV-1 型和 HIV-2 型抗体。可用于自愿咨询检测、不愿采血、晕针患者的初筛。

（九）优生四项检测

孕妇在妊娠期间受到感染而引起胎儿在子宫内被感染，称为宫内感染，又称为先天性感染。引起宫内感染的病原生物按照病原体种类分为六大类：细菌、病毒、螺旋体、原虫、衣原体、支原体。

优生四项（TORCH）指可导致先天性宫内感染及围生期感染的病原体，是一组病原生物的英文名称缩写，其中 T（Toxoplasmosis）是弓形虫、R（Rubella virus）是风疹病毒、C（Cytomegalo virus）是巨细胞病毒、H（Herpes virus）是单纯疱疹病毒。孕妇若被其中任何一种病毒感染后，自身症状轻微，甚至无症状，但可垂直传播给胎儿，造成宫内感染，甚至导致流产、死胎、死产，或出生后严重先天缺陷。TORCH 检测包括 IgM 与 IgG 两类抗体。TORCH 检测可早期发现孕妇感染后，胎儿是否感染，并有针对性接受治疗或终止妊娠。

现在我国有许多医院已在对孕妇普遍进行弓形虫抗体检查。采用酶联免疫吸附试验（ELISA）方法检测弓形虫抗体 IgG、IgM（TOX-IgG、TOX-IgM）和循环抗原。采用 ELISA 测定血清抗体中抗风疹病毒特异性抗体 IgM，用于诊断病毒的急性感染。检测抗人巨细胞病毒（HCMV）抗体的方法较多，常用的有 ELISA、补体结合试验、间接免疫荧光试验、免疫印迹试验和放射免疫试验等，目前，临床最常用的是用 ELISA 检测 CMV IgM 类抗体。目前，诊断 HSV 感染的免疫学试验方法有 ELISA、补体结合试验、免疫荧光试验和放射免疫测定等，但临床最常用 ELISA 法检测抗-HSV IgM 类抗体，并有商品试剂盒供应。

视频：TORCH 检测（ELISA）

二、检测抗体诊断感染的应用评价

（一）ASO 评价

A 群链球菌感染后 1 周，ASO 即开始升高，4~6 周可达高峰，并能持续数月，当感染减退时，ASO 值下降并在 6 个月内回到正常值，如果 ASO 值不下降，提示可能存在复发性感染或慢性感染。多次测定，抗体效价逐渐升高对诊断有重要意义；抗体效价逐渐下降，说明病情缓解。风湿热、急性肾小球肾炎、结节性红斑、猩红热、急性扁桃体炎等 ASO 明显升高。少数肝炎、结缔组织病、结核病及多发性骨髓瘤患者 ASO 亦可增高。由于人们常与 A 群链球菌接触，正常人也存在低效价的抗体，通常当效价>200 U/mL 时，才被认为有诊断价值。

（二）肥达反应评价

机体感染伤寒、副伤寒杆菌后会在体内产生相应抗体，即 O 抗体、H 抗体。伤寒抗体常在病后 1 周左右出现，第 3~4 周阳性率最高，并可持续数月。正常人因隐性感染或预防接种，血清中可含有一定量的抗体。一般当 H≥1∶160、O≥1∶80、副伤寒凝集价≥1∶80 时，才有诊断意义。病程中应每周复查一次，如病人 H 与 O 的凝集价均高于参考值或较原凝集价升高 4 倍以上，则患伤寒的可能性很大。若 H 凝集价高而 O 凝集价低于正常值，则可能是以往预防接种疫苗的结果或非特异性回忆反应所致。

（三）结核菌素试验评价

结核菌素皮肤反应是迟发型超敏反应，表现为变态反应性炎症，在结核菌素注射部位形成硬结，甚至发生水疱、坏死。阳性反应表明机体对结核杆菌有变态反应，过去曾感染过结核杆菌，但不表示患病，因接种过卡介苗的人也呈阳性反应。强阳性反应则表明可能有活动性感染，应进一步检查有无结核病。阴性反应表明无结核杆菌感染，但应考虑以下情况：如受试者处于原发感染早期，尚未产生变态反应，或正患严重结核病，机体已丧失反应能力，或受试者正患其他传染病，在此类情况下，均可暂时出现阴性反应。

结核菌素试验可为接种卡介苗及测定免疫效果提供依据。结核菌素试验阴性者应接种卡介苗，接种后若反应转为阳性，即表示接种已产生免疫效果。但也有少数免疫力低下的人呈阴性或因其他原因而呈现假阴性。通常接种卡介苗后，若 PPD 皮试阴性，说明接种失败。结核菌素试验还可作为婴幼儿结核病诊断的参考，测定肿瘤患者的非特异性细胞免疫功能及在未接触过卡介苗的人群中调查结核病的流行情况。

（四）梅毒螺旋体的血清学试验评价

采用密螺旋体抗原血清学试验，如 ELISA 和 TPPA 作为筛查试验。如怀疑一期梅毒，可进行特异性梅毒螺旋体 IgM 血清学试验，如有必要，可在 1~2 周后重复检测。ELISA 是近年来发展起来的梅毒血清学检测方法，既可用于初筛，也可用于确认，具有结果判断客观、可实现自动化等优点。

（五）HIV 抗体检测评价

艾滋病检测，是指采用实验室方法对人体血液、其他体液、组织器官、血液衍生物等进行 HIV、HIV 抗体及相关免疫指标检测。筛选试验敏感性高，但特异性不高，故有假阳性。所以筛选试验阳性时需用确诊试验证实。确诊试验阳性，特别是 RT-PCR 法检测 HIV-RNA 阳性，对肯定诊断和早期诊断颇有价值。

第四节　有关检测抗原的感染诊断试验

一、不同微生物感染标本中的抗原特点

（一）轮状病毒感染的免疫检测

轮状病毒（rotavirus，RV）是婴幼儿秋冬季腹泻的主要病原菌，常导致水、电解质紊乱及酸碱平衡失调，严重危害患儿健康，甚至危及生命，因此临床越来越重视腹泻患者粪便中病原菌的检测。轮状病毒抗原的检测是人类轮状病毒感染的特异诊断。

（二）乙型肝炎表面抗原（HBsAg）

血清 HBsAg 的检测可采用 ELISA、固相放射免疫法等方法，用于乙型肝炎病毒感染的筛选和普查。也可采用化学发光法对血清中的 HBsAg 进行定量检测，这对肝炎患者动态疗效观察很有价值。

（三）乙型肝炎病毒 e 抗原（HBeAg）

HBeAg 多存在于 HBsAg 阳性的标本中，很少有 HBeAg 单独阳性者。HBeAg 阳性是乙型病毒性肝炎传染性的标志，在急性乙型病毒性肝炎早期常有 HBeAg 的检出。HBeAg 阳性还与 HBV DNA 复制、肝脏损害程度相关。

（四）乙型肝炎病毒核心抗原（HBcAg）

HBcAg能反映血清中Dane颗粒的存在及肝内HBV的复制，并可与其他的HBV血清标志物起互相配合和补充的作用，但在血清中难以检测。

二、检测乙肝两对半的应用评价

乙肝两对半，是检测血液中乙型肝炎病毒的血清学标志物，它们分属于三种抗原-抗体系统。乙肝两对半的临床意义见表16-2。

表16-2 乙肝两对半的临床意义

序号	HBsAg	HBsAb	HBeAg	HBeAb	HBcAb	乙肝两对半常见结果分析
1	-	-	-	-	-	过去和现在未感染过HBV
2	-	-	-	-	+	既往感染未能测出抗-HBs
3	-	-	-	+	+	① 既往感染过HBV； ② 急性HBV感染恢复期； ③ 少数标本仍有传染性
4	-	+	-	-	-	① 注射过乙肝疫苗有免疫； ② 既往感染； ③ 假阳性
5	-	+	-	+	+	既往感染过HBV，已清除，且已出现保护性抗体
6	+	-	-	-	+	① 急性HBV感染； ② 慢性HBsAg携带者； ③ 传染性弱
7	-	+	-	-	+	① 既往感染，仍有免疫力； ② HBV感染，恢复期
8	+	-	-	+	+	① 急性HBV感染趋向恢复； ② 慢性HBsAg携带者； ③ 传染性相对较弱； ④ 俗称“小三阳”
9	+	-	+	-	+	① 急性或慢性乙肝感染，提示HBV复制，传染性强； ② 俗称“大三阳”

（王玉芳）

思考题

第十六章
在线测试

1. 简述固有免疫的屏障结构组成成分和作用机制。
2. 简述人工主动免疫和人工被动免疫的异同点。
3. 简述乙肝两对半的常见结果分析。

第十七章　超敏反应性疾病免疫学检验

学习目标

1. 掌握皮肤试验的概念、类型和临床意义；抗球蛋白试验的概念、技术类型及临床应用。

2. 熟悉血清 IgE 检测的方法、临床意义和应用评价；抗原非特异性循环免疫复合物常用检测技术。

3. 了解沉积于组织中的循环免疫复合物检测原理和临床意义；药物过敏筛选试验技术类型和应用。

4. 掌握常见超敏反应性疾病的常用检验项目、方法、临床意义及其优缺点。

第十七章
思维导图

案例导入

刘某，男性，7 岁，因“频繁呕吐半天伴腹痛”就诊。发病前 2 小时患儿进食海虾 3 只，而后出现呕吐，呕吐物为清水样，量中等。伴有腹痛，为脐周、中上腹阵发性疼痛。无发热、无腹泻、无皮疹。

该患儿有哮喘性支气管炎病史，3 岁时喘息发作过 1 次，给予普米克（糖皮质激素类药）、特布他林（β_2 肾上腺素受体激动剂）吸入治疗，并服用开瑞坦（抗组胺药），以后未再发作。以往曾有进食海鲜史。患儿母亲和外祖父有类似食物过敏史。

体格检查：意识清楚，双侧腕关节、肘关节处可见湿疹，双下肢未见异常，心肺正常，腹平软，脐周、中上腹压痛（+），反跳痛（–），无肌紧张。颈软，神经系统（–）。

实验室检查：血常规显示嗜酸性粒细胞百分比为 12%（正常值 0.5%~5%），其他指标正常。血清 IgE 为 1 350 IU/mL（正常值 0~100 IU/mL）。

思考题：

1. 该患儿的主要诊断是什么？

2. 该患儿可以通过何种检测辅助诊断？

超敏反应（hypersensitivity reaction）又称变态反应，是机体再次受到相同抗原刺激后发生的一种异常或病理性的免疫应答。这种免疫应答会使机体生理功能紊乱或组织细胞损伤，引起一系列疾病。引起超敏反应的抗原又称为变应原（allergen），此类疾病即为超敏反应性疾病。

根据超敏反应的发生机制和所致疾病的临床特点，可将超敏反应分为四型：Ⅰ型超敏反应，即速发型超敏反应；Ⅱ型超敏反应，即细胞毒型或细胞溶解型超敏反应；Ⅲ型超敏反应，即免疫复合物型或血管炎型超敏反应；Ⅳ型超敏反应，即迟发型超敏反应。Ⅰ、Ⅱ、Ⅲ型超敏反应均由抗体介导，Ⅳ型超敏反应则由T细胞介导。

第一节　过敏原皮肤试验

一、皮肤试验的原理

皮肤试验（skin test）简称皮试，是在人体皮肤上进行的体内免疫学试验，通过少量抗原经皮进入人体，观察局部皮肤反应判断试验结果。如果试验抗原为变应原，则皮肤中结合有IgE的肥大细胞或致敏T细胞就会与其结合，引发即刻型或迟发型皮肤超敏反应。因此，皮肤试验主要用于检测Ⅰ型和Ⅳ型超敏反应。此外，试验抗原也可从注射部位进入微血管，观察是否与循环中抗体结合，形成免疫复合物沉积，激活补体在局部皮肤引起炎症，检测Ⅲ型超敏反应。

（一）Ⅰ型超敏反应皮肤试验原理

当变应原通过皮肤挑刺、皮肤划痕、皮内注射等方法进入致敏者皮肤，与吸附在肥大细胞和（或）嗜碱性粒细胞上的特异IgE高变区结合，导致肥大细胞或嗜碱性粒细胞脱颗粒，释放生物活性介质。在20~30分钟内局部皮肤出现红晕、红斑、风团以及瘙痒感，数小时后消失。出现此现象者判断为皮试阳性，即对该变应原过敏；未出现红晕、红斑、风团以及瘙痒感者为阴性，即对该变应原不过敏。

（二）Ⅳ型超敏反应皮肤试验原理

用皮内注射、皮肤斑贴等方法使变应原进入已致敏机体，体内致敏的T细胞再次接触到变应原后，释放多种细胞因子，造成局部以单核细胞和淋巴细胞浸润为主的炎症反应。24~48小时后局部出现红肿、硬结或水疱，以此来判断变应原是否引起机体Ⅳ型超敏反应或机体的细胞免疫功能状态。

对于Ⅰ、Ⅳ型超敏反应性疾病患者，寻找出引起疾病的过敏原。

二、皮肤试验的方法

皮肤试验最常用的部位是前臂曲侧、上臂伸侧或背部，此三处皮肤有较多树突状细胞且光滑细腻，适合试验操作和结果观察。左、右两臂应一侧做试验，另一侧作为对照。目前临床上常见的皮肤试验方法包括皮内试验、点刺试验、斑贴试验。

（一）皮内试验（intradermal test）

将试验抗原与对照液各 0.01~0.03 mL 分别用皮试针头注入皮内，使局部形成圆形皮丘，如同时试验多种抗原时，相互间隔至少为 4 cm，以免强烈反应时互相混淆结果。

皮内试验（图 17–1）是最常用的皮肤试验，测试剂量控制严格，结果较可靠，有助于准确判断变应原，应用范围广。几乎各类抗原及各型反应都可用皮内试验进行测定，只是不同类型的反应观察结果的时间和判定标准有所不同。当高可疑性抗原出现阴性结果时，可逐渐加大抗原浓度进行重复试验，须注意皮内试验敏感性高于其他皮肤试验，所用抗原浓度应严格控制，以免出现严重反应。

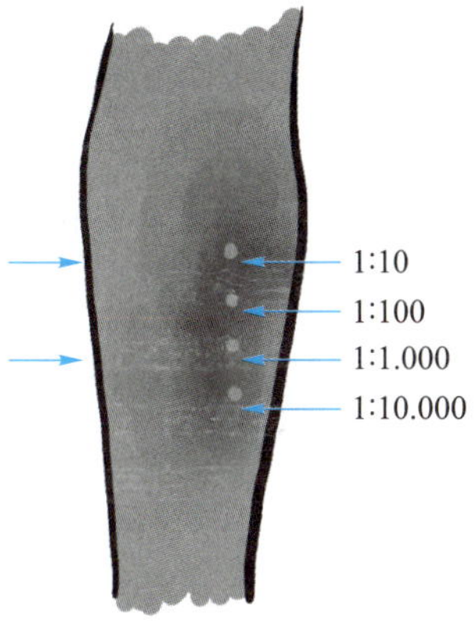

图 17–1 皮内试验

（二）点刺试验（prick test）

点刺试验（图 17–2）又称挑刺试验或刺痕试验，将抗原液与对照液分别滴于试验部位皮肤表面，用针尖穿过液滴在皮肤上以刺破皮肤不出血为度进行点刺，1 分钟后拭去抗原液，15 分钟后观察结果，如同时试验多种抗原液时，应注意抗原液间不能交叉混合。

（三）斑贴试验（patch test）

斑贴试验（图 17–3），取 1 cm^2 大小四层纱布，浸沾致敏物溶液，贴敷于受检者前臂内侧或背部正常皮肤上。上面盖以玻璃纸或蜡纸，再用纱布固定。24~72 小时观察结果。

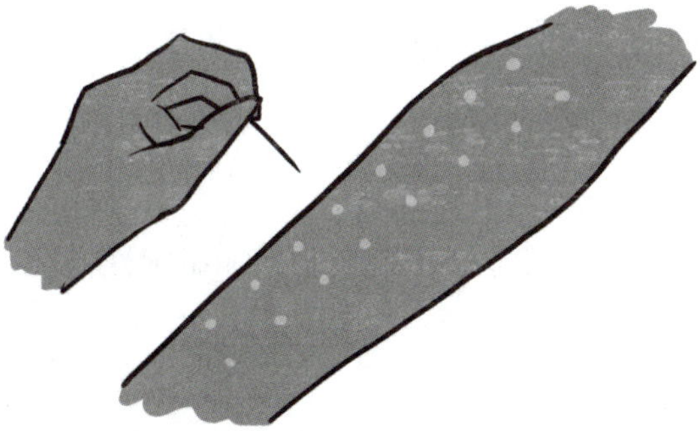
图 17–2 点刺试验

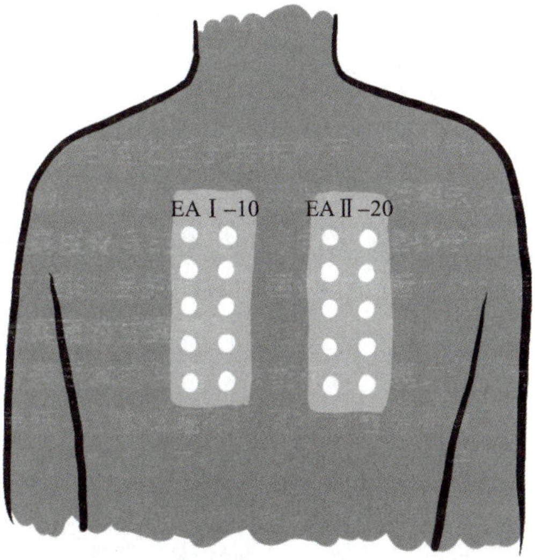

图 17–3 斑贴试验

三、临床意义

（一）结果分析

Ⅰ型超敏反应（速发型）的结果判定应在皮试后的 15~30 分钟进行，可参照表 17–1，皮内试验的阳性反应以风团为主，点刺试验的阳性反应以红晕为主。

表 17–1　速发型皮肤试验的结果判定标准

级别	皮内试验	点刺试验
–	无反应或小于阴性对照	无反应或小于阴性对照
+	风团 3~5 mm、红晕<20 mm	无风团，阴性对照<红晕≤20 mm
++	风团 6~9 mm 伴红晕	无风团，红晕>20 mm
+++	风团 10~15 mm 伴红晕	风团伴红晕
++++	风团>15 mm 伴红晕和伪足	风团伴红晕和伪足

Ⅳ型超敏反应（迟发型）结果判定在 48~72 小时进行，皮内试验阳性结果以红肿和硬结为主，可参考表 17–2。

表 17–2　迟发型皮肤试验的结果判定标准

级别	皮内试验	斑贴试验
–	无反应或小于阴性对照	无反应或小于阴性对照
+	仅有红肿	轻度红肿、瘙痒
++	红肿伴硬结	明显红肿、时有红斑
+++	红肿、硬结、小疱	红肿伴皮疹、水疱
++++	大疱或/和溃疡	红肿、水疱伴溃疡

斑贴试验一般于 48 小时后打开斑试器，并等待 30 分钟后第一次读取结果，并在第三天或第四天再次读取结果。试验的阳性结果以红肿和水疱为主，具体结果判定可参考表 17–2。

（二）结果分析及注意事项

因皮肤试验影响因素较多，结果判定无法量化，可能会出现假阴性和假阳性情况，一般常出现的假阴性可能由以下情况引起。

1. 皮试液的浓度过低或失效。
2. 老年患者、过敏性休克或哮喘大发作之后的患者。
3. 皮试前用过抗组胺药或免疫抑制剂。

4. 操作不当将皮试液注入皮下或注入量过少等。

而假阳性则常见于以下情况。

1. 皮试液含有非特异性刺激物。
2. 患者患有皮肤划痕症。
3. 操作手法过重。
4. 注入量较大或浓度过高。
5. 少量空气混入等。

（三）临床意义

皮肤试验属于体内免疫学试验，直接在人体上测试，虽然较易受到各种因素的干扰，但是能反映机体目前实际免疫状态，加上其操作简单，结果可信性高，目前被临床广泛应用，常用于以下方面。

1. 寻找过敏原　防治超敏反应性疾病的重要原则之一就是找出相应变应原，避免再次接触。皮肤试验是确定变应原的常用方法，呼吸道和皮肤过敏反应都可利用皮肤试验进行检测。由于食物过敏症的过敏原一方面容易被发现，另一方面所提取的食物抗原与肠道吸收物有所不同，因此一般不用皮肤试验进行食物过敏原的检测。

2. 预防药物或疫苗过敏　临床使用的某些药物，如青霉素、链霉素、普鲁卡因等易引起超敏反应，在首次使用或久未使用的患者使用前，应先通过皮肤试验了解患者是否对该药物过敏，从而决定是否更换药物；注射异种抗血清（例如破伤风抗血清和狂犬病抗血清）者也应在使用前做过敏试验，如为阳性则要选用精制抗体或进行脱敏、减敏治疗。

3. 评估机体免疫细胞功能　迟发型超敏反应皮肤试验既可反映机体对于检测抗原的过敏情况，也可以反映机体细胞免疫功能状况。常用旧结核菌素（OT）、结核菌素试验（PPD 试验）或双链酶（SD-SK）等，对机体抗胞内寄生虫（某些细菌、病毒、真菌及寄生虫等）、抗肿瘤效应、免疫损伤（移植排斥反应、自身免疫病）的发生和发展进行检测。

微课：Ⅰ型超敏反应的检测

知识拓展

激发试验

激发试验(provocation test)是模拟自然发病条件、以少量致敏原引起一次较轻的超敏反应发作,用以确定变应原的试验。主要用于Ⅰ型超敏反应,有时也用于Ⅳ型超敏反应的检查,尤其在皮肤试验或其他试验不能获得肯定结果时,此法可排除皮肤试验中的假阳性反应和假阴性反应。激发试验可分为特异性激发试验和非特异性激发试验。非特异性激发是用组胺或甲基胆碱进行雾化吸入,以观察患者对Ⅰ型变态反应的敏感性,从而进行病因分析或疗效判定;特异性激发是用抗原做试验,对明确变应原有一定的价值。根据患者发病部位的不同,可以进行不同器官的激发试验,常做的是支气管激发试验(BPT)、鼻黏膜激发试验和结膜激发试验。

第二节　血清 IgE 检测

Ⅰ型超敏反应的发生与 IgE 的介导息息相关，因此检测血清总 IgE 及特异性 IgE 对Ⅰ型超敏反应的诊断和变应原的确定具有非常重要的临床意义。

一、血清总 IgE 检测

血清总 IgE 是血清中各类 IgE 含量的总和，正常情况下血清总 IgE 的含量极低，仅在 ng/mL 水平，因此临床上一般选用敏感度较高的方法，如放射免疫吸附试验及酶联免疫测定法进行检测。

（一）放射免疫吸附试验（radioimmunosorbent test，RIST）

RIST 是将待测血清与标准量放射标记的 IgE 混合，再与结合于不溶性载体上的抗 IgE 抗体反应，经适度地孵育和洗涤后，测定吸附于载体上的放射标记的 IgE 量，故又称固相放射免疫测定（SPRIA）。临床常用双抗体夹心法，多以滤纸为载体，将抗 IgE 抗体偶联到经溴化氰活化的滤纸上，使其与待检血清及 IgE 标准进行反应；洗涤后加入 ^{125}I 标记的抗人 IgE，再经洗涤后测定滤纸片的放射活性，其测定值与标本中的 IgE 含量成正相关。

（二）酶联免疫测定法

测定血清 IgE 也可用双抗体夹心 ELISA（见第八章），该法方便、实用，敏感度、特异度均较高，而且无放射性核素污染，也不需要特殊仪器。

（三）化学发光法

化学发光法是用化学发光物质标记抗 IgE 抗体，其与血清中 IgE 结合后，通过化学发光分析，计算出血清中 IgE 含量。此法敏感度、特异度均较高，并且自动化程度较高，为临床上常用方法。

二、特异性 IgE 检测

特异性 IgE 是指能与某种过敏原特异性结合的 IgE，因该抗体只能和相应的变应原结合，因此需要用纯化的变应原进行检测，常用的检测方法包括以下几种。

（一）放射变应原吸附试验（radioallergosorbent test，RAST）

RAST 是将纯化的变应原吸附于固相载体上，加入待测血清及 IgE 参考标准品，采用 ^{125}I 标记的抗 IgE 抗体与其反应，最后测得固相的放射活性，利用参考结果计算出标准曲线，再通过曲线计算特异性 IgE 的含量。该法特异性强、敏感性高、影响因素少，但费用较高，花费时间长，易受血清 IgG 影响，并且考虑到放射性核素易过期还可能污染环境，目前使用较少，一般在以下情况下才进行 RAST 检测。

1. 皮试结果难以肯定，但需提供进一步的诊断证据者。

2. 不适宜做皮试或激发试验者，例如老年人、幼儿、妊娠妇女、患有皮肤病，对变应原有严重过敏史或正服用抗过敏药物以及重症患者。

3. 观察脱敏治疗效果或研究变态反应机制。

（二）酶联免疫测定法

试验原理与 RAST 基本相似，只是采用酶标记的抗 IgE 抗体替代 ^{125}I 标记的抗 IgE 抗体，利用酶催化底物生成有色物显色判断结果。近年来，此方法也被酶联免疫捕获法取代。与传统的固相载体包被过敏原不同，酶联免疫测定法先用包被在固相载体上的抗 IgE 抗体捕获血清中所有的 IgE 抗体，然后再加入液相的过敏原，从而避免非 IgE 抗体的干扰，提高检测灵敏度。酶联免疫测定法因没有同位素污染，酶标抗体可长期保存等优点，在国内应用较多。

（三）免疫印迹法（immunoblotting test，IBT）

免疫印迹法是将多种特异性变应原提取物包被在硝酸纤维膜条（NC）上，与待测血清进行反应，当特异性 IgE 与包被变应原结合后，再将 HRP 标记的抗 IgE 抗体加入，待其结合后经底物显色，即可与标准膜条结果进行比对。此法操作简单，一次可检测多种特异性 IgE，但反应体系单一，易互相影响，目前已逐渐被其他检测方法取代。

（四）固相荧光免疫测定法

近年基于固相荧光免疫测定法的 CAP 变应原检测系统应用较多，其根据 RAST 原理设计，在微小塑料帽中内置具备多孔性、亲水性和弹性的纤维素粒以增加与变应原的接触，增强其吸附变应原的能力，再采用血清和不同浓度的 IgE 标准品及 β-半乳糖苷酶标记的抗 IgE 抗体与之结合，加入底物使之发出荧光并使用荧光分光光度计读取吸光度值，因荧光强度和特异性 IgE 呈线性关系，据此可绘出标准曲线并进行结果计算。本法敏感度和特异度高，具备良好的溯源性，越来越广泛地被临床使用。

三、临床意义

（一）血清总 IgE

血清总 IgE 水平一般用国际单位（IU）或 ng 表示（1 IU=2.4 ng）。正常人群 IgE 水平受环境、种族、遗传、年龄、检测方法及取样标准等因素的影响。婴儿脐带血 IgE 水平小于 0.5 IU/mL，出生后随年龄增长而逐渐升高，12 岁时达成年人水平。成年人血清 IgE 水平为 20~200 IU/mL，一般认为大于 333 IU/mL（800 ng/mL）时为异常升高。Ⅰ型超敏反应性疾病，如哮喘、变应性鼻炎、特发性皮炎、湿疹、药物性间质性肺炎、支气管肺曲菌病、寄生虫感染、急慢性肝炎和 IgE 型多发性骨髓瘤均可使血清总 IgE 水平升高。因此在分析血清总 IgE 水平诊断Ⅰ型超敏反应时，需要参考当地人群总 IgE 水平并排除相关疾病。

（二）特异性 IgE

特异性 IgE 测定是体外检测变应原的重要手段。主要用于Ⅰ型超敏反应的诊断。其试验的敏感度和特异度都很高。根据 sIgE 含量可确定患者变应原种类，评价患者过敏状态、脱敏治疗的疗效，对哮喘的诊断和鉴别诊断有重要帮助。但单纯特异性 IgE 升高并不能诊断Ⅰ型超敏反应性疾病，主要因为以下三点。

1. sIgE 阳性只说明对该过敏原已经致敏，而致敏与否还与机体免疫功能状态有关。
2. sIgE 阳性与现有疾病没有直接关系，而是过去致敏的过敏原。
3. 交叉反应。

第三节 抗血细胞抗体的检测

机体产生的抗血细胞抗体是Ⅱ型超敏反应的主要介质，其与血细胞结合后，可导致血细胞破坏，引起贫血、粒细胞减少、血小板减少等。抗血细胞抗体大多属于不完全抗体，与相应抗原结合后不产生凝集现象。对不同的血细胞抗体，检测方法基本相同，现对抗球蛋白检测做简要介绍。

一、抗球蛋白检测

抗球蛋白的检测通常用抗球蛋白试验（AGT），即库姆斯（Coombs）试验，其作为检测不完全抗体的经典方法，基本原理是利用抗球蛋白抗体作为第二抗体，连接与红细胞表面抗原结合的特异性抗体，使红细胞凝集。Coombs 试验分为直接 Coombs 试验和间接 Coombs 试验。

（一）直接 Coombs 试验

直接 Coombs 试验用于直接检测红细胞表面的不完全抗体。患者体内若有抗红细胞抗原的不完全抗体存在，可与红细胞发生结合，但是由于其分子小，不能有效连接红细胞，无法形成凝集。直接 Coombs 试验通过加入抗球蛋白血清，使其与红细胞上吸附的不完全抗体结合，在致敏红细胞之间搭桥，可使其出现肉眼可见的凝集现象（图 17–4）。

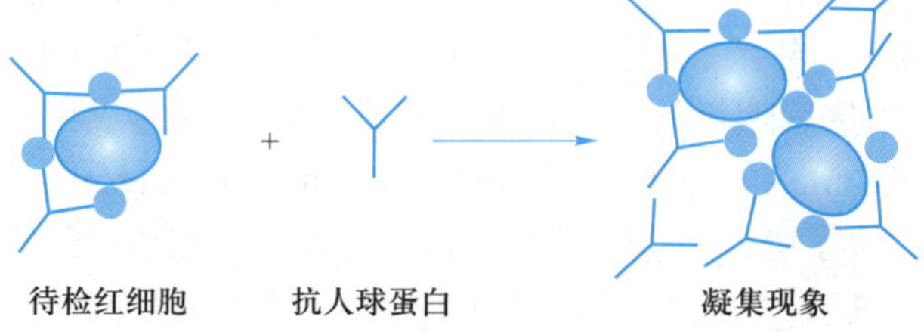

图 17–4 直接 Coombs 试验

（二）间接 Coombs 试验

间接 Coombs 试验是用已知的不完全抗体检测受检红细胞上相应的抗原，或用已知抗原的红细胞检测受检血清中相应的不完全抗体。将受检血清与具有相应抗原的红细胞反应，若受检血清中含有相应不完全抗体，红细胞被致敏后加入抗人球蛋白血清，即可出现可见的红细胞凝集（图 17-5）。

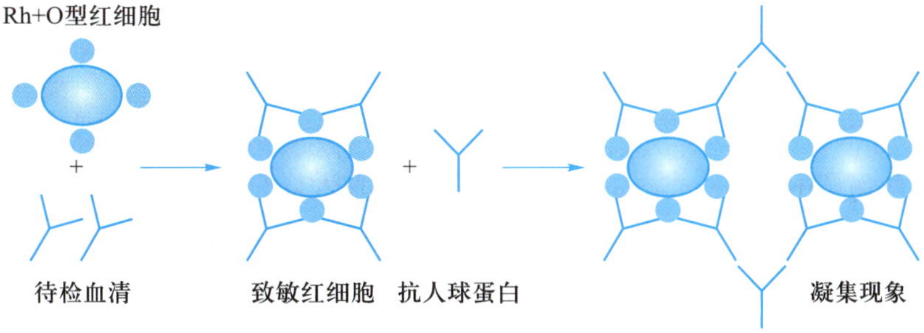

图 17-5　间接 Coombs 试验

二、临床意义

（一）直接 Coombs 试验

直接 Coombs 试验操作简单、敏感度高，但对试验条件要求较高。试验中应注意如下四点。

1. 红细胞必须进行充分洗涤，如试验中含有血清，其中游离蛋白极易与抗人球蛋白试剂结合出现假阴性。
2. 血液标本需要当天检测，因为弱抗体在室温下放置 24 小时后反应减弱，延迟或中途停止试验可能使红细胞和抗体脱离。
3. 红细胞洗涤应迅速，洗涤用盐水要足量，并用力冲入管底，使积压于管底的红细胞分离。
4. 切勿使反应物接触皮肤，以防来自皮肤的蛋白对反应体系造成污染。

该试验是检测致敏红细胞的一种重要方法，主要用于检测红细胞是否被不完全抗体致敏，在自身免疫性溶血性贫血、新生儿溶血症、溶血性输血反应及药物诱发的免疫性溶血性贫血等疾病的诊断上发挥着重要的作用。

（二）间接 Coombs 试验

间接 Coombs 试验是一种对不完全抗体极为敏感的方法，也是 RhD 检出的确证试验。在操作中应注意如下两点。

1. 在 37℃水浴中，抗体吸附相应红细胞上的结合程度，与致敏的时间、离子强度有关。

2. 离心速度和时间十分重要，应以最小的离心力和最短的离心时间使阳性对照管出现反应为宜。

该试验除了广泛地应用于血液病的检测外，还用于鉴定血型和检查血清中不完全抗体、母体 RhD 抗体，进行输血前交叉配血试验及其他特殊研究，新生儿溶血症的早期诊断，红细胞不相容的输血所产生的血型抗体检测等，在Ⅱ型超敏反应的预防和治疗上有着不可替代的作用。

第四节　循环免疫复合物的检测

免疫复合物（inmmne complex，IC）或抗原抗体复合物，是抗原与其相应抗体结合的产物。在正常情况下，机体防御系统作为清除异物抗原的一种方式，清除体内免疫复合物对机体有利。但在某些情况下，体内形成的免疫复合物不能被及时清除，或沉积于机体某一部位，如在皮肤、血管壁及脏器沉积的免疫复合物称为局部免疫复合物，游离于体液中的免疫复合物称为可溶性免疫复合物，随血液循环的免疫复合物称为循环免疫复合物（circulating immune complex，CIC）。免疫复合物沉积可引起一系列病理生理反应，形成免疫复合物病。因此，检测体内免疫复合物，对某些疾病尤其是Ⅲ型超敏反应性疾病的诊断、病情演变、发病机制的探讨、疗效观察和预后判断等具有重要的意义。

CIC 的检测方法大致可分为两类，即抗原特异性方法与抗原非特异性方法。前者通过区别游离的抗原和与抗体结合的抗原，选择性测定含有某种特定抗原的 CIC。在已知由某种抗原引起的免疫病理反应的疾病中，可应用此类方法。抗原非特异性方法，则不考虑形成 CIC 抗原的性质，根据免疫球蛋白分子在结合抗原以后发生的物理学和生物学特性的改变进行检测。

一、抗原非特异性循环免疫复合物的检测

抗原非特异性循环免疫复合物的检测不考虑免疫复合物中抗原性质，只检测免疫复合物的总量。在临床上形成 IC 的抗原较多，且不同性质的免疫复合物可引起相同或相似的病理生理改变。检测抗原非特异性循环免疫复合物的检测方法较多。根据检测原理不同，将其检测技术大致归纳为理化检测技术、补体参与技术、抗球蛋白检测技术和细胞技术等，在此仅列出主要技术以供学习，其他方法简介可参考表 17-3。

（一）PEG 比浊法

PEG 用于沉淀蛋白质，沉淀具有可选性，对蛋白质生物活性无影响。在 pH、离子强度等条件固定时，蛋白质分子量越大，用以沉淀的 PEG 浓度越小。分离血清免疫复合物一般采用最终浓度为 3%~4%PEG（分子量 6 000），对蛋白质沉淀具有良好的选择性。其浊度与血清中免疫复合物含量相关，用分光光度计测定其吸光度值，以热聚人 IgG 制备出标准曲线，可得免疫复合物相对含量。

表 17–3 循环免疫复合物的常用检测方法

类别	原理	方法	敏感性	备注
理化检测技术	分子大小	1. 超速离心	—	适于研究
		2. 分子超滤	—	适于研究
		3. 凝胶过滤	30 μg	适于研究
	溶解度	1. PEG 沉淀	20 μg	粗定量，易推广
		2. 冷沉淀	—	定性，临床应用
补体参与技术	固定补体，结合 C1q	1. 抗补体试验	0.1 μg	常用，特异性差
		2. C1q 凝胶沉淀试验	100 μg	定性，不易普及
		3. C1q 偏离试验	4 μg	不易普及
		4. C1q 液相法	10 μg	不易普及
		5. C1q 固相法	1 μg	不易普及
	胶固素	抗 C3-CIC-ELISA	3 μg	敏感，稳定
抗球蛋白检测技术	结合 RF	1. RF 凝胶沉淀试验	100 G	定性，不敏感
		2. mRF 固相抑制试验	1~20 μg	不易普及
		3. PRF 凝集抑制试验	1~10 μg	不易普及
	结合 Ig	抗抗体法	2~3 μg	不易普及
细胞技术	Fc 受体	1. 血小板凝集试验	1~4 μg	需新鲜制备
		2. ADCC 抑制试验	5~10 μg	细胞活性质控难
		3. Mφ 吞噬抑制试验	0.03 μg	细胞活性质控难
	补体受体	1. Raji 细胞法	6 μg	需维持细胞株
		2. 花环抑制试验	10 μg	影响因素多

（二）C1q 固相法

C1q 固相法利用循环免疫复合物具有与 C1q 结合的特性，包被 Clq 于微量反应板，加入待测血清，免疫复合物与 C1q 结合，再用标记抗人 IgG 检测免疫复合物中 IgG，加底物显色，根据颜色深浅判断免疫复合物含量。

（三）抗 C3-CIC-ELISA

抗 C3-CIC-ELISA 将抗 C3 抗体包被，循环免疫复合物在体内已结合了 C3，通过 C3 介导 CIC 与固相抗 C3 连接，加酶标记抗人 IgG 检测复合物中 IgG，加底物显色，根据颜色深浅判断免疫复合物含量。

（四）抗球蛋白测定法

类风湿因子（RF）为抗变性 IgG 的自身抗体，能与变性 IgG、热聚合 IgG 和 CIC 中的 IgG 结合，但不与游离 IgG 结合。单克隆 RF（mRF）与 CIC 亲和性比较强，利用 mRF 的这一特点，即可计算 CIC 的含量。

（五）Raji 细胞法

Raji 细胞是由 Burkitt 淋巴瘤患者分离建立的 B 细胞株，可在体外长期传代。其表面有大量 C3b、C1q 和 C3d 受体，无 mIg，利用这些受体与结合补体的循环免疫复合物结合，加入同位素标记的抗人 IgG。本方法敏感度较高，实用性强，但需培养 Raji 细胞及同位素标记抗人 IgG，操作烦琐，不易长期保持试验结果的稳定。

二、循环免疫复合物检测方法评价与应用

一般在临床上对于循环免疫复合物（CIC）的检测需符合以下标准：具有高度敏感性，简便可作常规应用，具有相对特异性，能检出各种抗体类型和分子大小的循环免疫复合物，重复性好，试验前不需对标本进行灭活或特殊处理。目前，虽然检测循环免疫复合物的方法有几十种，但是没有一种能具备上述所有特点。所以各种方法只能检测某一类或某个范围的免疫复合物。不同方法检测循环免疫复合物原理各异，可能同一份标本用不同方法检测时会出现不同的检测结果，因此临床上检测 CIC 时，建议最好采用几种方法同时进行。或者结合免疫组织化学技术检测组织中固定的 IC，进行综合判断，将更具有临床参考价值。

CIC 通常作为免疫复合物性疾病的辅助诊断指标。现已证明多种疾病与 CIC 相关，临床表现主要有血管炎、肾小球肾炎、关节炎、皮炎（紫癜、结节性红斑、斑丘疹、多形性红斑）、胸膜炎、心包炎、腹膜炎、神经炎、弥散性血管内凝血、组织溃疡、梗死（心、肺、肾、脑、肠等）、白细胞减少、雷诺现象、血液黏度增高等。在传染性疾病（如慢性活动性肝炎、肝硬化等）、自身免疫性疾病、肾脏疾病、肿瘤等常可检测出 CIC。

三、沉积于组织中的循环免疫复合物检测

检测固定或沉积于局部病变组织的 CIC 常用免疫组织化学技术，如荧光免疫组化技术。首先从适当的病理部位采取组织标本做冰冻切片，用荧光标记物的抗人 IgG 或抗人 C3 染色，在荧光显微镜下见到相应部位显示荧光为阳性反应，荧光显微镜下观察荧光染色的 IC 沉积物的分布和性质，了解受累组织的成分构型和沉积部位可为疾病的严重程度评估和治疗方案选择提供依据；也可用酶标抗人 IgG 或抗人 C3 与标本切片反应，再用酶的底物溶液显色，用普通生物显微镜即可观察到相应部位被染色。

如发现紫癜、关节痛、蛋白尿、血管炎和浆膜炎等症状，可考虑免疫复合物病的可能性，通过 CIC 和组织沉积 IC 的检测进行诊断。若膜性肾小球肾炎伴有连续性、颗粒性、上皮细胞下的 IgG 沉积，则提示预后不良。

第五节　药物过敏筛选试验

药物过敏反应是指临床上出现由药物制剂（包括有效药和赋形剂）引起的类似过敏症状的不良反应，其本质上可能是变应性反应或非变应性反应。药物变应性反应是由免疫介导的药物超敏反应（drug hypersensitivity reactions，DHR），一般难以预料，可能危及生命。

DHR 一般在初次用药时，都要经过一段时间以后才能发生过敏症状，再次用药时则在短时间内发生反应。DHR 可由极少量药物诱发，且同一药物只在少数人体内会引起超敏反应。肥大细胞（mast cell，MC）是人速发型超敏反应的主要效应细胞。MC 激活后，预先形成的介质（组胺、激肽）及新合成的介质（白三烯、血小板活化因子、前列腺素）一起被释放出来，因此通过嗜碱性粒细胞及肥大细胞释放的组胺释放情况来判断人体对变应原的反应程度，两者的检测十分相似。

一、嗜碱性粒细胞组胺释放试验

嗜碱性粒细胞组胺释放试验（basophil histamine release test，BHRT）是通过变应原刺激剂刺激纯化、洗涤后的嗜碱性粒细胞悬液而后释放化学介质组胺，通过测定组胺的量来反映嗜碱性粒细胞的释放能力。其结果可以从细胞释放一定量的组胺所需要的变应原浓度或在一定浓度的变应原作用下细胞所释放组胺量来表达。该试验的灵敏度高，结果可靠，但价格较高。

二、嗜碱性粒细胞脱颗粒试验

嗜碱性粒细胞胞质中硫酸肝素颗粒可以被碱性染料（甲苯胺蓝、阿利新蓝等）染色。当嗜碱性粒细胞表面结合的 IgE 与过敏原结合后，嗜碱性粒细胞脱颗粒，则不再被染色，染色完整的细胞减少，从减少的完整细胞判断变应原引起的过敏状况。

（刘孝桢）

思　考　题

1. 简述皮肤试验的影响因素及其临床意义。
2. 血清总 IgE 和特异性 IgE 的临床意义有何区别?
3. 常见的循环免疫复合物的检测方法有哪些?

第十七章
在线测试

第十八章　自身免疫性疾病检验

第十八章
思维导图

学习目标

1. 掌握自身免疫性疾病的基本特征、自身抗原的形成、抗核抗体检测、类风湿因子检测。

2. 熟悉自身免疫性疾病的分类、自身免疫性疾病损伤机制、自身抗体检测的基本原则。

3. 了解自身免疫性疾病遗传因素、生理因素、其他抗体检测、实验方法选择及结果确认。

4. 学会常见自身免疫性疾病的检测方法和结果判断。

案例导入

患者，女性，50岁，4周前起无明显诱因出现面部红斑，无瘙痒及疼痛，伴有全身多关节疼痛及活动受限，四肢皮肤散在红色皮损，局部破溃。一周后出现咽痛，咳嗽，少痰，伴有胸闷，活动后明显。就诊当天给予地塞米松10 mg、吸氧治疗后症状稍有缓解，第二天为进一步诊治收住入院。实验室检查结果：白细胞(WBC) 2.48×10^9/L，血红蛋白(Hb) 103 g/L，血小板计数(PLT) 89×10^9/L，红细胞沉降率(ESR) 85 mm/h；尿潜血++，尿蛋白+。

思考题：

1. 根据以上资料拟诊断什么疾病？
2. 如何鉴别诊断？
3. 进一步实验室检查有哪些？

第一节　概　　述

一、基本知识

在正常情况下，机体能识别"自我"，对自身成分不产生免疫应答，或仅产生微弱的免疫应答，这种现象称为自身免疫耐受（autoimmune tolerance），是维持机体免疫平衡的重要因素。在某些情况下，自身免疫耐受遭到破坏，机体免疫系统对自身成分发生免疫应答，这种现象称为自身免疫（autoimmunity）。自身免疫的发生是由于机体免疫系统产生了针对自身成分的自身抗体（autoantibody），或自身反应性 T 淋巴细胞（autoreactive T lymphocyte）。自身反应性 T 淋巴细胞又称致敏 T 淋巴细胞（以下简称致敏 T 细胞）。

机体免疫系统受环境或遗传等因素作用产生针对自身正常或变性的组织、器官、细胞、蛋白质或酶类等自身抗原的免疫应答，导致自身组织器官损伤或功能障碍所致的疾病，称自身免疫性疾病（autoimmune disease，AID）。

二、自身免疫性疾病的基本特征

自身免疫性疾病种类很多，但都有以下共同特征。

1. 多数病因不明，可有诱因，也可无诱因。无诱因者多称为“自发”性或“特发”性。
2. 患者以女性居多，发病率随年龄增长而增加。
3. 有遗传倾向，已发现某些特定基因与 AID 的发病关系密切。
4. 体内有高效价的自身抗体和（或）致敏 T 细胞。自身抗体在不同的 AID 中有交叉和重叠现象。部分疾病有相关的特征性自身抗体。
5. 可出现疾病的重叠现象，即一个患者可同时有两种或两种以上 AID。
6. 病程一般较长，多迁延为慢性。病情发展和缓解常反复交替，病情轻重与自身免疫调节紊乱程度密切相关。
7. 病理损伤的局部有淋巴细胞、浆细胞、中性粒细胞浸润。
8. 免疫抑制剂治疗多可取得较好的疗效，但不能根治。
9. 在某些实验动物中，经免疫相关抗原输注自身抗体或输注自身反应性 T 细胞，可复制出相似的疾病模型。

三、自身免疫性疾病的分类

目前 AID 尚无统一的分类标准。一般按受累组织器官的范围分为器官特异性和非器官特异性自身免疫性疾病两类。器官特异性自身免疫性疾病（organ specific autoimmune disease）是指病变局限于某一特定器官或组织，可检出对该器官组织成分特异的自身抗体或致敏 T 细胞。非器官特异性自身免疫性疾病（non-organ specific auto immune disease）是指病变累及多种组织器官或系统的一组疾病，可检出针对多种器官或组织成分的自身抗体或致敏 T 细胞。部分非器官特异性自身免疫性疾病常累及多种结缔组织或器官，称为结缔组织病或胶原病，如系统性红斑狼疮（systemic lupus eratosthenes，SLE）及类风湿关节炎（rheumatoid arthritis，RA）等。

第二节　自身免疫性疾病的发病机制

一、自身抗原的形成

发生自身免疫性疾病的关键是机体产生了针对自身组织细胞成分的自身抗体和（或）致敏 T 细胞。各种因素引起的自身组织细胞结构与成分发生改变，引起机体产生免疫应答，这种改变的成分称为自身抗原。

（一）隐蔽抗原的释放

隐蔽抗原（sequestered antigen）是指体内某些组织成分如精子、眼内容物、脑组织等，在正常情况下从未与免疫细胞接触过。一旦手术、外伤、感染等原因破坏隔绝屏障，隐蔽抗原释放入血或淋巴液，免疫系统将其误认为是“异物”，引发自身免疫应答，导致 AID 的发生。如眼外伤时，伤侧眼球的隐蔽抗原释放入血，刺激机体产生自身免疫应答可攻击健侧眼内容物，引起自身免疫性交感性眼炎。

（二）自身成分的改变

自身成分受到物理因素（如冷、热、电离辐射）、化学因素（如药物）或生物因素（如细菌、病毒等）作用后抗原性质发生变化，可诱发自身免疫应答，导致 AID。如变性 IgG 可刺激机体产生抗变性 IgG 抗体（类风湿因子），并与抗变性 IgG 抗体结合形成中等大小的免疫复合物，沉积于关节滑膜引起 RA。临床上使用某些药物，可改变血细胞表面抗原性质，引起自身免疫性溶血性贫血或粒细胞减少。

（三）共同抗原引发的交叉反应

某些细菌、病毒与正常人体某些组织细胞有相似的抗原决定基，针对这些细菌、病毒抗原决定基产生的自身抗体和（或）致敏 T 细胞，可与自身组织细胞发生交叉反应并引起 AID。如 A 族溶血性链球菌的多种抗原与人心肌内膜和肾小球基膜有共同抗原，感染链球菌后可引起风湿性心脏病和急性肾小球肾炎；柯萨奇病毒感染激发的免疫应答，可攻击胰岛 β 细胞引起糖尿病。

二、免疫细胞和免疫调节功能异常

（一）淋巴细胞旁路活化

有些外来抗原具有与自身抗原成分相似或相同的 B 细胞识别的决定簇，由于 T 细胞识别的载体决定簇与 B 细胞不同，识别自身成分载体决定簇的 Th 细胞仍处于耐受状态，而识别外来抗原载体决定簇的 Th 细胞能被激活发生反应，故外来抗原可辅助 B 细胞产生免疫应答，即称为 Th 细胞旁路活化，从而引发自身免疫应答。

（二）多克隆刺激剂的旁路活化

某些多克隆刺激剂如 EB 病毒和超抗原，可激活处于耐受状态的 Th 细胞或直接向 B 细胞发出辅助信号刺激其产生自身抗体，引发 AID。常见的如 EB 病毒感染后，患者除了可检测到抗病毒特异性抗体，还可检测到多种自身抗体，如抗血细胞抗体、抗平滑肌抗体和抗核蛋白抗体等。

（三）辅助刺激因子表达异常

免疫应答时免疫活性细胞的激活，除了识别 APC 表面的抗原肽复合物，还需有两细胞间辅助刺激因子的相互作用。如 APC 表面辅助刺激因子的异常表达，便可激活自身免疫应答的 T 细胞，引发 AID。如在 B7 和 TNF-α 双转基因小鼠体内由于胰岛 β 细胞表达了高水平的 B7，易激活 T 细胞，局部 TNF-α 的表达又可使更多的 T 细胞向胰腺浸润而损害胰腺。

（四）自身致敏 T 细胞与自身抗原应答

自身特异性细胞免疫（specific cellular immunity）中 T 细胞对抗原异物发生免疫应答后成为特异性致敏 T 细胞，再次遇到相同抗原时，便与之高度选择性结合，直接损伤或释放出各种免疫效应分子，损毁抗原异物或带有该抗原异物的靶细胞，达到免疫防护目的。当抗原异物是自身抗原时，可引起自身组织细胞损伤而诱发 AID。常见的致敏 T 细胞主要有两类：$CD4^+$Thl 细胞和 $CD8^+$CTL 细胞。

1. $CD4^+$Thl 细胞　当 $CD4^+$Thl 细胞再次遇到并识别带有靶抗原的细胞时，可释放多种细胞因子，如 IFN-γ、IL-2、IL-3、TNF-β、GM-CSF 等。趋化性细胞因子可使 Mφ 聚集在抗原存在部位，释放溶酶体酶等炎症介质引起局部炎症。TNF-β 活化巨噬细胞，产生 TNF-α，可直接对靶细胞及其周围组织细胞产生细胞毒作用。

2. $CD8^+$CTL 细胞介导的细胞毒作用　$CD8^+$CTL 细胞识别靶细胞表面相应靶抗原后，直接向靶细胞释放穿孔素和颗粒酶等介质，导致靶细胞溶解破坏，或诱导靶细胞表面表达 Fas，与 $CD8^+$CTL 表面的 FasL 结合，导致靶细胞凋亡。

三、遗传因素

自身免疫性疾病常有家族遗传倾向。研究发现多种 AID 的发生率与 HLA 的某些基因型检出率呈正相关。大多数 HLA 系统与 AID 的相关性表现在 HLA-B 或 DR 抗原上（表 18-1）。

表 18-1　HLA 与自身免疫性疾病的关系举例

病名	抗原	相对危险值 *
多发性硬化	DR2	4.1
艾迪生病	DR3	6.3

续表

病名	抗原	相对危险值 *
弥漫性毒性甲状腺肿（Graves 病）	DR3	3
重症肌无力	DR3	2.5
系统性红斑狼疮（SLE）	DR3	5.8
类风湿关节炎	DR4	4.2
桥本甲状腺炎（Hashimoto 病）	DR5	3.2
恶性贫血	DR5	5.4
青年型类风湿关节炎	DR5	5.2
强直性脊柱炎	B27	10

注：* 相对危险值=pd(1–PC)/PC(1–pd)，pd 与 PC 分别为患者与对照中抗原的阳性百分率。

DR3 与重症肌无力、SLE、胰岛素依赖型糖尿病，B27 与强直性脊柱炎，DR4 与 RA、寻常性天疱疮，DR5 与桥本甲状腺炎的发生均有明显关系。连锁基因的缺陷与 AID 的发生有关，如 HLA-Ⅲ类基因中补体 C4 基因的缺失、Fas/FasL 的基因缺陷与 SLE 均有明显关系。

四、生理因素

自身免疫性疾病的发生随年龄增长而升高。临床发现，老年人自身抗体检出率高，可能是由于老年人胸腺功能低下或衰老导致免疫系统功能紊乱，容易发生 AID。AID 还与性别和体内激素水平的波动有关。

五、自身免疫性疾病的病理损伤机制

病理性的自身免疫应答可发生在体内任何组织器官，临床上常以病理损害的机制来区分各类 AID，许多 AID 发生与超敏反应密切相关。因此，自身免疫病可分为由Ⅱ型超敏反应、Ⅲ型超敏反应及 T 细胞对自身抗原应答引起的 AID。临床可见有类似 SLE、系统性硬化症（PSS）、多发性肌炎（PM）、皮肌炎（DM）和 RA 的混合表现，但不能确定为哪一种疾病，并伴高滴度的斑点型血清抗核抗体（ANA）和抗 RNP 抗体，这类 AID 称为混合性结缔组织病（mixed connective tissue disease，MCTD），又称 Sharp 综合征，高滴度的抗 RNP 抗体谱是实验室诊断的一项重要指标。

（一）由Ⅱ型超敏反应引起的自身免疫性疾病

自身抗体（IgG、IgM 类）与相应自身组织细胞表面的抗原结合后，可通过四条途径破坏细胞：① 激活补体，形成攻膜复合体，溶解细胞；② 通过 Fc 和 C3b 调理促进巨噬细胞吞噬破坏靶细胞；③ 通过 ADCC 作用破坏靶细胞；④ 刺激淋巴细胞异常活化。常见的 AID 如下。

1. 抗血细胞表面抗原的抗体引起的自身免疫性疾病

（1）自身免疫性溶血性贫血（auto immune poly theistic anemia，AIHA） 其特点是：①体内出现抗红细胞自身抗体，抗人球蛋白试验阳性；②红细胞寿命缩短。

抗红细胞抗体根据其性质可分为三类：①温抗体；②冷凝集素；③Donath-Laidsteiner 抗体。抗红细胞抗体可致临床上出现阵发性冷性血红蛋白尿症（paroxysmal cold hemoglobin，PCH）。

（2）免疫性血小板减少性紫癜（immunologic thrombocytopenic purpura，ITP） 是一种常见的血小板减少症，主要表现为皮肤黏膜紫癜，血小板减少，骨髓中巨核细胞正常或增多。本病多发生于儿童和青壮年，女性较多，发病率约为 1/10 000。ITP 患者血清中存在抗血小板抗体，该抗体可缩短血小板寿命。

2. 抗细胞表面受体抗体引起的自身免疫性疾病

（1）重症肌无力（myasthenia gravis，MG） 患者体内存在神经肌肉接头乙酰胆碱受体的自身抗体。这种自身抗体结合到横纹肌细胞的乙酰胆碱受体上，使之内化并降解，导致肌细胞对乙酰胆碱的反应性不断降低，引起骨骼肌运动无力。

（2）毒性弥漫性甲状腺肿（Graves disease） 患者血清中有抗促甲状腺激素受体（thyroid stimulating hormone receptor，TSHR）的 IgG 型自身抗体。

3. 细胞外抗原的自身抗体引起的自身免疫性疾病

（1）抗肾小球基底膜肾炎（anti-glomerular basement membrane nephritis，Anti-GBM nephritis） 大部分为肺出血肾炎综合征（又称 Goodpasture 综合征），即肾小球肾炎与出血性肺炎同时发生。患者血液中可检测到抗肾小球基底膜Ⅳ型胶原抗体，抗体滴度与肾组织损害的严重程度成正相关。

（2）抗肾小管基底膜肾炎（anti-tubular basement membrane nephritis，Anti-TBM nephritis） 抗 TBM 抗体单独引起肾小管损伤性肾炎的概率较低，50%~70% 的抗肾小球基底膜肾炎患者同时出现抗 TBM 抗体，并伴有肾小管间质性肾炎。

（二）自身抗体-免疫复合物引起的自身免疫性疾病

1. 系统性红斑狼疮（SLE） 是一种累及多器官、多系统的小血管及结缔组织疾病，易发于中青年女性，病程中往往复发与缓解交替出现。SLE 患者常有多系统、多器官的损害。

2. 类风湿关节炎（RA） 特征是手、脚小关节向心性对称发病，老年患者可存在远端大关节受累，病程长者常出现关节畸形。RA 多发于青壮年，女性多于男性。患者体内的变性 IgG 刺激免疫系统产生多种抗变性 IgG 的自身抗体，即类风湿因子（rheumatoid factor，RF）。变性 IgG 与 RF 结合，形成免疫复合物沉积于关节滑膜等部位，激活补体，在局部引起慢性渐进性免疫炎症性损害，部分病例可累及心、肺及血管等。

3. 干燥综合征（Sjogren syndrome，SS） 该病典型特征为分泌腺体功能异常导致皮肤和黏膜干燥，泪腺与唾液腺最常被侵犯，从而产生眼干、口干，抗 SSA/Ro 抗体、抗 SSB/La 抗体常为阳性（表 18-2）。

4. 多发性肌炎（polymyositis，PM）及皮肌炎（dermatomyositis，DM） PM 是以

表 18–2 原发性干燥综合征常见的自身抗体

自身抗体	发生率	自身抗体	发生率
抗 SSA 抗体	40%~95%	RF	60%~80%
抗 SSB 抗体	40%~95%	抗 dsDNA 抗体	13%

肌肉损害为主要表现的 AID，如果同时有皮肤损害，则称为 DM。PM 及 DM 患者有多种自身抗体，其中较特异的抗 Jo-1、抗 Mi 抗体主要见于 PM，而抗 Ku 抗体多见于 PM 与硬皮病的重叠。

5. 硬化症（scleroderma，Scl） 最典型的表现为皮肤变紧、变硬。当病变仅累及皮肤而不伴有内脏损害时，称为局限性硬化症，病变累及皮肤和内脏器官时则称为系统性硬化症（progress systemic sclerosis，PSS）。抗 Scl-70 抗体是 PSS 的特异性抗体，80%~95% 的局限性硬化症患者抗着丝点抗体阳性。

（三）T 细胞对自身抗原应答引起的自身免疫性疾病

致敏 T 细胞对自身抗原的免疫应答可引起自身组织细胞损伤。在 Fas/FasL 基因缺陷的患者体内，因为激活诱导自身免疫应答的淋巴细胞凋亡机制障碍，T、B 淋巴细胞克隆性增殖失控，也可引发由 T 细胞介导的 AID，如自身免疫性淋巴细胞增生综合征、SLE 等。

第三节 自身免疫性疾病检验

一、抗核抗体检测

视频：抗核抗体（ANA）IgG 检测（胶体金法）

抗核抗体（antinuclear antibody，ANA）是一组将自身各种细胞核成分作为靶抗原的自身抗体总称。ANA 主要是 IgG，也有 IgM、IgD 和 IgE，无器官和种属特异性，故该类抗体可与所有动物的细胞核发生反应。迄今已相继发现二十余种 ANA。ANA 主要存在于血清，也可存在于胸腔积液、关节滑膜液和尿液中。ANA 在未治疗的 SLE 患者中滴度较高，在大多数 AID 患者中均可呈阳性，如 SLE、RA、MCTD、SS、Scl、慢性活动性肝炎，但 ANA 阳性并不一定患有 AID，正常老年人也可有低滴度的 ANA。

（一）检测方法

最常用间接免疫荧光法（indirect immunofluorescence，IIF）作为总 ANA 的筛查试验，目前最常用核质丰富的培养细胞——Hep-2 细胞作为抗原。

将 Hep-2 细胞与灵长类动物的肝组织冷冻切片固定于载片上，与受检血清反应，血清中 ANA 与核抗原结合，形成抗原–抗体复合物，再加入 FITC 标记的抗人 IgG，反应后形成标记抗体–抗原–抗体复合物，在荧光显微镜下可观察到抗原片上 ANA 荧光着染强度和荧光图形。

（二）常见的 ANA 荧光图形及临床意义

1. 均质型（homogeneous，H） 细胞核均匀着染荧光，有些核仁部位不着色，分裂期细胞染色体荧光增强。相关自身抗体主要有抗 dsDNA 抗体、抗 ssDNA 抗体、抗核小体抗体、抗组蛋白抗体。

高滴度均质型主要见于 SLE，低滴度可见于 RA、慢性肝脏疾病、传染性单核细胞增多症或药物诱发的狼疮。

2. 颗粒型（speckled，S） 又称斑点型，细胞核内出现颗粒状荧光，分裂期细胞染色体无荧光显色。相关的自身抗体涉及抗核糖核蛋白抗体，如抗 NPR、抗 Sm、抗 SSA/Ro、抗 SSB/La 等抗体。高滴度的颗粒型常见于 MCTD，同时也见于 SLE、硬化症、SS 等。

3. 核膜型（membranous，M） 又称周边型（rim），荧光着色主要显示在细胞核的周边形成荧光环，或在均一的荧光背景上核周边荧光增强；分裂期细胞浓缩染色体阴性。相关抗体主要是抗板层素（A、B、C）、核孔复合体（gp210、P62、Apr）与内膜（LAP1、LAP2、LBR、MAN1）抗体。

传统观点认为高滴度的核膜型常见于 SLE 患者，目前认为该型主要见于原发性胆汁性肝硬化（PBC）患者。

4. 核仁型（nucleolar，N） 荧光着色主要在核仁区，分裂期细胞染色体无荧光着色。相关抗体是抗核仁特异的低分子量 RNA 抗体，例如抗 RNA 多聚酶Ⅰ抗体、抗 U3RNP 抗体、抗 PM-Scl 抗体与抗 Scl-70 抗体。

核仁型在硬皮病中出现率最高，高滴度核仁型对诊断硬皮病具有一定的特异性，但核仁型也见于雷诺现象者，偶见于 SLE。

未经治疗的 SLE 和 MCTD 几乎 95% 以上都有 ANA 且滴度较高，一般 1∶100 以上可怀疑临床疾病。ANA 阴性对排除 SLE 的阴性预测值较高，故 ANA 检测是 SLE 的最佳筛查试验。在其他 AID 中 ANA 也可出现，但滴度较低。

ANA 的荧光图形对 AID 的鉴别诊断具有提示作用，但要明确是哪一亚类的自身抗体，须进一步检测 ANA 谱系，不能仅凭荧光核型做出判断。

（三）抗双链 DNA（dsDNA）抗体的检测与应用

目前抗 dsDNA 抗体的检测方法有 RIA、IIF 与 ELISA。此外，多元阵列（芯片）技术已用于该抗体检测。

以绿蝇短膜虫为基质的 IIF 法可特异性检测抗 dsDNA 抗体，而且有较高的特异度与敏感度。绿蝇短膜虫的动基体（kinetoplast）由环状 dsDNA 构成，通常不含其他细胞核抗原。只有抗 dsDNA 抗体能与动基体反应，因而具有高度特异性。用该法检测可见抗 dsDNA 抗体与动基体结合后发出致密荧光亮点，动基体可单独发出荧光，也可与核同时发出荧光。在用 Hep-2 细胞作抗原基质片时，抗 dsDNA 抗体可显示均质型荧光，但需高滴度的抗体，而低滴度时在 Hep-2 细胞片上不易检出。而在绿蝇短膜虫基质片上，以 1∶10 稀释时出现的动基体染色阳性，具有临床诊断价值。

抗 dsDNA 抗体是 SLE 的特征性标志抗体，是 SLE 的重要诊断标准之一，其滴度与疾病活动程度相关，抗体滴度的动态测定可监控治疗。

视频：双链 DNA IgG 抗体检测（胶体金法）

抗 dsDNA 抗体亦参与 SLE 发病，该抗体可形成多种冷沉淀而致血管炎，SLE 肾炎及典型的蝶形红斑均与该抗体有关。

抗 dsDNA 抗体诊断 SLE 的特异度可达 95%~100%，但其敏感度仅为 30%~50%，因此抗 dsDNA 抗体阴性不能排除 SLE 的诊断。

（四）抗核小体抗体的检测及应用

核小体（nucleosome）是真核生物细胞核染色质的基本单位。凋亡细胞是核小体的重要来源，细胞凋亡过程中核染色质经核酸内切酶切割后释放，形成 180~200 bp 或其倍数的寡聚核小体，SLE 患者的吞噬细胞对凋亡细胞清除能力受损或降低，导致核小体在患者体内大量存积，经 APC 提呈给 $CD4^+$ Th2 细胞，Th2 细胞增殖活化，激活 B 细胞产生抗核小体抗体（anti nucleosome antibody，AnuA）。

AnuA 对 SLE 具有与抗 dsDNA 抗体相同的诊断特异性，可达 95%，而且与 SLE 病情活动有关。AnuA 比抗 dsDNA 抗体、抗组蛋白抗体更早出现，在 SLE 的发生发展中有重要作用。临床资料显示，15%~19% 的抗 dsDNA 抗体阴性的 SLE 患者中 AnuA 阳性。因此，联合检测抗 dsDNA 及 AnuA 可提高 SLE 检出率。染色质包被微珠乳胶凝集、免疫沉淀和 ELISA 均可检测 AnuA，目前最常用的方法是 ELISA。

二、抗 ENA 抗体谱的检测与应用

ENA（extractable nuclear antigens）是可提取核抗原的总称。ENA 可用盐水或磷酸盐缓冲液从细胞核中提取。ENA 主要包括 Sm、RNP、SSA、SSB、Jo-1、Scl-70 抗原。不同的 AID 可产生不同的抗 ENA 抗体。根据 ENA 分子量及抗原特性不同，可用不同的免疫方法进行检测。不同特性的抗 ENA 抗体在各种 AID 中的阳性率有明显差异，有些有很高的特异性。对其进一步检测，对协助诊断和鉴别诊断 AID 具有重要的临床意义。

（一）抗 ENA 抗体的检测

抗 ENA 抗体谱的检测方法较多，早期常用双向免疫扩散、对流免疫电泳检测，但敏感度和特异性较低，已趋于淘汰。目前常用免疫印迹试验（immunoblotting test，IBT）和 dot-ELISA 检测，这里主要介绍 IBT。

IBT 的基本原理是 ENA 经 SDS-PAGE 后，按分子量大小形成区带，经标准参照物确定每一抗原区带的分子量。然后转印至硝酸纤维膜上制成抗原吸附载体膜。将待检血清加在已切成细条的硝酸纤维膜上，待检血清中的抗 ENA 抗体可与膜上的相应抗原区带结合，加入酶标记抗人 IgG 抗体后形成抗原–抗体–酶标记抗体复合物，加入底物，即会在相应位置显色，参照区带的相对位置，可辨读出各抗 ENA 抗体的类型。

IBT 不需纯化单个抗原，可在同一载体上分析多项抗原，敏感度和特异度高，操作简便，是目前各临床实验室检测抗 ENA 抗体谱广泛采用的方法。

（二）抗 ENA 抗体的临床意义

1. 抗 Sm 抗体　仅发现于 SLE 患者，是 SLE 的血清标志抗体，但敏感度较低，抗体阴性不能排除 SLE。抗 Sm 抗体水平不与 SLE 疾病活动性相关，也不与 SLE 的任何临床表现相关，治疗后的 SLE 也可呈阳性。

2. 抗 Ul-nRNP 抗体　又称抗核 RNP（nuclear RNP，nRNP）抗体，是诊断 MCTD 的重要血清学依据。因其抗原为含 U1RNA 的核蛋白复合物，故称为 U1RNP。其在 MCTD 患者的阳性检出率可高达 95%。在疾病活动期或缓解期，高滴度的抗 RNP 抗体均可持续存在。

抗 nRNP 抗体无疾病特异性，在其他 AID 中阳性检出率如下：SLE 30%~40%，SS 20%，PSS 10%~15%，DM/PM 10%。抗 nRNP 抗体偶见于 RA 和药物诱发的狼疮，不过滴度均较 MCTD 低。

3. 抗 SSA/Ro 抗体和抗 SSB/La 抗体　这两抗体是 SS 最常见的自身抗体，其阳性检出率分别为 70%~80% 和 40%，抗 SSB/La 抗体的特异度高于抗 SSA/Ro 抗体，可达 50%~60%，两种抗体同时检测可提高 SS 的诊断率。

4. 抗 Scl-70 抗体　几乎仅在 PSS 患者中检出，阳性检出率为 40%~60%。在其他 AID 中极少阳性，正常人均为阴性。

5. 抗 PM-Scl 抗体　PM-Scl 主要分布于核仁，参与核糖体 RNA 的形成，主要抗原成分为 PM-Scl100 和 PM-Scl75。两抗原相互独立，无交叉反应。

6. 抗 Jo-1 抗体　又称 PM-1 抗体，最常见于 PM，阳性检出率达 40%~50%，PM/DM 患者的阳性检出率为 25%，单独皮肌炎的检出率不足 10%，其他 AID 中抗 PM-1 抗体几乎阴性，因而其对诊断 PM 具有特异性。

PM 与硬皮病重叠的患者，抗 PM-1 抗体阳性率可高达 85%，PSS/PM 为 25%，PM 伴肺间质纤维化者阳性率可达 60%。

7. 抗着丝点抗体（ACA）　与局限性系统性硬化症相关，亦可见于 PBC。

8. 抗 PCNA 抗体　为 SLE 特异性抗体，但阳性率仅为 3%。抗 PCNA 抗体可能与 SLE 患者发生弥散性增殖性肾小球肾炎相关。

9. 抗 dsDNA 抗体　SLE 的特异性抗体，是抗 Sm 抗体外 SLE 的另一个血清标志物。

10. AnuA　主要见于 SLE，对 SLE 的诊断特异度达到 95%。

11. 抗组蛋白抗体　识别所有 5 种组蛋白亚型，最常见的为抗 H1 和 H2B 抗体。常见于药物（普鲁卡因胺、肼苯哒嗪、异烟肼及其他药物）诱导的红斑狼疮（95%）。

12. 抗核糖体 P 蛋白抗体（ARPA）　为 SLE 的特异性抗体。在 PSS、SS、PM/DM、MCTD 及健康献血者中未检出。近年来研究显示 ARPA 的出现与狼疮性脑病密切相关。

13. AMA-M2　高滴度的 AMA-M2 为 PBC 的特征性自身抗体。

视频：抗 ENA 检测

三、类风湿关节炎相关自身抗体检测

（一）类风湿因子（RF）

RF 是一种以变性 IgG 的 Fc 片段为靶抗原的自身抗体。RF 主要为 19S 的 IgM，也有 7S 的 IgG 和 IgA。RF 与天然 IgG 结合的能力较差，最易与人和动物的变性 IgG 或免疫复合物中的 IgG 结合。

常见的 RF 有 IgM 型、IgG 型、IgA 型和 IgE 型，IgM 型被认为是 RF 的主要类型，也是临床免疫检验中最常测定的类型。

1. 检测方法

（1）胶乳颗粒凝集试验　检测 IgM 型 RF 的常用方法，但只能定性或半定量，敏感度和特异度均不高，且只能检出 IgM 型 RF。

（2）速率散射比浊法　此法检测 RF 准确、快速，能定量分析，准确度和敏感性均高于胶乳颗粒凝集试验，已逐渐替代胶乳颗粒凝集试验，但仍只能检测 IgM 型 RF。

（3）ELISA　该法可测定不同类型的 RF，其以聚合的兔 IgG 作为抗原包被固相载体，与待测样品中的 RF 结合，然后分别加入酶标记的抗人 IgG、IgA、IgM 抗体，待反应后，加入相应的底物显色，可因酶标抗体不同而测定不同类型的 RF。

2. 临床应用　RF 在 RA 中的阳性率很高（可达 79.6%），是 RA 患者血清中常见的自身抗体。高滴度 RF 有助于 RA 的早期诊断，且滴度与患者的临床表现相关。此外，SLE、PSS 等 AIS 患者和部分老年人中也可检出 RF，其阳性率可达 28.9%~50%。在多种疾病中 RF 均可为阳性，但滴度较低（<40 IU/mL），随着 RF 滴度增加，其对 RA 的诊断特异性增高。

（1）IgM 型 RF　RA 患者血清中 IgM 型 RF 效价>80 IU/mL，并伴有严重关节功能障碍时，常提示预后不良。

（2）IgG 型 RF　RA 患者血清或滑膜液中 IgG 型 RF 的出现与滑膜炎、血管炎和关节的症状密切相关，而且常与高滴度的 IgM 型 RF 同时出现。正常人及非 RA 患者很难检测出 IgG 型 RF。IgG 型 RF 在关节软骨表面的沉积可激活补体引起关节炎性损伤，因此滑膜液中检测出 IgG 型 RF 比血清中检出更有意义。

（3）IgA 型 RF　约有 10% 的 RA 患者血清或滑膜液中可检出 IgA 型 RF，是 RA 活动的一项指标，与关节炎症状的严重程度及骨质破坏有显著相关性。

（4）IgE 型 RF　在关节液、胸腔积液中高于同一患者的血清水平。

RF 阴性不能排除 RA，有部分 RA 患者血清 RF 呈现阴性，这类患者关节滑膜炎轻微，很少发展为关节外类风湿疾病。

（二）抗角蛋白抗体（antikeratin antibody，AKA）

抗角蛋白抗体又称抗丝集蛋白抗体（antiflaggrin antibody，AFA）或抗角质层抗体（anti-cuticle antibody，ASCA）。AKA 主要见于 RA，其阳性率为 30%~55%，特异性可达 95%~99%。在其他疾病，AKA 的检出率极低。AKA 与 RA 具有显著相关性。

1. AKA 的检测　常用 IIF 法，以大鼠食管中段黏膜组织切片作为基质。

2. AKA 的临床应用　AKA 对于早期诊断 RA 具有重要意义，与 RF 联合检测，能进一步提高诊断效能。AKA 是判断 RA 愈后的一个标志性抗体，高滴度 AKA 常提示疾病较重。AKA 的敏感度较低，阴性不能排除 RA，AKA 与 RF 很少平行出现。

（三）抗环瓜氨酸肽抗体（antibodies against citrullinated peptides，anti-CCP）

anti-CCP 的靶抗原主要是丝集蛋白中的瓜氨酸，用合成的环瓜氨酸肽作为 ELISA 的抗原基质检测抗 CCP 抗体，敏感度可达 80%，抗 CCP 抗体是诊断 RA 的一个高度特异性的新指标。

1. 抗 CCP 抗体检测　目前，最常用方法为 ELISA，采用合成的含有经修饰的精氨酸残基的 CCP 作为抗原包被微孔板。

2. 抗 CCP 抗体的临床应用　抗 CCP 抗体主要为 IgG 类抗体，对 RA 的特异度为 96%，且在疾病早期就可呈阳性，故具有很高的阳性预测值。Anti-CCP 抗体的特异度明显高于 RF，而且阳性患者更容易发生关节损害。

四、其他抗体检测

（一）免疫性肝病相关自身抗体的检测与应用

1. 抗平滑肌抗体（anti-smooth muscle antibody，ASMA）　是自身免疫性肝炎（autoimmune hepatitis，AIH）的血清学标志抗体，阳性率可达 90%，高滴度 ASMA（>1：1 000）对诊断 AIH 的特异性可达 100%。在 AIH，ASMA 主要为 IgG 型，PBC 与 AIH 重叠时，常以 IgG 型和 IgM 型同时出现。ASMA 的检测主要采用 IIF，以大鼠胃、肾或肝或猴肝作为抗原基质片。

2. 抗肝肾微粒体（LKM）抗体　LKM-1 抗体为Ⅱ型 AIH 的血清学标志，约 7% 的慢性丙型病毒性肝炎也可检出。LKM-3 抗体见于 10%~15% 的慢性丁型病毒性肝炎。约 10% 的 AIH 有抗 LKM-1 抗体和 LKM-3 抗体。AIH 的 LKM 抗体滴度远比丙型病毒性肝炎或丁型病毒性肝炎高。目前多采用 IBT 检测。

3. 抗肝细胞胞质抗体 1 型（LC-1）抗体　为Ⅱ型 AIH 的另一特异性标志，阳性率为 48%，特异度高达 99%，在丙肝中未见报道。抗 LC-1 抗体可用 IIF 和酶免疫等方法检测，但用 IIF 检测时，抗 LKM-1 抗体阳性，可能会掩盖抗 LC-1 抗体。故出现抗 LKM-1 抗体的荧光模型时，应同时做抗 LKM-1 和抗 LC-1 抗体的确证实验。

4. 抗可溶性肝抗原/肝胰抗原抗体（anti-soluble liver antigen/Liver pancreatic antibody，SLA/LP）　在用以灵长类肝脏为基质的 IIF 检测时，敏感性和特异性均不理想，只有用基于重组抗原的方法（如 ELISA、IBT）才能可靠检测。抗 SLA/LP 抗体是 AIH 最特异的诊断标志，阳性预测值几乎为 100%。但敏感性偏低，阳性率只有 30%。

5. 抗线粒体抗体（anti-mitochondria antibodies，AMA）　AMA 及其 M2 亚型是协助诊断 PBC 的特异性自身抗体，检测主要采用 IIF。

（二）血管炎相关的自身抗体检测与应用

1. 抗中性粒细胞胞质抗体（antineutrophil cytoplasmic antibodies，ANCA）是一组以人中性粒细胞胞质成分为靶抗原，与临床多种小血管炎性疾病密切相关的自身抗体。该组抗体可为 IgG、IgM 或 IgA。ANCA 主要有胞质型（cytoplasmic，cANCA）和核周型（perinuclear，pANCA）两型。cANCA 靶抗原主要是蛋白酶 3（proteinase3，PR3），为中性粒细胞嗜天青颗粒的主要成分，能水解弹性蛋白酶、N 型胶原等多种组织成分。其靶抗原亦可能为杀菌性/通透性增强蛋白（bactericidal/permeability-increasing protein，BPI）及其他未知抗原，极少数情况下也可能为髓过氧化物酶（myeloperoxidase，MPO）。pANCA 的靶抗原主要为 MPO，系中性粒细胞嗜天青颗粒的另一主要成分。其靶抗原还有 BPI、人类白细胞弹性蛋白酶（human leukocyte elastase，HLE）、乳铁蛋白（lactoferrin，LF）、组织蛋白酶 G（cathepsin G，CG）等。

抗 PR3 和抗 MPO 抗体在小血管炎的发病中起重要作用，可激活中性粒细胞导致脱颗粒反应，活化大量蛋白水解酶，作用于小血管壁，在其他免疫炎性介质的协同作用下，引起血管炎症。

总 ANCA 检测常采用 IIF，特异性 ANCA 检测最常用的方法为 ELISA。

ANCA 是原发性小血管炎的特异性血清标志物，是该类疾病诊断、疗效观察、病情活动和复发监测的一项重要指标。ANCA 滴度与疾病活动性相关，滴度增高或持续偏高，提示病情恶化或缓解后复发。其滴度升高往往出现在疾病复发之前，故动态监测 ANCA 对预测疾病复发具有重要意义。

2. 抗内皮细胞抗体（anti-endothelial cell antibodies，AECA）是与内皮细胞结合的自身抗体，通常是 IgG 型，也存在 IgM 型和 IgA 型。AECA 是一组能识别多种不同抗原的自身抗体，可存在于健康个体和常规 IgG 治疗用药中，可诱导内皮细胞功能表型变化。

AECA 检测主要采用 IIF，检出抗内皮细胞抗体常提示：① SLE 患者有肾脏受累；② RA 患者有血管炎表现；③ DM 患者有肺部并发症；④ 严重的硬化症患者有外周血管闭塞。

（三）磷脂抗体的检测与应用

抗磷脂抗体（anti-phospholipid antibody，APLA）是针对含有磷脂结构抗原物质的自身抗体，包括抗心磷脂抗体（anti-cardiolipin antibody，ACLA），抗磷脂酸抗体（anti-phospholipid acid antibody，APAA）以及抗磷脂酰丝氨酸抗体（anti-phosphatidylserine antibody）等。

APLA 可分为 IgG、IgM 和 IgA 型，以 IgG 型最常见，IgM 型次之，IgA 型与 AID 关系较小。ACLA 是 APLA 中最具代表性的一种，其特异性最强，与各种疾病的关系也最密切。检测 ACLA 的最常用方法为 ELISA。

ACLA 在 SLE 患者中阳性检出率很高，总阳性率可达 70%~80%，IgG 型可达 50%~60%，IgM 型可达 40%~50%。ACLA 阳性的 SLE 患者发生血管炎、溶血性贫血、心脏及中枢神经系统损害的概率明显高于阴性者，ACLA 阳性的 SLE 女性患者更易形成血栓，妊娠时易发生流产。血清及脑脊液中 ACLA 的检测有助于神经精神性狼疮患者的临床诊断。ACLA 在 RA 患者中的阳性率可达 33%~49%，幼年型 RA 患者可达 42%~59%，其检测是了解疾病进展及是否伴发 APS 的重要实验室指标。

第四节　自身抗体检测实验选择的原则

一、自身抗体检测的基本原则

有些自身抗体在 AID 中的敏感性高，但特异度不强，仅具筛查作用。而有些自身抗体的敏感度低，但对某一种 AID 诊断特异度很高，相关性强，在其他 AID 中的敏感度和特异度均低。因此，在协助临床医师选择检测项目时，应注意筛查试验与确诊试验的合理组合，特别应根据临床症状的提示，选择相关的自身抗体，切忌盲目地开展全面检测。

如针对系统性自身免疫性疾病，如 MCTD、SLE、SS 等，常以 ANA 作为筛查试验，这些 AID 中 ANA 绝大多数可呈阳性，而其他针对特异性靶抗原成分的自身抗体应根据临床需要进行选择，以进一步明确诊断。如果 ANA 为阴性或低滴度，而临床症状又强烈提示疾病，则应进一步检测疾病特异性抗体以避免漏诊。同时，检验人员一定要考虑到不同方法的灵敏度与特异性差异，在进行自身抗体检测时，要制定好适合自己实验室的检测方案及流程。

二、实验方法选择及结果确认

自身抗体检测应首选 IIF 作为理想的筛查试验。绝大多数自身抗体的抗原为自身细胞核或细胞膜、细胞质内物质，以细胞组织成分作为抗原基质，检测自身抗体与其结合后的荧光定位分析是最客观的检测手段，故 IIF 是目前自身抗体最常用的检测手段。系统性自身免疫病常以 Hep-2 细胞作为检测基质，器官特异性自身免疫性疾病则应用特异性组织切片作为检测基质。当需对自身抗体进行抗原特异性区分时，则可选择 ELISA、IBT、对流免疫电泳或免疫双扩散法。在进行自身抗体检测时，检验人员要正确理解检测结果并加以解释，才能合理辅助疾病诊断，更好地满足临床需求，应掌握以下基本原则。

1. 自身抗体对 AID 有一定的敏感度和特异性，应根据特性正确理解其检出率。同时，没有一种自身抗体可单独诊断疾病，多项指标联合检测能提高检出率。

2. 抗核抗体阳性不代表一定患有 AID，5%~10% 的健康人自身抗体阳性（常为低滴度）。此外，感染、肿瘤等也会引起自身抗体的出现。

3. 出现于症状之前的某些自身抗体有一定的疾病预测价值。首次出现自身抗体的个体，建议一段时间后再次检测；连续多次出现自身抗体，可能提示其出现 AID 的概率增加。

4. IIF 检测自身抗体时，目前仍有很多没有明确靶抗原的荧光模型，其临床意义也不甚明确。但应客观报告以引起临床重视。

5. 不同方法有各自的检测灵敏度和特异性，一个检测项目用不同的方法检测，可能会出现差异，尤其是处于临界值（弱阳性）的抗体血清。正确地认识这一点，才能更好地客观看待检测结果。

（吴阿阳）

思 考 题

第十八章
在线测试

1. 何谓自身免疫？何谓自身免疫性疾病？
2. 自身免疫性疾病如何分类？
3. 抗核抗体如何检测？其临床意义有哪些？
4. 如何检测 ENA 抗体谱？有什么临床应用价值？

第十九章 免疫缺陷病及检验

学习目标

1. 掌握免疫缺陷病的分类与特点，继发性免疫缺陷病的常见原因，获得性免疫缺陷综合征的免疫学特征，T 细胞免疫缺陷病、B 细胞免疫缺陷病及获得性免疫缺陷综合征的检验。
2. 熟悉各类原发性免疫缺陷病的发病机制及主要免疫学特征。
3. 了解吞噬细胞缺陷病和补体系统缺陷病的检验。
4. 学会免疫细胞数量和功能检测的基本方法。

第十九章
思维导图

案例导入

某患者，中年男性，因肺炎入院，对症处理好转后出院。一个月后，又因感冒引起肺炎入院。体格检查：体温 38.2~39℃，已持续一周，无明显诱因，同时伴有乏力、腹泻，后转入感染科治疗。医师发现其全身淋巴结肿大，背部皮肤出现卡波西肉瘤。实验室检查：$CD4^+$T 细胞减少，$CD4^+/CD8^+$ 为 0.5（正常范围为 1.8~2.2）。6 个月后患者死亡，病史记载患者于 5 年前被派往非洲工作，有不良性行为史，无输血及静脉吸毒史。

思考题：

1. 患者死于什么疾病？
2. 患者是如何染上该病的，该病的传播途径主要有哪些？
3. 患者生前反复出现肺炎的主要原因是什么？

由于遗传因素或后天因素导致机体免疫系统发育不全或功能障碍所引起的临床综合征，称为免疫缺陷病（immunodeficiency disease，IDD）。免疫缺陷病按发病原因可分为两大类：原发性免疫缺陷病（primary immunodeficiency disease，PIDD）和继发性免疫缺陷病（secondary immunodeficiency disease，SIDD）。

1. 原发性免疫缺陷病　是由于免疫系统的遗传缺陷或先天发育不全所致的临床综合征。种类较多，迄今文献报道的已达 90 余种。按累及的免疫成分不同，PIDD 又可分为原发性 B 细胞免疫缺陷病、原发性 T 细胞免疫缺陷病、原发性联合免疫缺陷病、原发性吞噬细胞缺陷病和原发性补体系统缺陷病。

2. 继发性免疫缺陷病 是免疫系统受到后天因素，如感染、肿瘤、营养不良、代谢性疾病和其他疾病等作用引起免疫功能低下所致的临床综合征。按其免疫功能受损类型可分为继发性T细胞免疫缺陷病、继发性低丙种球蛋白血症、继发性吞噬细胞缺陷病和继发性补体缺陷病。

不同类型IDD的临床表现各异，与其免疫系统受损的成分、程度、范围有关，有时会累及多系统、多器官，从而出现复杂的临床症状和体征。但综合起来，IDD均具有以下共同临床特征。

1. 易感染 IDD患者对各种病原体的易感性增加，易发生反复、持续严重难以控制的感染，往往是导致患者死亡的主要原因。

2. 易伴发恶性肿瘤 IDD患者易发生恶性肿瘤，尤其是T细胞免疫缺陷病患者恶性肿瘤发生率比正常人高100~300倍，多为病毒所致肿瘤和淋巴系统肿瘤。

3. 易伴发自身免疫病 IDD患者有高发自身免疫病倾向，自身免疫病发生率高达14%，而正常人群仅为0.001%~0.01%，以SLE、RA和恶性贫血等多见。

第一节 原发性免疫缺陷病

PIDD是一组与遗传相关的疾病，在人群中总发病率约为0.01%，常发生在婴幼儿。其中原发性B细胞免疫缺陷病约占50%、原发性T细胞免疫缺陷病约占18%，原发性联合免疫缺陷病约占20%，原发性吞噬细胞缺陷病约占10%，原发性补体系统缺陷病约占2%。

一、原发性B细胞免疫缺陷病

原发性B细胞免疫缺陷病（primary B lymphocytes deficiency disease）是一类由于B细胞先天发育、分化受阻，或B细胞不能接受Th细胞传递的信号，导致抗体合成或分泌障碍引起的疾病。主要临床表现为反复化脓性感染、肠道病毒感染等。

1. 选择性IgA缺陷病（selective IgA deficiency disease） 是最常见的体液免疫缺陷病，也是最常见的选择性免疫球蛋白缺陷，于1962年由韦斯特（West）首次报道，群体发病率约为1/700。本病多为散发，部分家族性，且累及数代人，为常染色体显性或隐性遗传。患者表达IgA的B细胞发育障碍或IgA特异性抑制T细胞被活化，导致sIgA合成受阻，但确切机制尚不清楚。其免疫学主要特征为：血清中IgA水平异常低下（<0.05 g/L），sIgA缺陷，血清IgG、IgM水平正常或升高，细胞免疫功能正常。

2. 性联无丙种球蛋白血症（X-linked agammaglobu-linemia，XLA） 是最常见的一种原发性B细胞免疫缺陷病，由布鲁顿（Bruton）在1952年首次报道，故又称Bruton综合征。该病属X连锁隐性遗传，一条染色体带有缺陷基因但表型正常的母亲如将缺陷基因遗传给儿子，可致其发病；如遗传给女儿，可使其为携带者。患儿多在出生6个月后发生反复化脓性细菌感染，包括中耳炎、鼻窦炎、支气管炎、肺炎、皮肤感染、败血症等，但细胞免疫功能正常。其免疫学主要特征为：血清中各类 Ig 含量明显降低（IgG<2 g/L，总 Ig<25 g/L），外周血成熟 B 细胞和浆细胞几乎为 0，淋巴结无生发中心，患者接种抗原后不产生抗体应答，但 T 细胞数量和功能正常。

3. 性联高 IgM 综合征（X-linked high IgM syndrome，XLHM） 是较罕见的原发性 B 细胞免疫缺陷病，为 X 性联隐性遗传，20 世纪 60 年代由阿塞林（Asselain）和罗斯（Rosen）等首次报道。其发病机制是 X 染色体上 CD40L 基因突变，使 T 细胞不能表达 CD40L，导致 B 细胞活化增殖和进行抗体类别转换障碍，只能分泌 IgM。患儿多于 1~2 岁发病，临床表现为反复化脓性感染，尤其是呼吸道感染。其免疫学主要特征为：血清 IgM 水平升高，IgG、IgA、IgE 水平低下，IgD 水平正常或增高，外周血成熟 B 细胞数量正常。

二、原发性 T 细胞免疫缺陷病

原发性 T 细胞免疫缺陷病（primary T lymphocytes deficiency disease）是由于 T 细胞发生、分化受阻而导致的 T 细胞功能障碍所引起的疾病。T 细胞免疫缺陷不仅使细胞免疫功能受损，而且由于 T 细胞对 B 细胞产生抗体有辅助调节作用，也会在一定程度上影响体液免疫功能。

1. 先天性胸腺发育不全综合征　亦称 DiGeorge 综合征，是一种典型的 T 细胞免疫缺陷病。其发病是由于妊娠早期胚胎第三、第四咽囊发育障碍，导致起源于该部位的器官，如胸腺、甲状旁腺、主动脉弓、唇、耳等发育不全。由于甲状旁腺发育不全，患儿出生后 24 小时内可发生低钙性手足抽搐。临床表现为易发生病毒、真菌、胞内寄生菌等反复感染，接种卡介苗、麻疹疫苗等可发生严重不良反应。其免疫学主要特征为：外周血 T 细胞显著减少，细胞免疫功能严重受损。

2. T 细胞活化和功能缺陷病　主要特点是患者外周血 T 细胞数量正常，但 T 细胞活化和功能障碍。其发生机制有：① TCR/CD3 分子表达缺失；② TCR/CD3 复合物信号转导异常；③ 协同刺激分子（如 B7 分子）表达缺失；④ 细胞因子（IL-2、IL-4、IL-5、IFN-7）缺失；⑤ 细胞因子受体（IL-1R、IL-2R 等）表达缺失。临床表现为：免疫应答能力降低。

3. 特发性 $CD4^+T$ 细胞减少症　又称 HIV 阴性 AIDS 样综合征。1989 年由道斯（Daus）首次报道，典型表现与 AIDS 类似，但只有 40% 的患者有典型的 AIDS 样症状。本病发病机制不明，主要免疫学特征有：① $CD4^+T$ 细胞减少，$CD4^+T$ 细胞占 T 细胞总数<20%；② 无 HIV 感染的血清学证据；③ 排除其他病原性 $CD4^+T$ 细胞下降因素；④ 无免疫缺陷疾病；⑤ 无药物性 $CD4^+T$ 细胞降低原因。

4. Wiskott-Aldrich 综合征（WAS 综合征） 也称为湿疹血小板减少伴免疫缺陷综合征。该病发病年龄早，绝大多数起病于出生 6 个月内，也有出生第一天起即发病的报道。发病时，患者出现血小板减少，很容易导致出血感染。患者多因出血和感染在婴幼儿期死亡，造血干细胞移植为该病目前唯一有效的治疗方法。

三、原发性联合免疫缺陷病

原发性联合免疫缺陷病是指 T 细胞和 B 细胞均有分化发育障碍，导致细胞免疫和体液免疫联合缺陷。其发病机制涉及多种，共同特征是：患者全身淋巴组织发育不良，淋巴细胞减少；易发生严重和持续性的细菌、病毒和真菌感染，且常为机会性感染。

1. 重症联合免疫缺陷病（severe combined immunodeficiency disease，SCID） 较为罕见，是性联或常染色体隐性遗传病，发病率约十万分之一。患儿在出生后6个月即表现严重的细胞和体液免疫功能缺陷，对各种病原体、机会致病菌易感，常因严重感染死亡。

（1）性联重症联合免疫缺陷病（X-linked SCID，XLSCID） 约占SCID的50%，属X连锁隐性遗传。其发病机制是IL-2受体γ链（IL-2Rγ）基因突变。患者成熟T细胞和NK细胞缺乏或严重减少，B细胞数量正常但功能受损，血清Ig水平降低，对特异性抗原应答能力下降。

（2）腺苷脱氨酶（adenosine deaminase，ADA）缺陷症　是一种常染色体隐性遗传病，约占SCID的20%。其发病机制是由于定位于第20号染色体的ADA基因突变导致ADA缺乏，造成核苷酸代谢产物dATP和dGTP在细胞内大量累积，对发育早期T、B细胞有毒性作用而影响其发育成熟，造成T细胞和B细胞缺陷。

2. 毛细血管扩张性共济失调综合征　也是一种常染色体隐性遗传病，以进行性共济失调、皮肤和球结膜的毛细血管扩张为特征。免疫学改变可见胸腺发育不全或缺失，扁桃体、淋巴结和脾脏中淋巴组织减少，网状细胞增生。患者外周血中淋巴细胞减少，对皮肤致敏抗原的迟发型超敏反应减弱。

四、原发性吞噬细胞缺陷病

原发性吞噬细胞缺陷病主要涉及单核-巨噬细胞和中性粒细胞，表现为吞噬细胞数量减少和功能障碍，包括趋化作用、吞噬作用等。

1. 原发性中性粒细胞缺陷病　按照中性粒细胞缺陷的程度，临床上分为粒细胞减少症（granulocytopenia）和粒细胞缺乏症（agranulocytosis）。前者外周血中性粒细胞数低于1.5×10^9L，而后者外周血几乎没有中性粒细胞。其发病机制是粒细胞集落刺激因子（G-CSF）基因突变使粒细胞分化受阻。患者多在出生1个月内即开始发生各种细菌的反复感染。

2. 白细胞黏附缺陷病（leukocyte adhesion deficiency disease，LADD） 为常染色体隐性遗传，可分为LADD-1和LADD-2两型。LADD-1型是由于整合素B2亚单位（CD18）基因突变，使得中性粒细胞、巨噬细胞、T细胞、NK细胞表面整合素家族成员表达缺陷，导致中性粒细胞不能与内皮细胞黏附、移行并穿过血管壁到达感染部位。LADD-2型为一种岩藻糖基因突变，导致白细胞与内皮细胞间黏附障碍。患者主要表现为反复化脓型性细菌感染。

3. 慢性肉芽肿病　多属性联隐性遗传，少数为常染色体隐性遗传。其发病机制是由于编码还原型辅酶Ⅱ（NADPH）氧化酶系统的基因缺陷。持续的感染可刺激$CD4^+$T细胞增殖形成肉芽肿，患者表现为反复的化脓性细菌感染，淋巴结、皮肤、肝、肺等器官有慢性肉芽肿或伴有瘘管形成。

五、原发性补体系统缺陷病

原发性补体系统缺陷病（primary complement system deficiency disease）属最少见的PIDD，大多为常染色体隐性遗传。缺陷可发生在补体固有成分、补体调控蛋白和补体受体等各种成分。临床表现为反复化脓性细菌感染及自身免疫病。

1. 遗传性血管神经性水肿　是最常见的原发性补体系统缺陷病，为常染色体显性遗传。其发病是由于C1抑制因子（C1 inhibitor，C1INH）基因缺陷所致。由于C1INH缺乏，不能控制C1酯酶活性，使C2、C4的裂解过多，产生过多的C2a、C4a，使血管通透性增高，引起遗传性血管神经性水肿。临床表现为反复发作的皮肤黏膜水肿，如发生在咽喉可致窒息死亡。

2. 阵发性夜间血红蛋白尿（paroxysmal nocturnal hemoglobinuria，PNH）　患者编码N-乙酰葡糖胺转移酶的PIG-A基因突变可导致糖基磷脂酰肌醇（GPI）合成障碍，红细胞不能与补体调节成分衰变DAF（CD55）和MAC抑制因子结合，从而使红细胞对补体介导的溶血敏感，出现阵发性血红蛋白尿。

第二节　继发性免疫缺陷病

SIDD可涉及免疫系统的各个方面，发病率高于PIDD。SIDD常见原因如下。

1. 感染　许多病毒、细菌、真菌、原虫感染常可引起机体免疫功能低下，其中以人类免疫缺陷病毒感染所致的艾滋病最为严重。

2. 肿瘤　恶性肿瘤尤其是淋巴系统的恶性肿瘤，如白血病、淋巴肉瘤、骨髓瘤、胸腺瘤等常可进行性抑制患者的免疫功能，加上肿瘤患者放疗、化疗以及营养不良、消耗等原因，致使恶性肿瘤患者常伴有免疫功能缺陷。

3. 营养不良　是引起SIDD最常见的原因。蛋白质、脂肪、糖类、维生素和微量元素摄入不足，均可影响免疫细胞的发育和成熟，导致不同程度的免疫功能降低。

4. 药物　长期使用免疫抑制剂、抗肿瘤药物、大剂量抗生素等均可降低免疫功能。

5. 其他　脾切除、胸腺切除、阑尾切除、其他外科大手术、创伤、电离辐射、中毒、妊娠等均可降低机体免疫功能。

获得性免疫缺陷综合征

获得性免疫缺陷综合征（acquired immunodeficiency syndrome，AIDS）又称艾滋病，是由人类免疫缺陷病毒（human immunodeficiency virus，HIV）感染引起的继发性免疫缺陷病。患者以$CD4^{+}$T细胞减少、细胞免疫功能严重缺陷为主要特征，临床表现为反复机会性感染、伴发恶性肿瘤及中枢神经系统退行性病变等。

1. 病原学　HIV属反转录病毒科慢病毒属，可分为HIV-1和HIV-2两型。目前，全球流行的AIDS主要由HIV-1所致，约95% HIV-2主要在西非流行。两型HIV的基因结构相似，但核苷酸和氨基酸序列有区别，对抗体的反应也有不同。成熟的病毒颗粒包膜上嵌有病毒编码的刺突状结构的糖蛋白，其中 gp120 和 gp41 与 HIV 入侵宿主细胞有关。HIV 在体内增殖速度很快，且易发生变异，容易逃避宿主免疫系统的作用。

2. 传播方式　HIV 的传染源主要是 HIV 携带者和 AIDS 患者。HIV 存在于血液、精液、阴道分泌物、乳汁、唾液和脑脊液中。传播方式主要有三种。① 性传播。② 血液传播：输入 HIV 感染者的血液或被 HIV 污染的血制品，共用 HIV 污染的注射器和针头等，均可造成传播。③ 垂直传播：HIV 可经胎盘或分娩时母亲的血液传播，产后可通过乳汁传播。

3. 发病机制　进入机体的 HIV 主要侵犯 $CD4^{+}T$ 细胞。此外，表达 CD4 分子的 Mφ、DC、神经胶质细胞等也是其侵犯的重要细胞。HIV 通过其包膜上 gp120 与靶细胞表面 CD4 分子高亲和性结合，同时也与表达在靶细胞表面的趋化因子受体 CXCR4 和 CCR5 结合，再由 gp41 插入细胞膜，介导病毒包膜与靶细胞膜融合，使病毒的核衣壳进入靶细胞。HIV 感染靶细胞后形成潜伏感染，潜伏期可达数月甚至数年。当宿主受到微生物感染、细胞因子等刺激时，受感染的靶细胞转录因子 NF-κβ 和 SP1 被激活，启动病毒复制，最终导致靶细胞死亡。加上抗 HIV 抗体和特异性 CTL 对靶细胞的攻击，使 $CD4^{+}T$ 细胞进行性减少，从而导致患者全身性、渐进性细胞免疫功能下降。

4. 临床特点　多数 HIV 感染者初期无症状或仅表现为流感样症状，潜伏期长短不一，一般为 6 个月~5 年，随后可出现 AIDS 相关综合征，患者表现为持续发热、体重减轻、腹泻、全身淋巴结肿大等，进一步发展为典型的 AIDS，常出现三大典型症状。① 机会性感染：常见病原体是肺孢子菌和白念珠菌，其他有巨细胞病毒、带状疱疹病毒、隐球菌和弓形体等，是 AIDS 死亡的主要原因。② 恶性肿瘤：AIDS 患者易伴发卡波西（Kaposi）肉瘤和恶性淋巴瘤，也是 AIDS 死亡的常见原因。③ 神经系统损害：大约 60% 的 AIDS 患者会伴有 AIDS 痴呆症。

5. 免疫学特征　AIDS 的主要免疫学特征是：① $CD4^{+}T$ 细胞数量明显减少，$CD4^{+}/CD8^{+}$ 细胞比例倒置，常低于 0.5；② T 细胞功能严重障碍，细胞激活和应答能力降低。Th1 和 Th2 细胞平衡失调；③ 抗原提呈细胞功能降低，HIV 侵犯巨噬细胞和树突状细胞后，可损伤其趋化、杀菌和处理抗原的能力，同时引起细胞表面 MHC-Ⅱ类分子表达降低，抗原提呈能力下降；④ B 细胞功能异常，表现为多克隆激活、高免疫球蛋白血症，并可产生多种自身抗体。

第三节　免疫缺陷病的检验技术

IDD 涉及免疫系统的多种成分，临床上除先天发育和重症感染等导致的严重缺陷外，多种因素导致的轻度缺陷更多见，因此检测也是多方面、综合性的。实验室检测目的除了帮助疾病的诊断，更多的是用于机体免疫系统的评估。

一、淋巴细胞计数及外周血象检查

淋巴细胞计数可采用直接计数或百分比法，这是最简便而直接的免疫缺陷检查。流式细胞术是目前公认的测定淋巴细胞绝对数目和百分比的金标准。成人外周血淋巴细胞的正常值为（1.5~3）$\times 10^9$/L，小儿略高于成年人。任何年龄，如低于 1.2×10^9/L 应考虑为细胞免疫缺陷病。

原发性免疫缺陷病常同时伴有不同程度的贫血、中性粒细胞和血小板减少，这可能与出现自身抗体有关。在 IDD 患者可查出抗红细胞抗体、抗粒细胞抗体和抗血小板抗体。

二、T 细胞免疫缺陷病检验

T 细胞免疫缺陷病主要表现为 T 细胞数量减少和功能缺陷，导致细胞免疫功能缺陷，并影响体液免疫功能。因此，其检测主要包括 T 细胞数量和功能的检测。

（一）T 细胞数量的检测

1. T 细胞总数的测定　T 细胞在外周血中占 60%~80%，当 T 细胞总数低于 1.2×10^9/L 时，提示可能存在细胞免疫缺陷。通常采用免疫荧光技术或流式细胞术检测 T 细胞标志 CD3 以反映外周血中 T 细胞总数。

2. T 细胞亚群的测定　T 细胞按其功能不同分为许多亚群，如 $CD4^+$T 细胞、$CD8^+$T 细胞等，可通过检测 CD3/CD4 和 CD3/CD8 对其亚群进行检测，并观察 $CD4^+$T 细胞/$CD8^+$T 细胞比例。在正常情况下，外周血中 $CD4^+$T 细胞约占 70%，$CD8^+$T 细胞约占 30%。其检测方法主要采用流式细胞术。

（二）T 细胞功能的检测

1. 皮肤试验　可检测体内 T 细胞的迟发性超敏反应能力，从而反映受试者的细胞免疫功能。常用于皮试的抗原是在自然界中易于接触而使机体致敏的物质，包括结核菌素、白色念珠菌素、链激酶–链道酶（SK-SD）、腮腺炎病毒等。为避免个体差异、接触某种抗原的有无或多少、试剂的质量和操作误差等因素影响，试验常用几种抗原同时进行。凡 3 种以上抗原皮试阳性者为细胞免疫功能正常；2 种或少于 2 种阳性，或在 48 小时反应直径小于 10 mm，提示细胞免疫缺陷或低下。但 2 岁以下儿童可能因未曾致敏而出现阴性反应，只要对一种抗原反应阳性，即可判定细胞免疫功能正常。

2. T 细胞增殖试验　是体外检测 T 细胞功能的常用技术。用非特异性刺激剂植物血凝素（phytohemagglutinin，PHA）或特异性抗原刺激淋巴细胞，通过观察淋巴细胞增殖和转化能力来反映机体的细胞免疫功能。T 细胞缺陷患者会表现增殖应答能力降低，且增殖降低程度与免疫受损程度一致。新生儿出生后不久即可表现出对 PHA 的反应性，因而出生一周以后的新生儿若出现对 PHA 的刺激反应，即可排除严重细胞免疫缺陷的可能。

三、B 细胞免疫缺陷病检验

B 细胞免疫缺陷病主要表现为 B 细胞数量减少或缺陷导致体内免疫球蛋白（Ig）水平降低，以及抗体产生功能障碍。因此，其检测主要包括 B 细胞数量和功能的检测、体内 Ig 水平的检测等。

（一）B 细胞数量的检测

1. B 细胞表面 SmIg 的检测　SmIg 是 B 细胞最具特征性的表面标志。检测 SmIg 不仅可测算 B 细胞的数量，还可根据 SmIg 的类别判断 B 细胞的成熟情况。所有体液免疫缺陷患者都有不同程度的 B 细胞数量和成熟比例的异常。其检测方法常采用免疫荧光试验和流式细胞术。

2. B 细胞表面 CD 抗原的检测　B 细胞表面存在着 CD10、CD19、CD20、CD22 等抗原。CD10 只出现于前 B 细胞，CD19 和 CD20 在不同成熟度 B 细胞表面均存在，CD22 只在成熟 B 细胞表面表达。检测 B 细胞表面 CD 抗原可了解 B 细胞的数量、亚型、分化成熟情况。其检测方法主要采用流式细胞术。

（二）血清 Ig 的测定

1. 血清各类 Ig 的测定　Ig 测定的方法很多，IgG、IgM 和 IgA 多采用免疫浊度试验，缺乏仪器设备的条件下也可采用单向免疫扩散试验；IgD 和 IgE 由于含量低，多采用 RIA 或 ELISA 等技术测定；IgG 可用 ELISA 和免疫电泳试验测定。B 细胞免疫缺陷病患者均存在着不同程度的 Ig 水平降低。Ig 缺陷有两种，即所有 Ig 都缺陷和选择性 Ig 缺陷。前者血清中 IgG、IgM、IgA、IgE 均降低，而 IgD 可正常。后者最常见的是选择性 IgA 缺陷，其血清中 IgA<0.05 g/L，外分泌液中测不出 IgA，IgG 和 IgM 正常或偏高。

2. 同种血型凝集素的测定　同种血型凝集素即 ABO 血型抗体（抗 A 抗体和抗 B 抗体），不是先天产生的，而是出生后针对红细胞表面 A 物质和 B 物质应答产生的抗体。因此，检测其滴度是判定机体体液免疫功能简单有效的方法。血型凝集素滴度检测方法很多，包括盐水介质法、微柱凝胶介质血型卡法等，以微柱凝胶介质血型卡法最常用。

（三）抗体产生能力的测定

1. 特异性抗体产生能力的测定　正常人接种某种疫苗或菌苗后 5~7 天可产生特异性抗体（IgM 类），若再次接种会产生更高效价的抗体（IgG 类），因此，接种疫苗后检测特异性抗体产生情况可判断机体是否存在体液免疫缺陷。常用的抗原为伤寒疫苗和白喉类毒素，可在接种后 2~4 周测定相应抗体。接种伤寒疫苗常用直接凝集试验测定抗体效价，接种白喉类毒素常用锡克试验检测相应抗体。

2. 噬菌体试验　人体清除噬菌体的能力被认为是目前观察抗体应答能力最敏感的指标之一。正常人甚至新生儿，均可在注射噬菌体后 5 天内将其全部清除。抗体产生缺陷者，清除噬菌体的时间明显延长。

四、吞噬细胞免疫缺陷病检验

吞噬细胞包括单核细胞、巨噬细胞和中性粒细胞，其缺陷可表现为细胞数量减少和功能缺陷，包括细胞吞噬能力、胞内杀菌作用、趋化运动等减弱或消失。

（一）中性粒细胞计数

外周血中性粒细胞计数，当成年人$<1.8\times10^9/L$、儿童$<1.5\times10^9/L$、婴儿$<1.0\times10^9/L$时，可认为是中性粒细胞减少。在排除其他外来因素的情况下，应考虑是遗传因素的作用。

（二）趋化功能检测

趋化运动是吞噬细胞发挥功能的前提。常采用滤膜渗透法（Boyden 小室法），用微孔滤膜将趋化因子和白细胞分开，观察白细胞穿越滤膜的能力，从而判断其趋化功能。对于懒惰白细胞综合征、家族性白细胞趋化缺陷症等有诊断价值。

（三）吞噬功能检测

吞噬试验是检测吞噬细胞功能的经典试验。可将白细胞与一定量的细菌悬液混合孵育，取样涂片、染色、镜检，观察白细胞对细菌的吞噬和杀伤情况，用吞噬率和杀伤率表示。慢性肉芽肿患者由于吞噬细胞缺少过氧化物酶而无法杀菌，表现为吞噬率正常，但杀菌率显著降低。

（四）杀伤功能检测

检测吞噬细胞杀伤能力最常用的试验是硝基四氮唑蓝（NBT）还原试验。NBT 还原试验是一种定性试验，吞噬细胞杀菌时，细胞能量消耗剧增，耗氧量也随之增加，氢离子的传递使添加的淡黄色 NBT 被还原成蓝黑色甲瓒颗粒，沉积于胞质中，称为 NBT 阳性细胞。正常值为 7%~15%，低于 5% 表明杀菌能力降低，可用于检测慢性肉芽肿病和 6-磷酸葡萄糖脱氢酶缺乏症。

五、补体系统缺陷病检验

补体系统缺陷的检查包括总补体活性和单个成分的测定。补体系统缺陷的分析极为困难，因为涉及两条激活途径近 20 种成分。不过一般认为 CH50、C1q、C4、C3 和 B 因子等几项检测即可大致判断补体系统缺陷的情况。原发性补体系统缺陷病的发病率较低，且往往与一些自身免疫病相关，应注意与自身免疫病相鉴别。另外，测定 C1 酯酶抑制物可协助诊断遗传性血管神经性水肿。

六、获得性免疫缺陷综合征检验

（一）病原学检测

病原学检测是指直接从 HIV 感染者体内分离出病毒或检测出 HIV 组分。但病毒分离培养和鉴定需要时间较长，对实验技术和条件要求较高，目前多采用分子生物学技术从患者外周血单个核细胞、骨髓细胞或血浆中检测 HIV cDNA、HIV RNA 等。

（二）免疫学检测

免疫学检测主要包括针对 HIV 感染后产生抗原、抗体的检测和 T 淋巴细胞的检测。

1. 抗原的检测　感染 HIV 后，血液中最先出现 HIV p24 抗原，持续 4~6 周后消失。检测常采用 ELISA 抗原捕获法，以确定是否为 HIV 急性感染。

2. 抗体的检测　HIV 感染 2~3 个月后可出现抗体，并可持续终身，是 HIV 感染的重要标志。HIV 抗体检测分为初筛试验和确认试验。

HIV 的初筛试验常采用 ELISA 和胶体金法，敏感度高，特异度不够强。凡待测样品为阳性的，必须重新取样，双孔重复测定，如仍为阳性，则视为 ELISA 检测阳性。凡被判断为阳性的标本，必须送国家卫生部门批准的确认实验室进行确认试验。

HIV 的确认试验主要为免疫印迹试验（WB），敏感度和特异度均很高。检测时，先将 HIV 蛋白抗原裂解，通过 SDS-PAGE 按其分子量大小分离，再转印至硝酸纤维素膜上。将割成膜条的硝酸纤维素膜与待检样品充分反应，若样品中含有 HIV 抗体，将与膜条上的抗原结合，再加上酶标抗人 IgG 抗体，经过底物的显色反应，可形成肉眼可见的区带。根据硝酸纤维素膜条上 HIV 抗原位置上出现的带型不同来判断 HIV 抗体为阳性、阴性和不确定。

3. 淋巴细胞检测　AIDS 患者淋巴细胞总数减少，常小于 1.5×10^9/L；$CD4^+$T 细胞数绝对值下降，小于 0.5×10^9/L 时易发生机会感染，小于 0.2×10^9/L 则发生典型 AIDS；CD4/CD8 比值下降，常小于 0.5，比值越低，细胞免疫功能受损越严重。AIDS 患者淋巴细胞数量的检测有助于临床进行疾病分期、评估疾病进展、判断预后及进行疗效观察。

微课：HIV 初筛标本后处理

（三）其他检测

其他检测主要是指不直接针对病原体 HIV，但与 HIV 感染及 AIDS 病情进展相关的非特异性检测项目，如其他相关微生物检查、Ig 检测、T 细胞增殖反应、皮肤迟发型超敏反应、红细胞计数、红细胞沉降率等。

（李　瑜）

思考题

第十九章在线测试

1. 简述免疫缺陷病的分类和共同特点。
2. 简述 AIDS 的临床特点和主要免疫学特征。
3. 某患者临床疑为细胞免疫功能缺陷，应做哪些检查以协助诊断？

第二十章　免疫增殖病及检验

第二十章
思维导图

学习目标

1. 掌握多发性骨髓瘤、原发性巨球蛋白血症的免疫学特征，血清蛋白区带电泳、免疫电泳、免疫固定电泳、血清免疫球蛋白定量检测、M 蛋白检测的临床意义。
2. 熟悉尿轻链蛋白的检测、异常免疫球蛋白检测的应用原则。
3. 了解重链病、轻链病、意义不明的单克隆丙种球蛋白血症。
4. 学会异常免疫球蛋白检测的基本方法和结果判断。

案例导入

患者，男性，53 岁，一个月前出现持续性腰痛，在当地医院做 X 线检查，未见明显异常，未引起重视。近期腰痛加剧，且开始出现胸痛、肋骨痛，甚至因骨痛影响睡眠，腰部活动明显受限，同时出现乏力，走 100 米觉气喘。入院就诊，体格检查：体温 36℃，双侧上下肢有斑片样皮疹。化验发现血肌酐和尿蛋白升高，CT 显示腰椎压缩性骨折，骨髓穿刺术提示浆细胞明显升高，免疫固定电泳可见单克隆 λ 条带，皮肤活检提示为淀粉样变性。临床诊断为多发性骨髓瘤。

思考题：

1. 根据检查结果，该患者最有可能的型别是什么？
2. 试述该病出现压缩性骨折和肾功能损伤的可能机制。

免疫增殖病（immunoproliferative disease，IPD）是由淋巴细胞异常增殖所致的一组疾病，包括良性增生和恶性增生两类，主要表现为免疫球蛋白异常（质和量）和免疫功能异常。

按增殖细胞的表面标志的不同，IPD 可分为五类：① T 细胞增殖性疾病；② B 细胞增殖性疾病；③ 裸细胞增殖性疾病；④ 组织–单核细胞增殖性疾病；⑤ 其他细胞增殖性疾病。上述血细胞增殖性疾病中，与免疫学检验关系最密切的是浆细胞异常增殖所引起的免疫球蛋白异常增多，称为免疫球蛋白病（immunoglobulinopathy）。由于免疫球蛋白的电泳位置多在丙种球蛋白区域，故又称为丙种球蛋白病（gammopathy）。

第一节 免疫球蛋白病

严格讲，丙种球蛋白病并不是一种疾病，而是一组复杂的病理现象，主要表现为单克隆免疫球蛋白或其多肽亚单位异常增多引起的高免疫球蛋白血症，使血清蛋白总量超过 100 g/L。这些超常增多的免疫球蛋白多数没有正常的生物学活性，只会增加血液的黏滞度，而正常的免疫球蛋白水平降低。

一、丙种球蛋白病的分类

按照异常增多的免疫球蛋白的性质，可将丙种球蛋白病分为多克隆丙种球蛋白病（polycolonal immunoglobulinopathy）和单克隆丙种球蛋白病（monocolonal immunoglobulinopathy）。

1. 多克隆丙种球蛋白病　是由产生各种免疫球蛋白的 B 细胞全面增殖所致。多数属于良性免疫球蛋白病。

2. 单克隆丙种球蛋白病　是以单株浆细胞过度增生为特征的免疫增殖病，多呈恶性发展趋势，也可继发于某些疾病。表现为良性增多，某些淋巴系统的增殖性疾病也可分泌单克隆免疫球蛋白（表 20–1）。按其病因和性质，单克隆丙种球蛋白病可分为以下三类。

表 20–1　良性和恶性单克隆丙种球蛋白病的鉴别

鉴别要点	恶性单克隆丙种球蛋白病	良性单克隆丙种球蛋白病
症状	骨髓瘤或淋巴瘤的症状	无或原有基础疾病的症状
贫血	几乎都出现	一般无，但可伴发于其他疾病
骨损伤	溶骨性损伤很普遍	除转移性骨疾病外不常见
骨髓象	浆细胞>10%，形态正常或异常	浆细胞<10%，形态一般正常
M 蛋白	常高于 20 g/L，随病情而增高	低于 20 g/L，保持稳定
正常 Ig	降低	增高或正常
游离轻链	常出现在血清或尿中	一般呈阴性

（1）原发性恶性单克隆丙种球蛋白病　包括多发性骨髓瘤、原发性巨球蛋白血症、孤立性浆细胞瘤、淀粉样变性、重链病、轻链病、恶性淋巴瘤和慢性淋巴细胞白血病等。

（2）继发性单克隆丙种球蛋白病　包括非淋巴网状系统肿瘤、单核细胞白血病、风湿性疾病、慢性炎症、冷球蛋白血症、丘疹性黏蛋白沉积症和家族性脾性贫血等。

（3）原发性良性单克隆丙种球蛋白病　包括一过性单克隆丙种球蛋白增多病和持续性单克隆丙种球蛋白增多病等。

二、常见免疫球蛋白病

常见的单克隆免疫球蛋白病包括以下六种。

1. 多发性骨髓瘤（multiple myeloma，MM） 也称为浆细胞骨髓瘤，是由合成和分泌免疫球蛋白的浆细胞发生恶变，造成大量单克隆的恶性浆细胞增生所致。肿瘤多侵犯骨质和骨髓，产生溶骨性病变，骨盆、脊柱、肋骨和颅骨最常累及。MM 在人群中发病类型的概率为 IgG 型最多，IgA 型和轻链型次之，IgD 型和 IgM 型少见，IgE 型和无分泌型罕见。

本病病因不明，多发于年龄 40~70 岁的中老年人，98% 患者的发病年龄>40 岁。该病的免疫学特征包括：① 免疫球蛋白检测可见相应单克隆 IgG、IgA、IgM、IgD 或 IgE 升高；② 血、尿轻链检测可见相应轻链 κ 或 λ 升高，κ/λ 比值异常；③ 血清区带电泳出现狭窄浓集的异常区带，宽度与白蛋白带大致相等或较其狭窄，即 M 蛋白带；④ 免疫固定电泳不同泳道出现相应的异常条带，可以对 MM 进行进一步的鉴定和分型。

微课：多发性骨髓瘤 M 蛋白的产生

2. 原发性巨球蛋白血症（primary macroglobulinemia） 是由浆细胞无限制地增殖并产生大量的单克隆 IgM 所引起，以高黏滞血症、肝脾大为特征，骨损害不常见，可出现雷诺现象及周围神经症状。此病男性发病多于女性，发病年龄的中位数为 65 岁。1944 年，由瓦尔登斯特罗姆（Waldenstrom）首先报道，故又称为 Waldenstrom 巨球蛋白血症（WM）。患者血清常分离不出或呈胶冻状，其免疫学主要特征为：① 血清区带电泳在 γ 球蛋白带内可见高而窄的尖峰或密集带，免疫电泳证实为单克隆 IgM；② 尿液中有单克隆轻链存在。

3. 重链病（heavy-chain disease，HCD） 是一组少见的浆细胞恶性增殖性疾病，其特征为单克隆免疫球蛋白重链过度生成。按不同的重链类型，本病分五类，以 IgA 重链病（α 链病）最常见。

IgA 重链病主要免疫学特征为：患者血清和尿中出现大量单克隆 α 重链，轻链缺如。本病患者以 10~30 岁多见。几乎所有患者都有弥漫性的腹部淋巴瘤和吸收不良综合征。患者血清区带电泳中可能不出现孤立的 M 峰，常在 α_2 与 β 球蛋白区出现一条宽带或 γ 球蛋白带组分减少。确诊需在免疫电泳上检测到只与抗 IgA 抗血清而不与抗轻链抗血清反应的异常成分。该异常蛋白还可存在于肠道分泌物中，故还可做空肠液免疫电泳。本周蛋白阴性。

4. 轻链病（light chain disease，LCD） 是由于异常的浆细胞产生过多的轻链，而重链的合成相应减少，过多游离轻链片段在血清或尿液中大量出现而引起的疾病。一旦免疫球蛋白轻链在全身组织中沉积，引起相应的临床表现，即为轻链沉积病（light chain deposition disease，LCDD）。患者可表现为不明原因的贫血、发热、周身无力、出血倾向，浅表淋巴结及肝脾大，继而出现局限性或多发性骨痛、病理性骨折或局部肿瘤。本病多发于中老年人。本病的主要免疫学特征为：① 血清免疫球蛋白定量可见各种免疫球蛋白正常或减少，轻链 κ/λ 比值异常；② 血清区带电泳可能出现轻链带；③ 免疫固定电泳各重链泳道均无免疫沉淀带，只有轻链出现异常免疫沉淀带；④ 尿免疫球蛋白定量可见单克隆轻链蛋白，轻链 κ/λ 比值异常，本周蛋白阳性。

5. 意义不明的单克隆丙种球蛋白病（monoclonal gammopathy of undetermined significance，MGUS） 指患者血清或尿液中出现单克隆免疫球蛋白或轻链，但排除恶性浆细胞病，其自然病程、预后和转归暂时无法确定的疾病。病因不明，约占有M蛋白患者的50%以上，发病率随年龄增长而增高。50岁以上发病率约为1%，70岁以上为3%，90岁以上可高达15%。患者免疫学主要特征为：① 血清区带电泳时在γ区带内可见高而窄的尖峰或密集带，免疫电泳证实为单克隆M带，M蛋白以IgG型最多，约占60%，IgA和IgM型各占20%，未见IgD和IgE型MGUS的报道；② M蛋白浓度增高，但IgG一般小于30 g/L，如为IgA或IgM则小于10 g/L；③ 尿液中没有或仅有微量M蛋白。

6. 淀粉样变性（amyloidosis） 是指患者体内产生的淀粉样蛋白质沉积到一处或多处组织器官的细胞间，压迫组织，影响其功能的一组疾病。临床上可分为系统性（主要是淋巴细胞和浆细胞相关的淀粉样变性）和非系统性（即器官或系统的局限性淀粉样变性）。淀粉样沉淀物可来源于免疫球蛋白轻链（AL型淀粉样变）、淀粉样蛋白A（AA型）、β_2-微球蛋白和甲状腺激素结合蛋白等。淀粉样物质主要是多糖蛋白复合体，在光镜下呈无定形的均匀的嗜伊红性物质，用刚果红染色偏光观察可见特异的绿光双折射或红绿双折射。淀粉样变性的临床表现和病程取决于淀粉样蛋白沉积的部位、沉积量、受累器官和系统损伤的程度及原发病的状况。约80%原发性系统性淀粉样变性患者血清和尿中有单克隆免疫球蛋白成分，最常见为游离单克隆轻链。AL型淀粉样变性患者的λ链与κ链的比率为3∶1。

微课：单克隆免疫球蛋白增殖病的检验

第二节 免疫增殖病的常用检验项目

异常免疫球蛋白的检测可以为免疫增殖病的诊断提供重要依据，因此检测异常免疫球蛋白已经成为临床免疫室的重要工作内容，常见有M蛋白和尿轻链蛋白的检测。

一、M蛋白检测及其临床意义

M蛋白是浆细胞或B淋巴细胞单克隆大量增殖所产生的一种异常免疫球蛋白，其氨基酸组成及排列顺序十分均一，空间构象、电泳特征也完全相同，本质为免疫球蛋白或其片段（轻链、重链等）。由于它产生于单一克隆，又常出现于MM、巨球蛋白血症（macroglobulinemia）、恶性淋巴瘤（malignant lymphoma）患者的血或尿中，故称M蛋白。这些M蛋白大多无抗体活性，故又称为副蛋白（paraprotein）。

M蛋白有三种存在形式：① 由轻链和重链所组成的完整的IgG、IgA或IgM；② 游离的κ或λ轻链；③ 游离的三类重链中的某一类。可通过免疫电泳和免疫固定电泳检测M蛋白的类型，血清免疫球蛋白定量测定其含量。恶性单克隆丙种球蛋白血症血清常表现出某一类丙种球蛋白显著增高，大多在30 g/L以上。良性丙种球蛋白血症血清标本中，M蛋白多在20 g/L以下。对M蛋白含量的动态监测，可为丙种球蛋白血症的病情和疗效判断提供一定的参考价值。

二、尿液轻链蛋白检测及其临床意义

正常的尿中可含有少量的游离轻链（free light chain，FLC）、分泌型的 IgA 和其他免疫球蛋白，常用的检测方法多难以检出。当机体发生免疫增殖性疾病时，血液中可出现大量的 M 蛋白，M 蛋白可以是 IgG、IgM、IgA、IgE 或 IgD，也可以是 κ 或 λ 链中的任何一型。若 κ 或 λ 链的合成超过重链时，则血清中 FLC 增加，易从尿中排出，称为本周蛋白（Bence-Jones protein，BJP）。检测 BJP 对轻链病的诊断是必不可少的项目，并对 MM、原发性巨球蛋白血症、重链病等疾病的诊断、鉴别和预后判断均有一定的帮助。

本周蛋白在 pH 5.0 的条件下，加热至 50~60℃时出现沉淀，继续加热至 100℃后又重新溶解，故又称为凝溶蛋白。利用这一特点，经典的检测方法是将尿液标本（一般是尿蛋白阳性的尿液）置 56℃水浴 15 分钟，如有浑浊或沉淀，再将试管放入沸水中煮沸 3 分钟，如果混浊变清则提示 BJP 阳性。该方法虽简便易行，但敏感性低（30%~40% 检出率），并且不能确定轻链的型别。对疑为本周蛋白阳性的标本宜进一步做确证试验，可直接采用定量检测方法（如免疫比浊法）对尿中 κ 链和 λ 链进行定量分析，也可将尿液透析浓缩 50 倍后做免疫固定电泳分析。

第三节　免疫增殖病的检验技术

对免疫球蛋白的检测，其目的是早期发现免疫增殖性疾病、监控病情和判断预后，常用方法包括血清蛋白区带电泳、免疫电泳、免疫固定电泳和血清免疫球蛋白定量检测。

一、血清蛋白区带电泳

血清蛋白区带电泳常见的有醋酸纤维素膜和琼脂糖凝胶电泳两种方法。目前，自动化电泳分析仪可自动完成标本点样、电泳、染色、定量扫描等过程，具有较高的稳定性。正常血清根据蛋白质电泳移动速度的快慢可大致分成五个区带：白蛋白（albumin，Alb）、α_1-球蛋白、α_2-球蛋白、β-球蛋白及 γ-球蛋白。不同的血清区带电泳异常图谱代表不同的疾病类型（图 20-1）。① 单克隆增殖：浆细胞或 B 淋巴细胞单克隆大量增殖时分泌同一型别的 M 蛋白，M 蛋白带为狭窄浓密的异常区带，其区带宽度与 Alb 带大致相等或较其狭窄，常分布在 α_2 至 γ 球蛋白部位，其形状可为 M 蛋白性质的判断提供依据，扫描后出现单克隆免疫球蛋白形成的高尖蛋白峰，常见于 MM、原发性巨球蛋白血症等。② 多克隆增殖：多株浆细胞增殖而大量合成免疫球蛋白所致，若合并急性感染，则 α_1、α_2 增高。主要特征是 Alb、α_1、α_2 和 β-球蛋白正常或降低，γ-球蛋白明显增高且宽度增加，扫描后见宽大的蛋白峰。常见于多克隆丙种球蛋白病、自身免疫性疾病等。③ 其他疾病：如低丙种球蛋白血症时，由于部分或全部类型的血清免疫球蛋白低于正常，可出现 γ 区缺失。

二、免疫电泳

免疫电泳是将琼脂糖凝胶电泳和免疫双向扩散相结合的一项技术。血清标本先行区带电泳分成区带，继而用特定的抗血清进行免疫扩散，阳性标本的M蛋白将在适当部位形成异常沉淀弧，根据抗血清的种类、电泳位置及沉淀弧的形状可对M蛋白做出判断。

正常人血清与上述抗体进行免疫电泳时也可出现沉淀线，但其沉淀线是均匀的弧形，而M蛋白所形成的沉淀弧宽厚，并向抗体槽凸出呈弓形或船形（图20-2）。如果待测血清标本仅与特异性抗体（抗IgG、抗IgA或抗IgM）产生一条沉淀弧，同时又与轻链抗血清中的一种（抗κ或抗λ）产生相同迁移率的特殊沉淀弧，则提示存在M蛋白。此现象多见于多发性骨髓瘤或原发性巨球蛋白血症。若患者血清仅与一种轻链抗血清产生特殊沉淀弧，而与五种抗重链血清均不出现沉淀弧，则可能为轻链病；若患者血清只与抗重链血清产生特殊沉淀弧，抗轻链血清中相应位置无沉淀弧出现，须将血清标本经β-巯基乙醇还原处理，排除IgA或IgM的四级结构阻碍轻链抗原决定簇与轻链抗体结合，若仍无改变时，则可能是重链病。

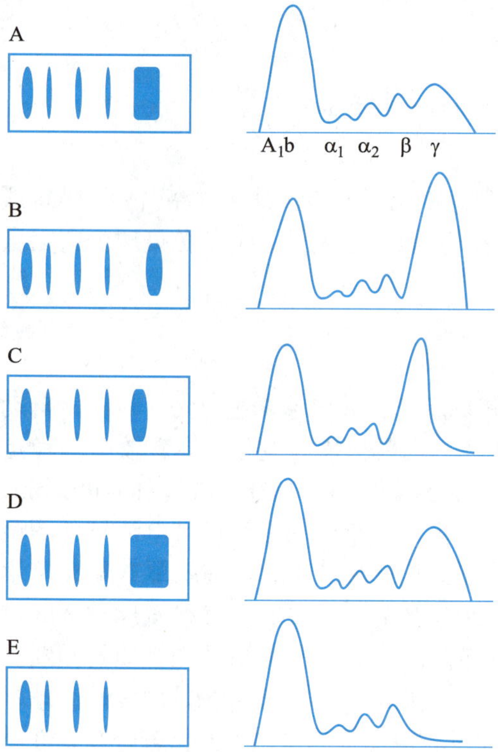

图20-1 血清蛋白区带电泳及扫描图谱示意图

A：正常人；B：IgG型多发性骨髓瘤；C：原发性巨球蛋白血症；D：多克隆丙种球蛋白血症；E：低丙种球蛋白血症

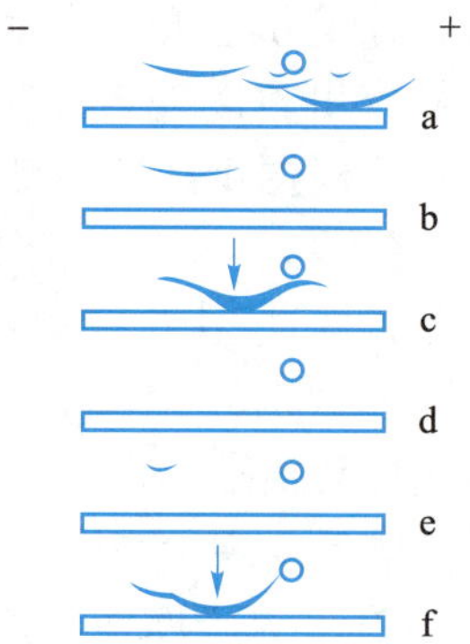

图20-2 IgA λ型骨髓瘤的免疫电泳图谱

孔中为血清标本，槽中为抗血清，箭头所指为M蛋白

a：抗正常人血清；b：抗IgG血清；c：抗IgA血清；d：抗IgM血清；e：抗κ血清；f：抗λ血清

三、免疫固定电泳

免疫固定电泳原理与免疫电泳类似，不同之处是将抗血清直接加于电泳后蛋白质区带表面，或将浸有抗血清的滤纸贴于其上，抗原与对应抗体直接发生沉淀反应，形成的复合物嵌于固相支持物中，洗去未结合的游离抗原或抗体。免疫固定电泳包括琼脂糖凝胶电泳和免疫沉淀两个过程，此法实质上是常规免疫电泳的一种衍生方法。免疫固定电泳后的区带为单一免疫复合物沉淀带，与仅电泳而未经免疫固定的标本比较，其可判明蛋白为何种成分，以对标本成分及其性质进行分析、鉴定。与免疫电泳相比，免疫固定电泳灵敏度更高。

动画：免疫固定电泳测M蛋白的基本过程

理论上来讲，免疫固定电泳用抗轻链血清测出的免疫球蛋白包括所有类别（IgG-κ、IgG-λ、lgA-κ、IgA-λ、IgM-κ、IgM-λ、IgD-κ、IgD-λ、IgE-κ、IgE-λ）。因此，根据免疫固定电泳不同泳道出现的异常条带，可对多发性骨髓瘤进一步鉴定和分型（图20-3）。一般多发性骨髓瘤根据其分泌的M蛋白不同分为七型。① IgG型：约占多发性骨髓瘤的55%，本型具有多发性骨髓瘤的典型临床表现，易发生感染。② IgA型：约占多发性骨髓瘤的20%，有M成分出现在α_2区，骨髓中有火焰状瘤细胞，高钙和高黏血症多见。③ IgM型：与巨球蛋白血症的不同在于IgM多发性骨髓瘤有溶骨性病变或广泛的骨质疏松，而巨球蛋白血症无骨质破坏。④ 轻链型：约占多发性骨髓瘤的20%，瘤细胞仅合成和分泌单克隆轻链，不合成相应的重链，轻链的分子量远小于血清蛋白的分子量，故血清蛋白电泳上不出现M成分，而在尿中排出大量轻链（本周蛋白）。此型溶骨性病变、肾功能不全、高钙及淀粉样变发生率高，预后差。⑤ IgD型：约占多发性骨髓瘤的2%，轻链蛋白尿严重、肾衰竭、贫血、高钙及淀粉样变发生率高，生存期短。⑥ 无分泌型：约占多发性骨髓瘤的1%，血清及尿中不能检出M蛋白。⑦ IgE型：极为罕见。

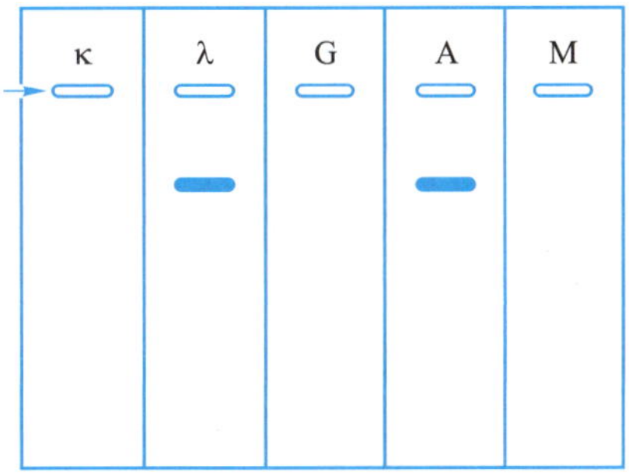

图 20-3　IgA λ 型骨髓瘤的免疫固定电泳图谱

箭头所指为加样处；κ、λ、G、A、M分别代表覆盖含抗κ、抗λ、抗IgG、抗IgA和抗IgM的抗血清

四、血清免疫球蛋白定量检测

血清免疫球蛋白的定量检测对诊断免疫增殖病具有重要价值。目前，血清免疫球蛋白定量检测以免疫比浊法为主，有专门的测定设备，使得检测结果更加准确可靠，检测成本也大为降低，还可对轻链进行定量，成为诊断疾病、判断病情和观察疗效的重要手段。若某一类型免疫球蛋白明显高出正常值，应考虑M蛋白的存在，宜进一步做亚型分析及轻链检测，对轻链比例分析往往可以较准确地判断出有关疾病，正常血清中κ/λ比例约为2∶1，当κ/λ比例>4∶1或<1∶1时应考虑κ型或λ型M蛋白血症。

五、异常免疫球蛋白检测的应用原则

免疫球蛋白异常增高往往是免疫增殖病的首发异常指征，因此在临床工作中，凡检出无法解释的免疫球蛋白异常增高，都应建议做进一步的检查，以便早期发现和及时治疗，充分发挥检验医学的作用。

异常免疫球蛋白检测的应用原则包括：① 对异常免疫球蛋白的检测，一般应采用两种以上的方法互相验证；② 对有可疑临床表现者，一般先进行血清蛋白电泳分析、免疫球蛋白和轻链定量检测或尿 BJP 定性作为初筛试验；③ 对初筛试验阳性者宜进行免疫固定电泳、免疫球蛋白亚型定量等检测作为确证试验；④ 良性免疫球蛋白增生者，其轻链含量与重链一同增加，为 1∶1，比值无明显异常，恶性增生者轻链与重链比不一致，不是 1∶1，轻链比值也可发生异常改变；⑤ 还需结合临床资料和影像学及病理学检查，对疾病做出正确的诊断。

（李　瑜）

思考题

第二十章
在线测试

1. 常见的单克隆免疫球蛋白病有哪些？
2. 试述恶性与良性单克隆免疫球蛋白病的鉴别诊断。
3. 异常免疫球蛋白检测的应用原则是什么？

第二十一章　器官移植及免疫学检验

学习目标

1. 掌握移植的概念、类型；移植排斥反应的种类。
2. 熟悉移植抗原的种类；HLA 分型的方法。
3. 了解移植排斥反应的发生机制；移植后的免疫监测。
4. 学会 HLA 分型及抗原配型方法。

第二十一章
思维导图

案例导入

患者，男性，48 岁，慢性肾衰竭出现尿毒症，入院接受同种异体肾移植。移植术后 1 个月余，患者出现血尿、尿少，发热伴随植肾区胀痛。临床诊断：急性排斥反应。治疗方案：甲泼尼龙 500 mg 冲击治疗，每日 1 次，连续使用 3 日。

思考题：

1. 结合病例简述急性排斥反应发生的原因和免疫机制。
2. 如何用免疫学方法预防同种异体移植排斥？

1954 年约瑟夫·默里（Joseph Murry）在同卵双生子间进行了临床上第一例成功的肾移植，其后肝、心移植手术也纷纷实施。目前，人体几乎所有的器官和组织均可移植，但开展较多的是肾移植、肝移植、心移植、胰腺移植、肺移植和角膜移植等。我国器官移植起步于 20 世纪 70 年代，目前我国器官移植量已跃居世界第 2 位。近年来，由于组织配型技术、组织器官保存技术及临床外科手术方法的不断改进和完善，以及高效免疫抑制剂的出现，移植物存活率及功能质量不断提高。现在，临床上许多重大疾病可通过器官移植得到较好的治疗，甚至完全治愈。

第一节　器官移植的基本知识

一、移植的概念

移植（transplantation）是用健康的细胞、组织、器官置换病变或功能缺损的细胞、组织、器官，以维持或重建机体正常生理功能的一种治疗方法。提供移植物的个体称为供者（donor），接受移植物的个体称为受者（recipient）或宿主（host）。移植物植入宿主原器官所在的正常解剖位置，称为原位移植（orthotopic transplantation）；移植物植入宿主非正常解剖位置，称为异位移植（heterotopic transplantation）。

二、移植的类型

根据移植物来源及供、受者遗传背景的差异，器官移植分为五类。

（一）自体移植（autograft）

自体移植是将患者某部分的组织移植到自身另一部位，由于移植物来自自身，不会发生排斥反应。最常用的是自体皮肤移植。

（二）同系移植（syngraft）

同系移植是指遗传基因型完全相同或非常相似的个体间的移植。此类移植如同自体移植，一般也不会发生排斥反应。如同卵孪生子或同种动物近交系之间的移植。

（三）同种异体移植（allograft）

同种异体移植是指同种内遗传基因不同的个体间的移植，这种移植常发生排斥反应。临床上的移植多属此类。

（四）异种移植（xenograft）

异种移植是指不同种属个体间的移植，这种移植会产生严重的排斥反应。如将猪的心脏移植给人。

（五）胚胎组织移植（embryo organization transplantation）

动画：移植的类型

胚胎组织移植是指利用胚胎组织或细胞作为移植物进行的移植。5 个月以内的人胚组织抗原发育不完善，在同种间移植成功率较高。

三、移植排斥反应

移植物能否在宿主体内存活，发挥正常的生理功能，与供、受者双方的遗传背景有密切关系。若二者遗传背景存在差异，移植物通常会出现炎症，甚至坏死，即发生了移植排斥反应（transplantation rejection）。移植排斥反应是指移植后受者免疫系统识别移植物抗原，或移植物中的免疫细胞识别受者组织抗原，产生一系列免疫炎症，导致移植物功能丧失或受者机体受损。移植排斥反应是宿主与移植物之间产生的免疫反应，本质上属于特异性免疫应答。

（一）移植排斥反应的类型与免疫机制

1. 宿主抗移植物反应（host versus graft rejection，HVGR） 是指受者免疫系统对移植抗原发生免疫应答，通过细胞免疫和体液免疫（一般以细胞免疫为主）使移植物受损。其免疫机制如下。

（1）T 细胞直接识别与活化 移植物中残留的白细胞（过客细胞）将其表面的 MHC 分子或抗原肽-MHC 分子直接递呈给宿主的同种反应性 T 细胞供其识别并产生应答，无须经受者 APC 处理，引起宿主 $CD4^+T$ 细胞活化，释放大量的炎性细胞因子，引起迟发型超敏反应；活化 $CD8^+T$ 细胞产生细胞毒效应。直接识别具有两个特点：① 速度快，因无须经历抗原摄取与加工；② 强度大。人体中具有同种抗原反应性的 T 细胞克隆占 T 细胞库总数的 1%~10%，而针对一般异源性抗原的 T 细胞克隆仅占总数的 1/100 000~1/10 000。

（2）T 细胞间接识别 宿主的 APC 吞噬处理移植物脱落细胞或脱落的 MHC Ⅱ 类分子，形成抗原肽-MHC Ⅱ 分子复合物，提呈给宿主的 $CD4^+T$ 细胞，使之活化。

在急性排斥早期，间接识别与直接识别机制协同发挥作用；在急性排斥反应中晚期和慢性排斥反应中，间接识别机制起更重要的作用。

根据排斥反应发生的时间、强度及发病机制，可分为三种：超急性排斥、急性排斥和慢性排斥反应。但在临床上，各类排斥反应之间的区别并不十分明显，有时可出现两种排斥反应重叠的现象。

（1）超急性排斥反应（hyperacute rejection） 移植物血液循环恢复后数分钟至 1~2 天内发生的不可逆性体液排斥反应。通常由于受者血液循环中预存着抗供者的抗体，如 ABO 或 Rh 血型抗体、血小板抗体、HLA 抗体等。预存的抗体与抗原形成的复合物激活补体系统，一方面直接破坏移植物组织靶细胞；另一方面补体活化产生的活性物质造成血管通透性增高，引起炎症反应并形成血栓，从而使移植器官发生不可逆性缺血、变性和坏死。常见于多次妊娠，反复输血、接受过器官移植者，由这原因导致的预存抗体多为 IgG 类，若此类抗体滴度较低，超急性排斥的发生则较慢、较轻，往往在移植后几天发生；除免疫学机制外，供者器官灌流不畅或缺血时间过长等非免疫学机制也可导致超急性排斥反应。超急性排斥反应发生迅速、不可逆转，目前尚无有效的治疗方法，经确诊后应切除移植物。

（2）急性排斥反应（acute rejection） 常在移植后 1 周至 3 个月内发生，80%~90% 发生于术后 1 个月内，是最常见的移植排斥反应。其临床表现与供、受者双方的组织相容性程度、术后的免疫抑制方案及诱发因素（如感染）有密切关系，发病机制多属于迟发型超敏反应，但也有体液免疫参与。一般来说，急性排斥反应发生越早，其临床表现越严重；移植后期发生的急性排斥反应大多进展缓慢，症状较轻。急性排斥反应发生后可通过加强免疫抑制的强度逆转。在急性排斥反应中，可出现急性血管排斥反应，引发血栓，此类排斥反应病程进展快，免疫抑制剂治疗效果差，往往被迫切除移植物。

（3）慢性排斥反应（chronic rejection） 多发生于移植后数月或数年，往往是急性排斥反应反复发作的结果，病程进展缓慢，是导致移植物功能逐渐恶化的不可逆的排斥反应。移植物正常结构的丧失和纤维化是此类排斥反应的病理特点，主要表现为移植物内的血管动脉硬化、间质慢性炎细胞浸润及纤维化、血管平滑肌细胞增生，导致移植物血管破坏。其发生机制尚不十分清楚，免疫抑制剂无法抑制，与局部缺血、再灌注损伤、免疫抑制剂毒副作用、巨细胞病毒感染、高血压、糖尿病等有关。慢性排斥反应对免疫抑制剂不敏感。

2. 移植物抗宿主反应（graft versus host rejection，GVHR） 是移植物中的特异性淋巴细胞识别宿主抗原而发生的一种免疫反应，一旦发生难以逆转。常见于骨髓（造血干细胞）移植或有大量淋巴组织的实质性器官移植，如小肠移植、胸腺移植、脾脏移植，以及免疫缺陷个体接受大量输血后。引起 GVHR 的条件：① 移植物中含有一定数量的成熟淋巴细胞（尤其是 T 细胞）；② 宿主免疫功能低下（被抑制或免疫缺陷）不能清除移植物中的淋巴细胞；③ 供、受者组织相容性差，某些情况下 mHC 抗原不合也会导致 GVHR。GVHR 的发生机制十分复杂，T 细胞是主要的效应细胞。GVHR 所引起的疾病称为移植物抗宿主病（graft versus host disease，GVHD）。GVHD 的发生率和严重程度与供、受者之间的组织配型符合程度密切相关，往往导致受者多器官功能衰竭。GVHD 可分为急性和慢性两型。

（二）诱导移植排斥反应的抗原

引起移植排斥反应的抗原称为移植抗原或组织相容性抗原，有以下几种。

1. 主要组织相容性抗原 由 MHC 编码的 HLA 是引起移植排斥反应最强烈的抗原。临床研究发现，单倍型相同的异基因骨髓移植或 HLA 相似的非亲缘供体的骨髓移植，移植物抗宿主反应发生率高，但长期存活率与 HLA 相符的亲缘供体的骨髓移植相似。移植排斥反应中 DR 位点尤为重要，其次是 A、B 位点；DP、DQ 及 C 位点与移植排斥无明显关系。

2. 次要组织相容性抗原 在供受者 HLA 完全相同的情况下发生的轻度、慢性移植排斥，与个体间存在的次要组织相容性抗原（mHA）密切相关。mHA 的基因不与 MHC 连锁，至今对 mHA 的认识不多。mHA 包括：① 由 Y 染色体编码的产物，又称 H-Y 抗原，为男性所特有；② 由常染色体所编码的 mHA，包括 HA-1~HA-5，在组织中分布不同，某些可表达于机体所有组织细胞，另一些只表达于少量种类细胞，如造血细胞和白血病细胞。临床器官移植应在 HLA 型相配的基础上兼顾 mHA 抗原，以期获得更好的疗效。

3. 人类红细胞抗原系统 ① ABO 血型抗原：是红细胞膜上的一类糖蛋白，受控于人的第 9 号染色体，是一种重要的组织相容性抗原，除肝、肾等组织细胞外，几乎所有人体组织、器官的血管内皮细胞表面均有分布。ABO 抗原是一种至关重要的移植抗原，常常是抗体介导的针对血管反应的靶抗原，可引起超急性排斥反应。器官移植时，供、受者间最好ABO血型一致；若不一致，必须对受者进行相应的预处理。② Rh抗原：是另一个重要的移植抗原，不同人种该抗原分布有较大的差别，汉族人九成以上为阳性。综合供者与受者间红细胞抗原，不仅要考虑ABO抗原，还要考虑Rh抗原，两者相同是移植的先决条件。

4. 组织特异性抗原　是指特异性表达于某一器官、组织、细胞上的抗原，是独立于HLA和红细胞血型抗原之外的另一类抗原系统。不同的组织、器官可有不同的组织特异性抗原，根据器官移植后排斥反应发生的强度，由强到弱，依次是皮肤、肾、心、胰、肝。这可能是不同组织特异性抗原的免疫原性不同。这些抗原在器官移植的排斥反应中发挥着一定的作用，但尚未作为器官移植前组织配型的必要项目。

第二节　组织配型及配型方法

器官移植虽取得了巨大进展，但移植后的排斥反应仍是临床面临的重要问题。移植的组织器官能否存活、发挥正常功能，很大程度上取决于供受者双方组织配型的正确性。组织配型是评价供、受者之间组织相容程度方法的总称，理想的组织配型应囊括所有同种异型抗原及相关分子，涵盖移植后排斥反应的不同时程，实现预测并防止临床发生移植排斥反应。

一、HLA分型

HLA是诱导移植排斥的主要成分，术前须对供受者的HLA进行检测，选择HLA型别相近的供体进行移植。20世纪60年代建立并完善了血清学及细胞学的HLA分型方法，这两种方法侧重分析HLA抗原的特异性；20世纪80年代末、90年代初建立的基因分型方法，侧重于分析基因本身的多态性。

（一）血清学分型技术

微量淋巴细胞毒试验（microcytotoxicity assay）是在经典的补体依赖性淋巴毒试验（CDC）基础上发展起来的，于1970年被美国国立卫生研究院指定为国际通用标准方法，该方法仅用1 μL抗体、1 μL补体、1 μL细胞，孵育1小时。其原理是应用一系列已知抗HLA的特异性标准分型血清与待测淋巴细胞混合，抗体与表达相应HLA抗原的淋巴细胞结合后，在补体参与下，淋巴细胞膜破损，死亡的细胞被染上颜色。如淋巴细胞无相应抗原，则无此反应。根据死亡细胞的百分比，判定其HLA的型别。目前，常用的染料有伊红（CFDA）和荧光染料（EB）。在倒置相差显微镜下，活细胞不被伊红着色而呈明亮色，细胞有很强的折光性，细胞体积不增大；死细胞能被伊红着色，细胞呈浅灰色，细胞体积增大，无折光能力。如果用荧光染料染色，在荧光显微镜下活细胞呈绿色，死细胞呈红色。

此方法可检测HLA-A、HLA-B、HLA-C、HLA-DR、HLA-DQ，这些抗原称为SD抗原。HLA-A、HLA-B、HLA-C的检测用新鲜的混合淋巴细胞，HLA-DR、

HLA-DQ 的检测需分离外周中的 B 淋巴细胞。

此方法技术成熟、操作简便、快速，已实现标准化和自动化，对 HLA-Ⅰ类抗原分型结果基本可靠，是目前 HLA-Ⅰ类抗原分型的主要方法之一。缺点是随着分子生物学技术的发展，许多新的等位基因特异性被陆续发现和确立，而血清学方法无法获得能分辨所有 HLA 特异性的标准抗血清；不同批号抗血清结果间亦存在差异；血清学方法检测的是淋巴细胞膜表面的 HLA 表型，血清学表型相同，DNA 核酸序列不一定完全相同。

（二）细胞学分型技术

不同基因型的两种淋巴细胞体外混合培养时会相互刺激，发生分裂增殖，转化为淋巴母细胞，这主要是由于 HLA-D 抗原不同引起的。若其中一种淋巴细胞的抗原已知，混合培养时淋巴细胞不增殖，说明两种淋巴细胞同型，反之则不同型。此方法也可用于体外检测供、受双方移植后是否会发生排斥反应。优点是可以检测出受者 Th 细胞对移植物 MHC-Ⅱ类抗原反应的程度，缺点是检测时间较长。HLA-DR、DP 可用此方法检测，称为 LD 抗原。

混合淋巴细胞培养（mixed lymphocyte culture，MLC）分为单向和双向两种。双向是直接将未经过任何处理的两个个体的淋巴细胞混合培养，如果二者的 HLA-D 相同，细胞无变化；反之则细胞受刺激发生增殖，增殖程度与二者 HLA-D 的不配合程度成正相关，此方法不能判断 HLA 型别，可做配型试验。单向是预先用丝裂霉素 C 或 X 线照射已知 HLA 型别的一方细胞，使之失去应答能力，保留刺激能力，称为刺激细胞。将之与受检淋巴细胞混合，从而判断受检细胞 HLA 型别。根据选用的刺激细胞类型，单向 MLC 可分为阳性和阴性分型法。

细胞学分型技术用于分型的细胞难以获得和操作较烦琐，限制了其在临床上的使用，已被分子生物学和血清学方法代替。

（三）基因分型技术

20 世纪 90 年代以来，DNA 水平的 HLA 分型研究发展十分迅速，并在临床的组织配型中得到实际应用。HLA 的 DNA 分型方法很多，常用的方法如下。

1. 限制性片段长度多态性聚合酶链反应（PCR-RFLP） 不同个体的 HLA 复合体存在着核苷酸碱基序列的差异，这种差异造成限制性内切酶识别位置及酶切位点数目的不同。用 PCR 扩增目的 DNA，扩增产物用特异性内切酶切割后在凝胶电泳上分辨。不同等位基因的限制性酶切位点不同，产生不同长度的 DNA 条带。此法大大地提高了目的 DNA 的含量和相对特异性，操作简便，分型时间短，但无法分辨杂合子，且只能区分有限的多态性。

2. 序列特异性寡核苷酸探针-PCR 技术（PCR-SSOP） PCR 扩增 HLA 基因片段，将扩增片段转移至 NC 膜或尼龙膜，与放射性核素或酶、地高辛等标记的序列特异性寡核苷酸探针杂交，若待检 DNA 与探针序列互补，则两者结合，根据阳性斑点判断个体基因型。由于 HLA 等位基因非常多，需要很多的探针对每个 DNA 样品进行多次杂交（甚至十几次）才能完成定型分析，操作十分烦琐。在此基础上发展起来的反向杂交法，将各种不同的探针固定于同一张膜上，以 PCR 产物（待检 DNA）反过来与探针杂交，这样一次杂交即可完成多个等位基因分析。此法灵敏，特异性强，需样本量少，但不同探针的杂交条件必须严格统一，易出现误差，不能检测新等位基因，试剂盒需不断升级，对某些杂合子分辨率也不好。

3. 等位基因特异性寡核苷酸探针法-PCR 技术（PCR-ASO） PCR 扩增产物进行斑点杂交或狭缝杂交，针对每种突变分别合成一对寡核苷酸片段作为探针，其中一个具有正常序列，另一个具有突变碱基。突变碱基及对应的正常碱基均位于寡核苷酸片段中央，严格控制杂交及洗脱条件，使只有与探针序列完全互补的等位基因片段才显示杂交信号，而与探针中央碱基不同的等位基因片段不显示杂交信号。如果正常和突变探针都可杂交，说明突变基因是杂合子；如只有突变探针可杂交，说明突变基因为纯合子；若不能与含有突变序列的寡核苷酸探针杂交，但能与相应的正常的寡核苷酸探针杂交，则表示受检者不存在这种突变基因；若与已知的突变基因的寡核苷酸探针均不能杂交，提示可能为一种新的突变类型。

4. 序列特异性引物-PCR 技术（PCR-SSP） 根据 HLA 各等位基因的核苷酸序列，设计出一套针对每一等位基因的特异性引物，即序列特异性引物（SSP）。SSP 只能与某一等位基因特异性片段的碱基序列互补结合，通过 PCR 扩增该基因片段，达到分析基因多态性的目的。该方法已被大多数 HLA 检测实验室所采用。

5. 单链构象多态性分析-PCR 技术（PCR-SSCP） 是最常用的根据构型分型的方法。相同长度的单链 DNA，碱基序列不同构象也不同，形成了单链构象多态性。空间构象有差异的单链 DNA 分子在聚丙烯酰胺凝胶中所受阻力不同，可将构象上有差异的分子分离开。此法与 PCR 结合，进一步提高了检测突变方法的简便性和灵敏性，且不需特殊仪器，适合临床试验开展。但此方法不能确定突变的位置和类型，电泳条件要求也较严格。

6. 多荧光微珠免疫分析 用标记有生物素的特异性引物分别扩增 HLA-A、HLA-B、HLA-DR 等基因座位的特异性片段，扩增产物与已知的寡核苷酸探针（事先包被在不同颜色的磁珠上）进行杂交，洗脱没有结合的 DNA 片段，再与荧光素标记的亲和素结合，多荧光微珠在流式细胞仪上进行结果判读，若扩增的 DNA 片段能与探针结合则发荧光，不结合则无荧光。该法可在几秒内检测上千个分子，对 HLA 多个位点进行分型。

7. 基因芯片 PCR 扩增获得 HLA 的 DNA 片段，用放射性核素或荧光素标记扩增的 DNA 分子，与预先点在固相支持物表面的成千上万个代表不同基因的寡核苷酸探针进行杂交，通过放射自显影或荧光检测，杂交结果通过计算机软件处理分析后获得杂交信号的强度及分布模式图，从而反映样品中 HLA 的基因型别。除上述方法外，已建立的分型技术还有 PCR 指纹图谱分析、虚拟 DNA 分析、嵌合体测定、扩增非变异突变系统或扩增阻滞突变系统等。这些技术可单独或联合使用，且敏感性和特异性均高于血清学分型法和细胞分型法。

二、红细胞血型抗原

人红细胞血型在移植排斥中也非常重要，未经术前去敏治疗的 ABO 血型不配合的供受者会引起超急性排斥反应，因此术前选择供受体时应进行 ABO 血型配型。

三、交叉配型

目前，HLA 分型技术尚难以检出某些同种抗原的差异，因此有必要进行交叉配型，这点在骨髓移植中尤为重要。

（一）淋巴细胞交叉配型试验（lymphocyte cytotoxicity crossmatching）

此方法采用的是外周血淋巴细胞（PBL），又称为 PBL 淋巴细胞毒性交叉配型。受者血清中的抗体与供者淋巴细胞结合后可激活补体，受者淋巴细胞膜破裂，染料渗入使细胞着色。根据着色的死细胞数目，可估计淋巴细胞毒的强度。外周血淋巴细胞中，携带 HLA-Ⅰ类抗原的 T 细胞约为 80%，既有 HLA-Ⅰ类抗原又有 HLA-Ⅱ类抗原的 B 细胞和单核细胞约为 20%。因此，若 50% 以上细胞发生细胞毒，则交叉配型强阳性，提示有针对 HLA-Ⅰ类抗原的细胞毒性抗体存在；若 15% 左右的细胞被杀伤，提示有抗 HLA-Ⅱ类抗原的抗体存在。无论抗体针对何种 HLA 分子，只要细胞毒性超过 10%，就说明受者体内预存有抗供者的抗体，应另选供者；若细胞毒性小于 10%，则表明供受者相配。可分为以下三种。

1. T 淋巴细胞毒性交叉配型　此试验要求在室温或 37℃下进行，以防止冷反应素的结合干扰试验结果。若阳性，无论反应水平高低，均视为移植禁忌证。为提高 T 细胞配型的敏感性，可采取以下措施：① 延长细胞、血清和补体三者的温育时间；② 在细胞与血清温育后，补体加入前插入洗涤步骤，除去血清中可能存在的抗补体因子；③ 加入多克隆抗人免疫球蛋白，可加强抗体的细胞毒性，从而提高试验的敏感性。

2. B 淋巴细胞毒性交叉配型　用以检测有无抗 HLA-Ⅱ类分子的抗体，以 B 细胞为靶抗原，试验前应提纯 B 细胞。对 HLA-Ⅱ类分子的抗体而言，B 细胞是敏感的指示细胞。

3. 自身交叉配型　若受者体内有自身抗体存在，与供者进行交叉配型时会出现假阳性结果，因此可用受者自身的细胞和血清进行试验。根据自身交叉配型的结果，判断供受者交叉配型的准确性。但自身抗体阳性者不作为移植的禁忌。

（二）流式细胞术交叉配型

将供者淋巴细胞与受者血清共育后，再加入荧光素标记的抗人 IgG/IgM，用流式细胞仪进行检测，若受者血清中含有抗供者淋巴细胞的抗体，则供者的淋巴细胞会发荧光。该方法比血清学交叉配型要灵敏数 10 倍，检测时间更短，可同时检测淋巴细胞亚型，分辨出受者体内 IgG 和 IgM 抗体。用 T/B 细胞特异性抗体进行双染色法可区分是 HLA-Ⅰ类抗体还是 HLA-Ⅱ类抗体。

（三）群体反应性抗体检测

群体反应性抗体（panel reactive antibodies，PRA）是指存在于某些人体内的抗 HLA 的 IgG 抗体，可通过输血、输血小板、妊娠以及器官移植等途径获得。PRA 检测用于器官移植术前判断受者的致敏程度、抗体水平以及特异性，预测排斥反应的发生；移植后监测排斥反应，警惕移植物丧失，指导临床医师正确地使用免疫抑制药物。检测原理是将一组（40~100 个）已知 HLA 的无关淋巴细胞与受者血清混合，测定细胞毒抗体百分率，根据百分率判断受者的致敏程度，估计移植的可能性。高 PRA 血清可针对多个 HLA 抗原发生反应。致敏程度高者易产生超急性排斥，对这类患者可先进行血浆置换、免疫吸附和诱导免疫耐受等来降低体液中的 HLA 抗体，提高移植物存活率。

选择受体时，组织配型差而交叉配型阴性，可进行器官移植；组织配型好而交叉配型阳性，因容易发生超急性排斥反应，不宜进行移植。交叉配型常用于肾移植。

第三节 避免排斥反应的免疫学检验及意义

器官移植能否成功、移植物能否存活，很大程度上取决于移植排斥反应防治效果的好坏。有效地预防排斥反应，是延长移植物存活时间和保护受者的重要手段。严格选择与受者组织相容性抗原近似的供者，可降低急性排斥反应发生的频率和强度，从而延长移植物的存活时间。

一、HLA 抗原配型

HLA 是引起同种异体移植排斥的主要抗原，供、受者双方 HLA 等位基因的匹配程度决定了移植排斥反应的强弱，通过 HLA 组织配型选择合适的供体，可减轻排斥反应。不同个体、不同器官、不同部位的 HLA 抗原在排斥反应中所起的作用不一样。移植物存活与 HLA 配型的关系是：① 肾移植中 HLA-Ⅱ类抗原匹配程度比Ⅰ类抗原匹配程度重要得多，尤其 DR 抗原；② 骨髓移植中供受者两条单体型完全相同，移植后效果最好；③ 仅一条单体型相同的亲属间移植，GVHR 发生率明显增高；④ 肝移植后排斥反应的发生率和程度远比其他实质性器官移植低，且容易逆转，术前只需作 HLA-I 型抗原交叉配型；⑤ 心脏、皮肤、角膜移植不需做 HLA 配型。移植物存活与 HLA 配型的关系是：① HLA-DR 位点最重要，因 DR 和 DQ 基因有很强的连锁不平衡，DR 位点相配的个体，通常 DQ 位也相配；② 供、受者 HLA-A、HLA-B 相配的位点越多，移植物存活概率越高。临床实验室应根据具体情况选用适当的血清学或基因分型方法。

二、其他组织相容性抗原配型

导致排斥反应的还有其他抗原物质，如次要组织相容性抗原。供、受双方 HLA 完全相同情况下发生轻度、慢性排斥与个体存在的次要组织相容性抗原密切相关，如 ABO 血型系统、Rh 血型系统、mHC 抗原等。在某种情况下，为逾越 ABO 屏障而进行实质脏器移植，有必要对受者进行预处理。其方法为：术前给受者输注供者特异性血小板；借助血浆置换去除受者体内天然抗 A 或抗 B 凝集素；也可对受者进行脾切除及免疫抑制治疗。

三、新的组织配型策略

器官移植时，供受者双方重要的 HLA 基因位点的等位基因完全匹配，有利于移植器官的长期存活及减少术后免疫抑制剂的使用。但如果 HLA 其他位点的等位基因未匹配，还是会发生排斥反应。此外，研究表明同样是供、受者双方的 HLA 错配，有些错配明显影响成活率，有些错配无明显影响，甚至是有益的，因此提出“有益错配、中性错配、有害错配”的假说。

研究发现，构成同种异体移植排斥反应的靶分子的氨基酸残基配型最为关键，这部分氨基酸残基由数量较少的 HLA 亚型决定，其有可能成为组织器官移植新的生物学标志。

四、受者体内抗 HLA 抗体筛选

受者因多次妊娠、反复输血、长期血液透析、接受过异种或异体移植等原因，可诱生抗 HLA 抗体，移植后 80% 会发生超急性排斥反应。移植前筛选出这些抗体，可提高移植物的存活率。

第四节　移植后的免疫检测

尽管移植前进行了多种配型试验，挑选适宜的供者，但实际工作中很难找到 HLA 高度一致的供者，因此移植后不可避免地会发生排斥反应。为了使移植物长期存活，临床上需不间断地监测受者的各种指标，对受者进行细胞免疫水平和体液免疫水平的监测，有助于早期发现排斥反应和检测排斥危象，以便及早采取有效的措施。

一、免疫细胞生物学活性监测

（一）T 细胞及其亚群监测

常用流式细胞仪监测受者外周血 T 细胞及其亚群 $CD4^+T$ 细胞和 $CD8^+T$ 细胞数量及比值，这些数值反映受者移植术后的免疫状态。通常 $CD4^+T$ 细胞数量增加表示发生了移植排斥，而 $CD8^+T$ 细胞数量增加表示免疫抵制细胞增加，排斥机会减少。一般认为，$CD4^+/CD8^+$ 比值大于 1.2 时预示急性排斥反应即将发生，小于 1.08 时则感染可能性较大。此外，目前认为 T 细胞表面上的 CD30 和 CD69 是新的受者免疫状态监测指标，可预示排斥反应的早期发生。

（二）NK 细胞活性监测

免疫抑制剂的应用会造成受者 NK 细胞的活性受抑制，但发生急性排斥时 NK 细胞活性会明显上升。试验时，供者的淋巴细胞经灭活作为刺激细胞，受者淋巴细胞作为反应细胞，两种细胞混合反应后观察刺激细胞被破坏的情况，检测 Tc 细胞和 NK 细胞被

破坏的情况。若动态监测 NK 细胞活性则意义更大。

二、特异性体液免疫测定

（一）特异性抗体水平监测

检测受者体液免疫水平的特异性抗体对各种类型的排斥反应均有诊断意义，尤其是超急性和急性排斥反应。主要的免疫指标有：ABO、Rh 等血型抗体，HLA 抗体，以及抗供者组织细胞抗体、血管内皮细胞抗体、冷凝集素抗体等。测定方法可采取各种交叉配型、补体依赖的细胞毒性试验等。临床上用补体依赖的淋巴细胞毒试验检测 HLA 抗体水平并分型。

（二）补体水平监测

急性排斥反应中补体成分的消耗增加，导致血清中总补体或单个补体含量及活性的减少。检测血清总补体和单个补体成分活性及补体裂解产物，如 C3a、C3b、C3d，对了解补体的活性很有帮助。检测方法有免疫电泳、免疫标记技术等。

三、细胞因子监测

（一）细胞因子及其受体监测

IL-1、IL-2、IL-4、IL-6、IFN-γ、TNF 和 sIL-2R 等的检测，是监测移植排斥反应的常用项目，发生排斥反应时这些细胞因子的水平均可升高。应用免疫标记法检测受者血清中细胞因子时，要注意排除患者存在感染或其他原因引发的免疫性疾病。

（二）黏附分子及其配体监测

免疫细胞及血管内皮细胞等细胞膜表面黏附分子及其配体的表达与急性排斥反应的发生密切相关，诸如 ELAM-1、VCAM、ICAM 和 HLA 分子等。在生理情况下，ICAM-1 主要在内皮细胞上表达，VCAM-1 在肾小球囊和近端肾小管表达。在急性移植排斥反应时，1CAM-1、VCAM-1 不仅原位表达增强，而且存在异位表达，ELAM-1 本来在肾脏内并不表达，此时亦可表达于 50% 的毛细血管中。

（三）急性时相反应物质监测

CRP、IL-1、IL-6、TNF-α 以及 HSP 等炎症分子，在发生感染和自身免疫性疾病时均有不同程度的增高。同种异基因干细胞移植时受者血清的 CRP 水平增高，且在移植后发生细菌或真菌感染时 CRP 增高更为显著。此外，在肝、肾移植中，受者血清 CRP 的动态测定结果与器官移植后并发症的发生成相关性，且比白细胞计数或发热更敏感。

（四）共刺激分子监测

排斥反应中 T 细胞必须接受 APC 呈递的双信号才能激活，其中 B7-CD28/CTLA-4

微课：器官移植及免疫学检测

是最重要的共刺激信号，移植后可通过监测外周血 CD28、CTLA-4 和 B7 分子的变化帮助判断有无排斥反应发生。器官移植后，受体 APC 会大量表达 B7 分子，并迁移至移植物参与排斥反应，因此可通过阻断 B7-CD28 信号诱导免疫耐受。此外，CD40/CD40L 是移植排斥反应中另一对重要的共刺激分子，在 T 细胞和 B 细胞相互作用中发挥重要的作用，通过阻断 CD40/CD40L 通路也可达到抗排斥的作用。

第五节　移植的结局及对策

一、免疫抑制剂的使用

使用免疫抑制剂是目前临床器官移植控制排斥反应的常规疗法。免疫抑制剂的合理应用与否很大程度上决定着临床器官移植的成败。参与移植排斥反应的免疫细胞以 T 细胞为主，故免疫抑制剂主要是抑制 T 细胞的作用。常用的免疫抑制剂有以下几类。

（一）化学性免疫抑制剂

根据作用位点不同，化学性免疫抑制剂可分为四类。① 糖皮质激素：多年来一直是维持免疫抑制的基础用药，但有副作用，如可诱发糖尿病。② 抗增生药物：硫唑嘌呤（AZA）和霉酚酸酯（MMF），二者都是干扰 DNA 合成和阻断细胞周期。AZA 对骨髓有抑制作用，应用 AZA 的患者需定期监测骨髓增生的情况；MMF 的绝对禁用人群为孕妇和对该药过敏者。③ 钙调神经蛋白抑制剂：环孢素可特异性抑制 T 细胞激活；他克莫司又名 FK-K5，作用类似于环孢素。这类药物最常见的不良反应是高血压、高钾血症、高脂血症和低镁血症。环孢素有肾毒性。④ mTOR 抑制剂：西罗莫司可抑制 T 细胞增殖，且无肾毒性。

（二）生物性免疫抑制剂

临床上已使用的生物性抑制剂有四类。① 抗淋巴细胞球蛋白（ALG）或抗胸腺细胞球蛋白（ATG）：用淋巴细胞免疫动物获得。② 细胞性单克隆抗体：阻断细胞因子参与排斥反应，如抗 LFA-1、抗 TNF 及抗 IL-2 受体抗体等。以上两类生物性免疫抑制剂是抗细胞膜抗原的抗体，通过与膜抗原结合，借助补体依赖的细胞毒作用清除体内的 T 细胞或阻断细胞活化信号，从而抑制免疫应答。③ 融合蛋白：如蓖麻毒素与 CD45 结合的融合蛋白可杀伤过客细胞，CTLA-4 lg 融合蛋白可阻断 B7 与 CD28 的结合。④ 反义寡核苷酸：阻断相应细胞因子，黏附分子和细胞分化抗原的表达。

（三）中草药

某些中草药有明显的免疫抑制作用，如雷公藤和冬虫夏草。雷公藤对细胞和体液免疫都有抑制作用，其有效成分是雷公藤多苷。而 FKY720 是冬虫夏草有效成分 ISP-1 结构改造而成的一种新型免疫抑制剂。

免疫抑制剂往往治疗窗窄、效用强度大，加上患者本身的个体差异、用药时间和次数、合并用药等因素的影响，致使不同患者甚至是同一患者不同时期的血药浓度都有很大差异。因此，对移植患者需常规进行血药浓度监测，掌握药代动力学的情况，以指导临床用药；并用以确定是剂量不足引起排斥反应还是剂量过多发生肾毒性，以便根据指标变化随时进行适当的药物剂量调整，使药物充分发挥防治移植排斥反应的作用，减少其毒副作用。

二、移植免疫学面临的主要问题和解决方案设想

近20年来，随着新型免疫抑制剂的应用，器官移植的急性排斥得到理想控制，器官移植者短期生存率明显提高，但长期生存结果并不乐观，主要原因是慢性排斥反应和免疫抑制剂的毒副作用。若要解决上述问题，诱导移植器官免疫耐受是唯一选择，但绝对意义上的免疫耐受很难达到。此外，供体器官来源不足一直是我国乃至全世界移植学界的难题。我国每年的器官移植供体缺口严重，远远不能满足临床治疗需要。为此，科学家们也提出了很多的设想。

（一）诱导同种异体免疫耐受

长期免疫制剂的使用给器官移植者带来一系列毒副作用，影响患者和移植物的长期存活，诱导免疫耐受是最终解决方案。临床上尚缺少有效的实验方案、合适的免疫检测手段，目前正处于临床前阶段或临床试验阶段的诱导移植耐受方案如下。

1. 诱导免疫嵌合产生耐受　免疫嵌合有完全嵌合、混合嵌合与微嵌合三种类型，都可导致移植耐受。完全嵌合需对受者进行严格的预处理，包括全清髓、细胞毒药物处理及免疫抑制剂的使用，严重损害了受者全身的免疫系统，在临床上运用得越来越少。在器官移植受者体内经常能发现微嵌合存在，但仍有人发生了急性排斥反应。因此，微嵌合在本质上对诱导移植耐受本身不具有预示诊断价值。混合嵌合保存了受体的免疫活性，同时对GVHR有更强的抵抗力，目前临床上更多开展如何诱导受者体内出现混合嵌合，从而产生移植耐受。

2. 运用调节性T细胞（Treg细胞）诱导耐受　Treg细胞具有负向调节作用，$CD4^{+}CD25^{+}FoxP3^{+}$被认为是诱导外周免疫耐受的T细胞群。叉头翼状螺旋转录因子（FoxP3）是一种编码转录遏制蛋白的基因，作为Treg细胞的标志物，在调节机体免疫稳态中起主要作用。在体内诱导扩增Treg细胞或将体外扩增的特异性Treg细胞输入人体就有可能诱导移植耐受和改善移植者的预后。

3. 阻断协同刺激信号诱导耐受　应用单克隆抗体或融合蛋白阻断B7/CD28和CD40/CD40L协同刺激通路，可使同种异体移植物长期存活。但单独阻断某一协同刺激通路通常无法有效诱导移植耐受。封闭T细胞活化的第二信号诱导免疫耐受常用的是CTLA-4Ig基因，其表达产物CTLA-4为可溶性重组融合蛋白，可与CD28竞争结合B7，从而阻断T细胞活化第二信号。

4. 运用抗CD4和CD8单克隆抗体诱导耐受　实验表明免疫无能的T细胞是通过

局部竞争抗原提呈细胞表面的 MHC 分子、黏附分子及协同刺激分子及局部分泌 IL-2，从而达到免疫耐受。

5. 通过免疫偏离建立移植耐受　正常情况下 Th1/Th2 处于动态平衡中，同种异体移植中 Th1 通过促进同种异体抗原特异性的细胞毒性 T 细胞和迟发型超敏反应 T 细胞而启动排斥反应。而 Th2 可下调 Th1 细胞的活性，从而下调 Th1 介导的排斥反应，有助于建立移植耐受。

（二）研究异种移植

随着器官移植的广泛开展，器官短缺的问题日益突出，探索异种器官移植，成为缓解器官移植供需矛盾的手段之一。虽然灵长类动物被认为与人类的亲缘关系最近，但由于其传播种属间疾病的风险很高，喂养困难，器官尺寸不匹配等原因，无法成为临床器官异种移植的来源。猪的器官在大小、结构、生理功能上与人体器官相近，一直以来是异种移植中的理想动物。但非灵长类动物存在一种 α-1，3-半乳糖抗原，当猪器官移植入人体后，细胞上的 α-1，3-半乳糖就会被人体免疫系统识别，几分钟到几小时内即导致移植器官的衰败。如今这一难题已被解决：将猪体细胞产生 α-1，3-半乳糖的 α-1，3-半乳糖苷转移酶基因敲除后，通过核移植技术得到的克隆猪将不再产生 α-1，3-半乳糖抗原。将这种猪的心脏移植给狒狒，可以存活 4 个月。但目前异种移植还存在一些问题。① 病原微生物的感染：动物是一些病毒的天然宿主，这些病毒可通过异种移植感染人类。如果这些病毒与人类病毒的基因重组产生一种难以控制的新病毒，其后果将十分严重。② 异种器官与宿主的分子不相容性问题：人体的组织器官是一个在功能上协调一致的整体，彼此通过细胞因子传递信息。这种信号的传递，有时是异种分子所无法替代的。异种分子不相容性是生物长期进化过程为保护种属稳定而形成的种属屏障，异种器官能否在人体内长期行使正常功能，尚有待实践证明。③ 异种排斥反应对免疫抑制药物不敏感。④ 异种动物移植的模型有待建立和完善。

知识链接

个性化人造器官

个性化人造器官是利用生物学方法与先进的电脑技术结合，有针对性地培养患者所需器官，为每一个患者提供与其原器官相似的人造器官，这些生产的人造器官将更适合人体。简单地说，个性化人造器官就是利用患者自身的局部组织或细胞，结合一些高分子材料，在患者身体的相关部位培养出最“贴己”的器官。

制造个性化人造器官时，生物学家首先会制定构建某种组织或器官的设计图，并按照图纸要求制备一种特殊的骨架，这种骨架具有降解特性，降解后对人体无害，并能提供细胞生长场所。生物学家将患者残余器官的少量正常细胞作为“种子细胞”，“种”在人造骨架上，并提供合适的生长因子，让细胞分泌出建造组织或器官所需的细胞间质，最后制作骨架的生物材料在细胞培育过程中逐渐降解消失。整个器官在完全无菌的生物反应器里培养，等整个器官在体外“长”好之后，再移植到患者体内，由于是患者自身细胞“长”

成的器官，因此不会产生排斥反应。

（吴 静）

思考题

1. 移植排斥反应主要有哪些类型，其发病机制如何？
2. 移植排斥反应的免疫检测包括哪些方面？

第二十一章
在线测试

第二十二章　肿瘤标志物检验

第二十二章思维导图

学习目标

1. 掌握肿瘤抗原、肿瘤特异性抗原、肿瘤相关抗原及肿瘤标志物的概念和关系，常见肿瘤标志物的临床意义。

2. 熟悉常见肿瘤标志物的检测方法和联合应用。

3. 了解机体抗肿瘤的免疫效应机制。

4. 学会常见肿瘤标志物的检测方法。

案例导入

患者，男性，57 岁，因右上腹部疼痛就诊。患者有 20 余年的乙型病毒性肝炎病史，于 2 个月前无明显诱因出现右上腹疼痛，以持续性钝痛为主，夜间明显，疼痛不向肩背部放射，不伴有发热及恶心、呕吐等表现。

体格检查：巩膜及皮肤无黄染，腹平软，未见蠕动波；全腹无压痛和反跳痛；右肋下可及肝缘，质较硬，未及肿块；脾脏肋下未及；双肾区无叩击痛，无下肢水肿。门诊检查发现肝脏有占位性病变，初步考虑肝癌。

思考题：

如果要对该患者进一步确诊，应做哪些实验室检查？

第一节　概　　述

肿瘤是在各种致癌因素作用下，某些组织细胞发生基因突变或异常表达的结果，是危害人类健康最严重的疾病之一。肿瘤免疫学（tumor immunology）是研究肿瘤抗原性质、机体对肿瘤的免疫应答、机体免疫功能与肿瘤发生发展的相互关系以及肿瘤免疫诊断和免疫防治的科学。肿瘤免疫学检验即通过免疫学方法检测肿瘤标志物，实现对肿瘤的早期诊断、鉴别诊断、疗效观察、病情监测以及预后判断等目的。

动画：肿瘤的生成与生长过程

一、肿瘤抗原

肿瘤抗原（tumor antigen）是指细胞癌变过程中出现的新抗原或肿瘤细胞过度或异常表达的抗原物质的总称。肿瘤抗原大多数存在于肿瘤细胞表面，少数存在于细胞质和细胞核内。目前，人们已经在动物和人类肿瘤细胞表面发现了多种肿瘤抗原。肿瘤抗原的分类方法较多，通常根据以下两种方法进行分类。

（一）根据肿瘤抗原的特异性分类

1. 肿瘤特异性抗原（tumor specific antigen，TSA） 是指肿瘤细胞所特有的，只存在于肿瘤细胞而不存在于正常组织细胞的新抗原。TSA 可存在于不同个体的同一组织学类型的肿瘤中，如黑色素瘤相关排斥抗原（MARA）可见于不同个体的黑色素瘤细胞，但其不存在于正常黑色素细胞。

2. 肿瘤相关抗原（tumor associated antigen，TAA） 是指非肿瘤细胞所特有的，在肿瘤细胞和正常细胞上均有表达的抗原物质，只是在细胞癌变时其含量才会明显增加。TAA 无严格的肿瘤特异性，只表现为量的变化，如胚胎抗原、分化抗原和过度表达的癌基因产物等。

（二）根据肿瘤抗原产生的机制分类

1. 化学或物理因素诱发的肿瘤抗原 机体受到化学致癌剂或物理因素作用，可致某些基因突变而诱发肿瘤。这类肿瘤抗原具有高度异质性以及特异性强而免疫原性弱的特点。同一化学致癌剂或同一物理因素在不同个体或同一个体的不同部位诱发的肿瘤，其肿瘤抗原的特异性和免疫原性均可能不同。由于突变的肿瘤抗原间很少有交叉成分，故用免疫学检验技术难以诊断这类肿瘤。

2. 病毒诱发的肿瘤抗原 研究证实人类某些肿瘤与病毒感染有密切关系，如人 T 细胞白血病与人嗜 T 细胞病毒（HTLV-1）感染有关，人宫颈癌与人乳头状瘤病毒（HPV）感染有关，鼻咽癌、伯基特（Burkitt）淋巴瘤与 EBV 感染有关，人类原发性肝癌与 HBV、HCV 感染有关，等等。这类肿瘤抗原无种系、个体和器官特异性，即无论其组织来源或动物种类如何不同，同一种病毒诱发的肿瘤都表达相同的肿瘤抗原，且免疫原性较强。此类肿瘤抗原是由病毒基因编码，因此称为病毒相关的肿瘤抗原。

3. 自发性肿瘤抗原 无明确诱因发生的肿瘤即为自发性肿瘤，大多数人类肿瘤都属于这一类。自发性肿瘤表达的抗原大部分可能为突变基因的产物，包括癌基因、抑癌基因的突变产物以及融合蛋白。有些自发性肿瘤抗原类似于理化因素诱发的肿瘤抗原，具有各自独特的抗原性质；有些则类似于病毒诱发的肿瘤抗原，具有共同的抗原特异性和免疫原性。

4. 正常细胞成分的异常表达

（1）胚胎抗原 是胚胎发育阶段由胚胎组织产生的正常成分，在胚胎后期减少，出生后逐渐消失或仅存微量。当细胞癌变时，胚胎抗原可重新合成并大量表达，如甲胎蛋白（AFP）、癌胚抗原（CEA）等。但因其曾在胚胎期出现过，机体对其已形成免疫耐受，很难引起机体免疫系统对肿瘤细胞的杀伤效应。

（2）分化抗原 是指组织细胞在分化发育过程中表达或消失的正常分子。肿瘤细胞可表达其他正常组织的分化抗原，如胃癌细胞可表达ABO血型抗原。分化抗原是正常细胞的一部分，不能刺激机体对其产生抗肿瘤免疫应答，但可用来判断肿瘤细胞的组织来源和肿瘤的靶向治疗。

（3）过度表达的抗原 正常细胞发生癌变后，多种信号转导分子过度表达，如*ras*、*c-myc*等基因产物。这些信号分子可以是正常蛋白，也可以是基因突变的产物，其过度表达还具有抗凋亡作用，使肿瘤细胞能长期存活。

（4）细胞突变产生的独特型抗原 此类抗原仅表达于少数肿瘤细胞表面，例如，T细胞白血病和慢性B细胞白血病的恶变细胞可分别表达TCR和BCR独特型决定簇，可作为各自的诊断标志物和治疗靶点。

二、肿瘤标志物

肿瘤标志物（tumor marker，TM）是指由肿瘤组织自身产生，可反映肿瘤存在和生长的一类生化物质，主要有胚胎抗原、糖类抗原、天然自身抗原、细胞角蛋白、肿瘤相关的酶、激素以及某些癌基因等。肿瘤抗原可以是肿瘤标志物，但肿瘤标志物不一定是肿瘤抗原。肿瘤标志物对肿瘤的辅助诊断、鉴别诊断、疗效观察、复发监测以及预后判断等具有一定的价值。

理想的肿瘤标志物应具有以下特性：① 灵敏度高，便于肿瘤的早期发现，早期诊断；② 特异性好，能鉴别良、恶性肿瘤；③ 具有器官特异性，能对肿瘤进行定位；④ 浓度与病情严重程度、肿瘤大小或分期有关，即肿瘤标志物浓度越高，肿瘤越大或越晚期；⑤ 能监测肿瘤治疗效果和复发，即肿瘤标志物浓度增高或降低与治疗效果密切相关，肿瘤治疗后肿瘤标志物浓度降低，肿瘤复发时明显升高；⑥ 易检测，存在于体液特别是血液中；⑦ 与肿瘤的预后有关，即肿瘤标志物浓度越高，预后越差，反之亦然。

动画：TSA、TAA、TM的概念和关系

肿瘤标志物的分类和命名尚未完全统一，一般可分为胚胎抗原类、糖链抗原类、酶类、激素类、蛋白质类及其他常用的肿瘤标志物等。

第二节 机体抗肿瘤的免疫效应机制

肿瘤的发生、发展与机体的免疫功能密切相关。伯内特（Burnet）的免疫监视学说认为，机体的免疫系统能够识别并及时清除突变细胞，从而防止肿瘤的发生。当机体的免疫功能低下或受抑制时，突变细胞则能逃避机体的免疫监视而发展为肿瘤。

机体的抗肿瘤免疫效应机制包括细胞免疫和体液免疫两个方面，一般认为，机体的抗肿瘤免疫应答是两者综合作用的结果，而细胞免疫是主力，体液免疫起协同作用。机体对肿瘤免疫应答的产生及其强弱取决于肿瘤的免疫原性、宿主的免疫功能和其他因素。

一、抗肿瘤的体液免疫效应机制

抗体介导的体液免疫，在机体抗肿瘤方面不发挥主要作用，甚至有免疫促进作用。抗体在抗肿瘤效应中有以下作用。

（一）补体依赖的细胞毒作用

细胞毒性抗体（IgM）和某些 IgG 亚类（IgG_1、IgG_3）与肿瘤细胞结合后，在补体参与下，可溶解肿瘤细胞。

（二）抗体依赖的细胞介导的细胞毒作用

IgG 抗体能与多种效应细胞（如巨噬细胞、NK 细胞、中性粒细胞）结合发挥 ADCC 效应，使肿瘤细胞溶解。该类细胞介导型抗体比上述补体依赖型抗体产生快，在肿瘤形成早期即可在患者血清中检出。

（三）抗体的调理作用

在有 IgG 类抗体存在时，吞噬细胞通过其表面的 FcγR，可显著增强对已结合抗体的肿瘤细胞的吞噬能力，从而发挥抗体的调理作用。

（四）抗体封闭肿瘤细胞表面的某些受体

转铁蛋白可促进某些肿瘤细胞生长，而其抗体可通过封闭肿瘤细胞表面的转铁蛋白受体，阻碍转铁蛋白功能，从而抑制肿瘤细胞生长。

（五）抗体使肿瘤细胞的黏附特性改变或消失

抗体与肿瘤细胞膜上的抗原结合后，使肿瘤细胞的黏附特性发生改变甚至消失，从而限制肿瘤细胞生长及转移。

动画：各种免疫细胞在抗肿瘤过程中的作用及工作过程

二、抗肿瘤的细胞免疫效应机制

在机体抗肿瘤的免疫效应中，细胞免疫比体液免疫发挥的作用更为重要。参与抗肿瘤免疫的细胞主要有 NK 细胞、T 细胞、巨噬细胞、树突状细胞等。

（一）NK 细胞

NK 细胞是机体抗肿瘤的第一道防线，在抗肿瘤免疫早期起重要的作用。NK 细胞无需预先致敏即可直接杀伤肿瘤细胞，其可能的机制是：① 通过其细胞上的 FasL 与肿瘤细胞的 Fas 结合，诱导肿瘤细胞凋亡；② 通过释放颗粒酶或穿孔素，介导溶细胞作用；③ 通过 ADCC 作用杀伤肿瘤细胞；④ 通过释放细胞因子（如 NK 细胞毒因子、TNF）杀伤肿瘤细胞。

（二）T细胞

在控制有免疫原性的肿瘤细胞生长中，T细胞介导的免疫应答起重要的作用。抗原致敏的T细胞只能特异性杀伤带有相应抗原的肿瘤细胞，并且受MHC限制，即MHC-Ⅰ限制的$CD8^+$细胞毒性T细胞（CTL）和MHC-Ⅱ限制的$CD4^+$辅助性T细胞（Th）。

$CD8^+$CTL是抗肿瘤免疫的主要效应细胞，其抗肿瘤的机制有：①通过CTL上的FasL与肿瘤细胞的Fas结合，诱导肿瘤细胞凋亡；②通过分泌IFN-γ、TNF等多种细胞因子，杀伤肿瘤细胞。

$CD4^+$Th参与抗肿瘤免疫效应主要通过：①释放细胞因子（IFN-γ、IL-2等）激活NK细胞和巨噬细胞，并增强$CD8^+$CTL的杀伤功能；②促进B细胞增殖分化并产生抗体，通过体液免疫机制杀伤肿瘤细胞；③释放IFN-γ、TNF，促进肿瘤细胞表达MHC-Ⅰ类分子，增强肿瘤细胞对$CD8^+$CTL的敏感性；④少数$CD4^+$Th细胞识别某些MHC-Ⅱ类分子与抗原肽复合体，直接杀伤肿瘤细胞。

（三）巨噬细胞

巨噬细胞不仅可作为APC启动免疫应答，还可作为溶解肿瘤细胞的效应细胞。其杀伤肿瘤细胞的机制是：①作为APC提呈肿瘤抗原，并通过分泌IL-1、IL-12等激活T细胞，产生特异性抗肿瘤细胞免疫应答；②活化的巨噬细胞与肿瘤细胞结合后，可以通过释放溶体酶等直接杀伤肿瘤细胞；③巨细胞表面有FcR，可通过ADCC杀伤肿瘤细胞；④活化的巨噬细胞可分泌TNF、NO等细胞毒性分子，间接杀伤肿瘤细胞。

巨噬细胞在机体的抗肿瘤免疫应答中的作用具有双重性。在某些情况下，肿瘤组织局部浸润的巨噬细胞不仅不能杀伤肿瘤细胞，反而会促进肿瘤的生长和转移。

（四）树突状细胞

树突状细胞（DC）是主要的APC，未成熟的DC经吞噬和胞饮作用捕捉抗原，成熟后丧失吞噬功能。DC不参与直接杀伤肿瘤，但可诱导特异性抗肿瘤免疫。

第三节　常见肿瘤标志物

一、胚胎抗原类肿瘤标志物

在胚胎发育阶段由胚胎组织产生的正常成分，在胚胎后期减少，出生后逐渐消失或仅存极微量。当机体发生肿瘤时，这些胚胎抗原重新出现。

（一）甲胎蛋白

甲胎蛋白（alpha-fetoprotein，AFP）是一种糖蛋白，主要由胎儿肝脏和卵黄囊合成，其分子量约为 70 kD，至少有三种异质体（AFP-L1，AFP-L2，AFP-L3）。妊娠 4 周后即可在胎儿血清中检出，12~15 周达高峰，随后逐渐下降，出生后 AFP 合成很快受到抑制，出生 12~18 个月后，外周血中 AFP 的浓度接近成年人水平。正常成人肝细胞几乎不产生 AFP，血清中仅有极微量。

AFP 测定主要有 4 方面作用。① 肝癌高危人群的筛查：尤其是乙型肝炎性肝硬化患者，须每 6 个月随访 AFP 水平和做腹部超声检查，AFP>20 μg/L 且持续增加者，即使腹部超声检查阴性，也要做进一步检查。② 原发性肝癌的辅助诊断：血清含量 >400 μg/L 为诊断阈值，其诊断原发性肝癌的阳性率可达 60%~80%，但 AFP 阴性不能排除肝癌。③ 肝癌的治疗效果及预后评估：若 AFP>500 μg/L，则提示预后不良，患者存活期短；若手术切除肝癌后，AFP 迅速下降，1 周内可降至正常水平，则提示预后好；若下降后又升高，则提示肝癌可能复发；若术后 AFP>200 μg/L，则提示肝癌组织未完全切除或有转移。④ 生殖细胞瘤的鉴别：在病理学上，生殖细胞瘤主要分为精原细胞瘤和非精原细胞生殖细胞瘤，精原细胞瘤 β-HCG 升高，而 AFP 不升高；80%~85% 的非精原细胞生殖细胞瘤 AFP 和或 β-HCG 升高，当精原细胞瘤出现 AFP 升高时，应考虑存在非精原细胞生殖细胞瘤。

目前，AFP 的常用检测方法有 ELISA、CLIA、ECLIA、TRFIA 等。正常参考范围：血清 AFP 含量≤20 μg/L（ELISA）。

（二）癌胚抗原

癌胚抗原（carcinoembryonic antigen，CEA）是由胎儿的胃肠道上皮细胞、胰腺和肝细胞所合成的一种酸性糖蛋白，分子量约为 180 kD。在妊娠前 6 个月内，CEA 的含量增高，出生后含量很低。

CEA 属于非器官特异性肿瘤相关抗原，不能作为诊断某种恶性肿瘤的特异性指标，如胃肠道恶性肿瘤、胰腺癌、乳腺癌、肺癌、肝癌等恶性肿瘤患者血清中 CEA 含量均有升高。但 CEA 在肿瘤的鉴别诊断、病情监测和疗效评价等方面有重要的价值。一般来说，手术彻底切除肿瘤后 6 周，CEA 水平应恢复正常，否则提示有肿瘤残存；若 CEA 浓度降低后又逐渐升高，则提示肿瘤复发；若快速上升，则提示肿瘤有肝转移或骨转移；若 CEA 浓度持续不断升高或超过正常值的 5~6 倍，则提示预后不良。

视频：癌胚抗原(CEA)检测（酶联免疫法）

目前，CEA 的常用检测方法有 ELISA、CLIA、ECLIA、RIA、TRFIA 等，其中以 ELISA 最常用。正常参考范围：血清 CEA 含量≤5.0 μg/L（ELISA）。

二、糖链抗原类肿瘤标志物

糖链抗原（carbohydrate antigen，CA）是由细胞膜糖蛋白中糖基异常而形成的抗原。正常细胞膜表面都有丰富的糖蛋白，当正常细胞发生恶变时，细胞膜表面的糖蛋白发生变异，形成一种和正常细胞不同的特殊抗原，常存在于肿瘤细胞表面，或由肿瘤细胞分泌。

（一）CA125

CA125 是一种大分子多聚糖蛋白，分子量为 200 kD，主要存在于由胎儿体腔上皮分化而来的组织（如心包膜、腹膜、胸膜等），在正常女性输卵管、子宫内膜和子宫颈上皮细胞也有表达，在浆液性卵巢癌、宫颈癌、乳腺癌等患者血清中可明显升高。正常人血清 CA125 含量≤35 kU/L（CLIA）。

CA125 是诊断卵巢癌并监测其复发最敏感的指标，是上皮性卵巢癌与子宫内膜癌的肿瘤标志物，可用于卵巢包块的良、恶性鉴别。动态检测 CA125 含量有助于卵巢癌的预后分析及治疗控制。卵巢癌切除术后，CA125 应恢复正常，否则提示可能有残余肿瘤；若术后 CA125 含量仍升高，则说明肿瘤复发，其升高可先于临床症状出现。CA125 含量持续增高提示肿瘤进行性发展或治疗效果不佳，而下降则为治疗有效和预后良好的标志。卵巢囊肿、子宫内膜异位症、子宫肌瘤等良性疾病也可见 CA125 含量升高。

（二）CA19-9

CA19-9 是一种黏蛋白型的糖类蛋白，在血清中以唾液黏蛋白形式存在，主要分布于正常胎儿胰腺、胆囊、肝、肠等组织，正常人血清中含量较低，血清 CA19-9 含量<37 kU/L（CLIA）。

CA19-9 是一种胃肠道肿瘤相关抗原，在消化道恶性肿瘤患者血清中含量明显升高，其中在胰腺癌和胆管癌中阳性率最高，可作为胃癌、胰腺癌、胆囊癌等的辅助诊断指标。CA19-9 对监测病情发展和复发有很大的价值，85%~95% 胰腺癌患者血清 CA19-9 为阳性；当 CA19-9 含量<1 000 kU/L 时，手术才有一定的意义，术后 CA19-9 含量低者，预后较好；若术后 2~4 周不能降至正常者，提示手术失败；若降低后又升高，预示肿瘤复发；当 CA19-9 含量>1 000 kU/L 时，提示几乎均存在外周转移。此外，良性疾病如慢性胰腺炎、胆石症、肝炎和肝硬化等，CA19-9 也可一过性增高，但其浓度常小于 120 kU/L。

（三）CA15-3

CA15-3 属于糖蛋白类抗原，主要在腺癌（如乳腺癌、肺癌、胰腺癌等）细胞中表达。正常人血清中 CA15-3 含量较低（<31.3 kU/L）（CLIA）。

CA15-3 是一种乳腺癌相关抗原，主要用于乳腺癌的进展、转移和疗效监测。CA15-3 在肿瘤早期阳性率较低，只有 30%~50% 乳腺癌患者增高，但有转移灶者增高可达 80%，且早于临床发现转移。乳腺癌治疗后血清 CA15-3 含量增高，提示乳腺癌的局部或全身复发。CA15-3 与 CEA 联合检测时，可提高乳腺癌早期诊断的敏感度和特异度；CA15-3 与 CA125 联合检查，可用于卵巢癌复发的早期诊断。肺癌、卵巢癌、结肠癌、肝癌等恶性肿瘤，亦可引起 CA15-3 不同程度的增高。

三、酶类肿瘤标志物

当机体某部位发生肿瘤时，肿瘤细胞代谢发生异常，使某些酶或同工酶合成增加；由于肿瘤组织的压迫和浸润，使某些酶的排泄受阻，也可导致患者血清中的酶活性异常升高。

（一）神经元特异性烯醇化酶

神经元特异性烯醇化酶（neuron specific enolase，NSE）是一种酸性同工酶，为烯醇化酶的异构体，是糖酵解途径中催化甘油分解的最后的酶。正常人或良性疾病患者中，NSE 水平很低，正常人血清 NSE 含量<13 μg/L（ELISA）。

NSE 是小细胞肺癌和神经母细胞瘤主要的肿瘤标志物。小细胞肺癌患者血清中 NSE 有 80% 会增高，特异度达 80%~90%，是目前公认的诊断小细胞肺癌的高特异度和高敏感度的肿瘤标志物。神经母细胞瘤对于 NSE 的敏感度可达 90%，用 NSE 可以做出鉴别诊断，对于疗效监测和预测复发也有良好的价值。

（二）α-L-岩藻糖苷酶

α-L-岩藻糖苷酶（α-L-fucosidase，AFU）是一种溶酶体酸性水解酶，可催化含岩藻糖基的糖蛋白和糖脂等物质的分解代谢，广泛地分布于人体组织细胞、血液和体液中。血清 AFU 含量参考范围为 5~40 U/L（连续监测法）。

AFU 是辅助诊断原发性肝癌的又一敏感、特异的肿瘤标志物。原发性肝癌患者血清 AFU 活性显著高于转移性肝癌、胆管细胞癌、肝硬化和肝脏其他良性占位性病变。AFU 对原发性肝癌诊断的阳性率为 70%~85%，若 AFU 与 AFP 联合检测，可将原发性肝癌的检出率提高至 90% 以上。

（三）前列腺特异性抗原

前列腺特异性抗原（prostate specific antigen，PSA）是一种由前列腺上皮细胞分泌的蛋白酶，分子量约为 34 kD，正常人血清中含量极微。正常男性血清 PSA 含量≤4.0 μg/L（ELISA）。

PSA 具有高度器官特异性，尽管在前列腺增生及前列腺炎等良性前列腺疾病患者中，PSA 升高，但其在前列腺癌的筛查、辅助诊断、疗效判断及复发监测等过程中仍发挥重要的作用。

血清 PSA 的主要价值是监测前列腺癌疗效和判断预后。前列腺癌术后，PSA 应降至正常；若其浓度不降或降后又升高，提示肿瘤转移或复发。约有 5% 的前列腺癌患者，PSA 在正常范围，但前列腺酸性磷酸酶（PAP）升高，PSA 和 PAP 联合检测，可提高前列腺癌的检出率。

四、激素类肿瘤标志物

在正常情况下，不产生激素的某些组织发生恶变时，可产生和释放一些肽类激素，因此这些激素也可作为肿瘤相关的标志物。

（一）人绒毛膜促性腺激素

人绒毛膜促性腺激素（human chorionic gonadotrophin，HCG）是胎盘滋养层细胞分泌的糖蛋白类激素，分子量 45 kD，由 α、β 两种不同亚基组成。α 亚基结构与卵泡刺激素（FSH）、促黄体酮生成素（LH）和促甲状腺素（TSH）等基本相似，互有交叉反应，而 β 亚基为 HCG 所特有，因此，临床常用 β-HCG 作为诊断指标。

β-HCG 是公认的诊断滋养层细胞肿瘤敏感度最高的肿瘤标志物，所有滋养体瘤和绒毛膜上皮细胞癌 β-HCG 均异常升高。乳腺癌、卵巢癌、子宫颈癌等，β-HCG 也可见升高。β-HCG 的正常参考值：男性≤2.0 IU/L，绝经后女性≤6.0 IU/L，非妊娠女性≤2.0 IU/L（ECLIA）。

（二）降钙素

降钙素（calcitonin，CT）是由甲状腺滤泡旁细胞即 C 细胞合成分泌的单链多肽激素，又称甲状腺降钙素，由 32 个氨基酸组成，分子量 3.5 kD。降钙素的主要作用是抑制破骨细胞的生长，促进骨盐的沉积，增加尿磷，降低血钙、血磷。血清降钙素含量的正常参考值<100 ng/L（RIA）。

甲状腺髓样癌患者血清的降钙素含量必定会升高，因此，降钙素可作为观察甲状腺髓样癌临床疗效的指标。此外，肺癌、乳腺癌、胃肠道癌等患者血清的降钙素含量亦可见升高。

五、蛋白质类肿瘤标志物

大部分实体瘤是由上皮细胞恶变而来的，当肿瘤细胞快速分化、增殖时，一些在正常组织中不表现的组分大量出现，成为肿瘤标志物。

（一）细胞角蛋白 19

细胞角蛋白（cytokeratin，CK）是构成细胞骨架的一种丝状物，在正常及恶性的上皮细胞中起支架作用，支撑细胞及细胞核。CK 有 20 个亚型（CK1~CK20），分子量 40~70 kD。CK19 是角蛋白家族中最小的成员，广泛地分布于正常组织表面。在病理条件下，其可溶性片段 CYFRA 21-1 可释放入血。正常人血清 CYFRA 21-1 含量<3.3 μg/L（ECLIA）。

CYFRA 21-1 是非小细胞肺癌患者最有价值的肿瘤标志物。CYFRA 21-1 对诊断不同类型肺癌的敏感度有差异，诊断鳞状细胞癌和大细胞癌的阳性率均能达到 67%，而诊断腺癌的阳性率仅为 46%，对小细胞肺癌敏感度最低，对非小细胞肺癌有较高的特异度，可达 87%。CYFRA 21-1 血清水平和肿瘤的大小、病情轻重、分期、转移相一致，是非小细胞性肺癌重要的预后评估因素。

（二）铁蛋白

铁蛋白（ferritin，FE）是一种铁结合蛋白，由 24 个亚基组成，其亚基分成 H 和 L 两类，胎儿组织和癌组织中以 H 型为主。铁蛋白为非器官特异性标志物，存在于各种组织和体液中，正常人血清中含量较少。在病理状态下，释放到血液中的铁蛋白量增加。铁蛋白血清含量正常参考范围（ECLIA）：男性 30~400 mg/L，女性 13~150 mg/L。

肝癌、白血病、淋巴瘤、肺癌等恶性肿瘤患者，铁蛋白含量均有升高，对肝癌的敏感度为 5%~56%，临床常用血清铁蛋白（serum ferritin，SF）作为肝癌的辅助诊断指标。各种炎症感染如急性心肌梗死、肝硬化、肝坏死等，SF 含量也会增加。

（三）β_2-微球蛋白

β_2-微球蛋白（β_2-microglobulin，β_2-MG）是由血小板、淋巴细胞和多形核白细胞产生的一种小分子球蛋白，分子量为 11.8 kD，是 HLA 的轻链，因电泳时位于 β_2 区而被命名。正常参考范围（CLIA）：β_2-MG 血清含量为 1.3~2.7 mg/L，随机尿含量<0.2 mg/L。

血清和尿中的 β_2-MG 含量升高，可作为评价肾功能和肿瘤病情变化的监测指标。血清 β_2-MG 是反映肾小球滤过功能的灵敏指标，各种肾小球病变均可致血清 β_2-MG 升高；而检测尿 β_2-MG 是诊断近曲小管损害敏感而特异的方法。当近曲小管发生轻度损伤时，尿 β_2-MG 就有明显增加，且与肾小管重吸收率成正相关。血清 β_2-MG 在淋巴系统肿瘤如慢性淋巴细胞白血病、淋巴细胞肉瘤、多发性骨髓瘤等明显升高，在肝癌、肺癌、胃癌、结直肠癌等也可升高。脑脊液中 β_2-MG 的检测对脑膜白血病的诊断有特殊的意义。

六、其他常用的肿瘤标志物

其他常用的肿瘤标志物，如表 22-1 所示。

表 22-1 其他常用的肿瘤标志物

肿瘤标志物	参考值	相关肿瘤
糖链抗原 72-4（CA72-4）	≤6.9 kU/L（ECLIA）	胃癌、黏液性卵巢癌等
糖链抗原 242（CA242）	≤20 kU/L（ELSIA）	胰腺癌、结肠癌、胃癌等
糖链抗原（CA50）	<20 kU/L（ECLIA）	胰腺、结直肠癌等
鳞状细胞癌抗原（SCCA）	<1.5 μg/L（CLIA）	子宫颈鳞癌、头颈鳞癌、肺鳞癌等鳞状细胞癌
组织多肽抗原（TPA）	<100 U/L（CLIA）	胆管癌、膀胱癌、乳腺癌等
胃泌素释放肽前体（ProGRP）	≤65 ng/L（CLIA）	小细胞性肺癌、甲状腺髓样癌等
胰胚胎抗原（POA）	<7 kU/L（RIA）	胰腺癌、肝癌、肠癌、胃癌等

第四节 肿瘤标志物的检测和联合应用

一、肿瘤标志物的检测技术

肿瘤标志物的检测技术可分为免疫学、生物化学、免疫组织化学、流式细胞术和分子生物学等技术。一般来说，血清肿瘤标志物的检测多采用免疫学和生物化学技术；癌细胞的肿瘤标志物则采用免疫组织化学和流式细胞术检测，尤以流式细胞术常用。而分子生物学技术一般应用于科研。

1. 免疫学检测技术　主要有酶联免疫吸附试验、放射免疫测定、化学发光法免疫测定、电化学发光免疫测定、时间分辨荧光免疫分析等，主要用于对血液和体液中肿瘤标志物的检测，均有很高的敏感度和特异度，且快速、准确，既可做定性分析，又可做定量分析。

2. 生物化学检测技术　常用的方法有比色法（如 AFU、γ-GT 等）和电泳法（如碱性磷酸酶及其同工酶、乳酸脱氢酶及其同工酶等）。

3. 免疫组织化学检测技术　常用于组织切片、穿刺细胞和脱落细胞等的检测，以确定肿瘤细胞的组织类型、分化程度、恶性程度及预后评价等。

4. 流式细胞术　主要用于肿瘤细胞表面标志物的检测，特别是对 CD 分子的检测，在白血病和恶性淋巴瘤的诊断、分型和临床治疗方案确定等方面均有重大意义。

5. 分子生物学检测技术　主要用于肿瘤的诊断及发病机制等方面研究，常使用基因扩增、DNA 重组、核酸分子杂交等技术来分析基因的结构和功能改变。

二、肿瘤标志物的联合应用

同一种肿瘤可出现一种或多种肿瘤标志物异常，且不同的肿瘤或同种肿瘤的不同组织类型可有同一种肿瘤标志物。同时，由于大部分单个肿瘤标志物的敏感度或特异度偏低，不能满足临床需要。因此，为了提高肿瘤的检出率和诊断的准确度，可同时测定多个肿瘤标志物。但对于联合检测的项目必须科学分析、严格筛选，合理选择 3~5 个不同性质的，敏感度、特异度能互补的肿瘤标志物形成组合，进行联合检测。肿瘤标志物联合检测可以提高检测的敏感度，但过多的组合会导致特异度下降。因此，在肿瘤标志物的联合应用时，要选择特异度较强的肿瘤标志物的作为主要标志物，再与其他标志物联合，才可能达到最终目的。常见肿瘤标志物的联合应用，见表 22-2。

表 22-2　常见肿瘤标志物的联合检测

肿瘤	首选标志物	其他标志物
肺癌	NSE	CYFRA21-1、ProGRP、SCCA、CEA
肝癌	AFP	DCP、GPC-3、AFU、γ-GT、CEA
胃癌	CA72-4	CA19-9、PG、CEA
结直肠癌	CEA	CA242、CA19-9、CA50
乳腺癌	CA15-3	CA549、*BRCA1*、*BRCA2*、ER、PR、HER-2
卵巢癌	CA125	HE4、CEA、β-HCG
前列腺癌	PSA	f-PSA、PAP
胰腺癌	CA19-9	CA50、CEA、POA
淋巴瘤	β_2-MG	LASA、LD2
宫颈癌	SCCA	CEA、CA125、TPA

（王江南）

思考题

1. 什么是肿瘤抗原？肿瘤抗原通常可分为哪几类？
2. 简述 TSA、TAA、TM 的概念和关系。
3. 常见恶性肿瘤的相关标志物有哪些？简述其临床意义。

第二十二章
在线测试

第二十三章　免疫学检验的质量控制

第二十三章
思维导图

学习目标

1. 掌握免疫学检验质量控制的基本概念；免疫学检验试验可信性指标、诊断效率指标。

2. 熟悉分析前、分析中、分析后质量控制的主要内容。

3. 了解室内质量控制和室间质量评价的主要目的，质量保证、室内质量控制和室间质量评价的关系。

4. 学会并掌握 L-J 质控图的绘制，质控结果的判断及失控的处理。

为保证临床免疫检验结果的准确性，临床实验室需建立完整的质量管理体系。质量管理体系的最终成果体现在准确及时的检验报告上。如何保证检验结果的质量，在日常检测中如何贯彻实施质量保证是免疫学检验的一个重要内容，需对临床免疫检验的分析前、分析中和分析后全过程进行全面的质量控制。免疫学检验质量控制的难点：① 检测方法多，流程复杂，涉及领域多；② 检测特异性强、敏感性高，容易出现检测误差；③ Ag 纯度、标志物活性、选择的分离技术等试剂盒问题；④ 方法不统一，缺乏标准品等。

第一节　概　　述

一、质量控制的基本概念

1. 质量控制（quality control，QC） 是利用现代科学管理的方法和技术检测分析过程中的误差，控制与分析有关的各个环节，确保实验结果的准确、可靠，亦称实验室质量保证（quality assurance，QA）。其内容涵盖了临床实验室的所有活动，保证检验结果的准确、可靠、及时、有效，并尽可能地使各实验室间的检验结果具有可比性，是免疫检验质量控制的基本目的。

2. 室内质量控制（internal quality control，IQC） 简称室内质控，由实验室工作人员采取一定的方法和步骤，对所有影响检验质量的各个环节进行系统控制，连续评价实验室同批检测工作的可靠性程度，确立当批的检验报告能否发出。旨在监测、控制实验室常规工作的精密度，并检测其准确度的改变，提高实验室常规工作中批内、批间样本检验的一致性，并确定当批的检测结果是否可靠。

3. 室间质量评价（external quality assessment，EQA） 为客观比较一个实验室的测定结果与靶值的差异，由外单位机构，采取一定的方法，连续、客观地评价实验室的结果，发现误差并校正结果，使各实验室间的结果具有可比性。这是一种回顾性的评价，用于改进实验质量，而不是用来判断实时测定结果的可接受性。

4. 实验室能力验证（proficiency testing，PT） 当 EQA 用来为实验室执业许可或实验室认证的目的而评价实验室操作时，常描述为实验室能力验证。目的是利用实验室间比对检验结果，检查实验室整体检验能力，评审各参与实验室的技术能力。PT 是为评审实验室时使用的一种评审方法，可作为该实验室是否具有出具可靠检验结果能力的重要证据。

二、与统计学有关的主要概念

1. 批（run） 指在相同条件下所获得的一组测定。

2. 重复性条件（repeatability conditions） 指在短的间隔时间内，在同一实验室对相同的测定项目使用同一方法和同一仪器设备，由相同的操作者获得独立的测定结果的条件。

3. 标准差（standard deviation，SD 或 S） 又称标准偏差和离散度，用于表示一组测定数据的分布情况。它是反映一组数据的精密度和离散程度的最主要指标。

4. 变异系数（coefficient of variation，CV） 将标准差以其均数的百分比表示，即为变异系数。免疫学实验的 CV 宜控制在 10% 以内，>10% 不宜采取计量分析，>20% 则应将计量资料变为计数资料，>50%，计数分析亦不宜采用，也即该实验无使用价值。

5. 正态分布（gaussian distribution） 当一个质控物用同一方法在不同的时间重复多次测定，当测定数据足够多时，以横轴表示测定值，纵轴表示在大量测定中相应测定值的个数，得到一个两头低、中间高、中为所有测定值的均值、左右对称的“钟形”曲线，称为正态分布，又称高斯分布，是质量控制图的理论依据，也是许多统计方法的理论基础。

正态分布的基本统计学含义可用均值（$\bar{x}$）、标准差（SD）和概率来说明，均数位于曲线的正中线。SD 表示测定值的离散程度，SD 越大，曲线越宽；SD 越小，曲线越窄。曲线下的面积为概率，其与 $\bar{x}$ 和 SD 的关系可阐述如下：所有测定值处于 $\bar{x} \pm 1$ SD 范围内的概率为 0.68；处于 $\bar{x} \pm 2$SD 范围内的概率为 0.955；处于 $\bar{x} \pm 3$SD 范围内的概率为 0.997（图 23-1）。正常情况下测量（或实验）误差服从正态分布。

三、免疫学检验试验可信性指标

1. 准确度（accuracy） 指待测物的测定值与其真值（或靶值）的一致性程度。准确度往往以不准确度来间接衡量。多次重复测定分析物所得均值与真值（或靶值）的差异即为不准确度。

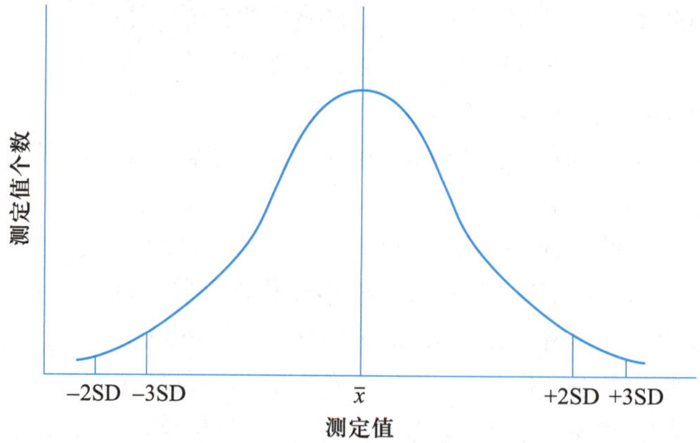

图 23-1 测定值的正态分布图

2. 精密度（precision） 指对同一样本重复测定时，每次测定结果与平均值的接近程度，即重复测定值之间的符合程度。精密度常以不精密度来衡量。测定不精密度的主要来源是随机误差，以 SD 和（或）CV 表示。SD 或 CV 越大，表示重复测定的离散度越大，精密度越差，反之则越好。准确度好的实验，精密度不一定好，准确度差的实验，精密度不一定差，反之亦然。

3. 敏感性 指某种试验检出极低浓度免疫物质的能力。敏感的方法在标本的真实状态为阳性时，应能给出阳性结果，如给出阴性结果，则为假阴性。真阳性和假阴性的判定均有赖于临床情况。

确定敏感性的方法：① 将已知含量免疫物质做系列稀释，观察该技术所能检出的最低含量；② 用该法检测确诊的临床病例。

4. 特异性 指抗原（抗体）与相应抗体（抗原）反应的专一性，包含两种含义：① 标本的真实状态为阴性时，该试验应能给出阴性结果，如为阳性，即为假阳性；② 该试验无交叉反应。

确定特异性的方法：① 对阳性结果用相应的免疫物质进行阻断或抑制；② 用该试验检测正常人群与已知无关的病例。

四、免疫学检验试验方法诊断效率评价

1. 诊断敏感性（sensitivity of diagnosis） 又称真阳性率，指能将实际患病者正确判定为阳性（真阳性）的百分率，其值越大，则漏诊的可能性越小。本指标可用于评价测定方法的临床应用价值，理想测定方法的诊断敏感性应为 100%。

2. 诊断特异性（specificity of diagnosis） 又称真阴性率，指一项试验能将实际上未患某病的人正确地判定为阴性（真阴性）的百分率。其值越大，则误诊的可能性越小。本指标是用于评价测定方法的临床应用价值，理想测定方法的诊断特异性应为 100%。

3. 诊断效率（efficiency of diagnosis） 又称约登指数（Youden index），指筛检方法能正确地区分真正患者与非患者的能力。其值越大，说明筛查实验的效果越好，真实性越大。理想测定方法的诊断效率应为 100%。

4. 阳性预测值（positive predictive value，PPV） 指特定试验方法测得的所有阳性结果的人中真正患者的百分率，理想测定方法的阳性预测值应为 100%，亦即没有假阳性。

5. 阴性预测值（negative predictive value，NPV） 指特定试验方法测得的所有阴性结果中非患者（真阴性）的百分率，理想测定方法的阴性预测值应为 100%，亦即没有假阴性。

第二节　分析前的质量控制

分析前阶段是指从临床医师开出医嘱开始，到标本检验程序启动前的整个过程，其质量控制内容包括：检验项目的申请、患者正确准备、原始标本的正确采集、标本的运送、接收及处理和储存等环节。这一阶段是由临床医师、护士、护工、检验人员及受检者等相关人员和相关部门共同参与，涉及人员多，任一环节的疏漏或不规范，均可导致检验结果的误差，影响检验结果的准确性。分析前质量控制具有相对不可控性和隐蔽性，对检测的结果影响较大，分析前质量保证对减少实验误差和提高检验质量尤为重要。分析前质量控制是临床实验室质量控制体系中最重要、最关键的环节之一，是保证检验结果准确、可靠的前提。

微课：分析前质量控制

一、检验项目的申请

检验项目的申请是检验流程的起始环节，其信息规范性和完整性对后续的检验流程十分重要。临床医师应遵循安全性、有效性、时效性和经济性选择检验项目，故检验人员要经常与临床医师沟通，向临床提供实验室开展检验项目的清单，并参加病房查房和会诊，为临床医师提供及时的检验信息和合理的检测项目。目前检验项目繁多，每一种试验都有不同的临床意义，因此根据病情需要正确地选择检验项目是保证质量的第一步。要根据发病的时间和检验项目的敏感度、特异性来选择有关项目。除病理原因以外，每种检验项目还受到生理因素以及方法学的影响。

二、患者的正确准备

患者的正确准备是保证送检标本质量合格的前提。标本采集前患者的状态是影响标本检验结果的内在生物因素，包括固定的因素和可变因素，前者包括年龄、性别、民族和地域等，后者如患者的情绪、运动、生理节律变化等内在因素以及饮食、药物的影响等外源性的因素。其他如采取血标本时的体位、止血带绑扎的时间等都可能影响检验结果。医务人员包括检验技术人员应了解拟进行某项临床免疫指标检测的标本采集的相关要求和注意事项并告知患者，保证采集的标本真实、客观地反映疾病的实际情况。

三、原始标本的正确采集

合格的标本是获得有效检测结果的前提。免疫学检验的最常用标本为血清（浆），目前临床以血清（浆）为标本的免疫学项目包括感染性疾病的抗原（抗体）、肿瘤标志物、自身抗体、细胞因子等。为了特定的检测目的，亦可用尿液、唾液、脑脊液、乳汁、大便等标本。尿标本需采集中段尿。原始标本的采集要求如下。

1. 采样时间的控制　一些项目的标本采集时间与患者的基础状态、饮食、药物治疗有关，故应选择最佳采样时间，排除干扰。激素和治疗药物浓度测定的标本，要注意收集时间及体位对测定结果的影响。

2. 保持标本性状的原始状态　采集最符合要求的标本，避免溶血，防止过氧化物酶等物质造成的假阳性。如神经元特异性烯醇化酶（NSE）的标本，如果溶血，则可因红细胞内的烯醇化酶释放而导致假阳性。

3. 无菌操作　采集血标本应无菌操作，严格注意每一步骤，防止患者间交叉感染。有些项目如补体检测、细胞免疫功能等标本应新鲜，防止细菌污染。

4. 建立标本的唯一性标志　采集标本前必须认真核对患者姓名、年龄、性别、标本容器与检验申请单是否一致，严防标记错误。检验人员还需对送检标本进行相关信息查验，如出现不合要求的情况，应拒收，登记并及时告知相关科室。

四、标本运送

标本的稳定性有一定时效，故采集后应及时送检，否则会影响检验结果。凡测定血清或血浆成分者应该将血标本分离出血清或血浆，保持在4~10℃条件下，以免细胞内外成分交换影响结果。许多检测项目对标本离体后的保存有特殊要求，如温度、湿度、光照、时间等。采集标本后专人输送，保证输送的及时性，确保在规定时间内送达临床实验室。保证标本在传送过程中的安全性，防止过度震荡，防止标本容器的破损，防止标本被污染，防止标本及唯一性标志的丢失和混淆，防止标本对环境的污染，防止水分蒸发等，特别是对怀疑有高生物危险性的标本，应按相关条例的要求输送，严密包装，防止传染他人。

五、标本的接收及处理

（一）标本的接收

实验室应根据试剂盒说明书对标本的要求及可能对检验结果造成干扰的因素，明确拒收标本类型，除了标本采集和运送不合要求的标本，还应当在收到标本后立即专人核对，内容主要包括唯一性标志是否正确无误，申请检验项目与标本是否相符，标本容器是否正确，是否溶血，抗凝血中有无凝块，标本采集时间到接收时间之间的间隔等。对不合格的标本应及时退回并说明原因，建议核实或重新采样。

（二）标本的处理

免疫学检验主要基于抗原抗体反应，患者标本中可能含有干扰免疫反应的物质，导致假性结果，这些干扰因素分为内源性和外源性两大类。

1. 内源性干扰因素　包括类风湿因子、补体、异嗜性抗体、自身抗体、交叉反应物质等。

（1）类风湿因子（RF） 避免 RF 对免疫测定的干扰，可采取：① 改变标记抗体；② 标本中 RF 变性 IgG 先封闭；测定特异 IgM，也可用抗人 IgG 除去标本中的 RF 和 IgG；③ 测定抗原时，加入可使 RF 降解的还原剂如 2-巯基丙醇。

（2）补体 其引起的干扰可通过对临床血清标本加热灭活补体或者包被或标记二抗使用特异的鸡抗体。

（3）异嗜性抗体 人类血清中含抗啮齿类动物（如鼠）Ig 的抗体，即天然的异嗜性抗体。异嗜性抗体可通过交联固相和标记的单抗或多抗出现假阳性反应。可通过以下方法避免异嗜性抗体的干扰：① 使用特异的 F（ab′）2 片段作为固相或测定标记抗体；② 标本或标本稀释液中加入过量的动物 Ig；③ 使用靶特异的非 Ig 亲和蛋白替代固相或标记抗体之一；④ 使用特异的鸡抗体作为固相和测定抗体。

（4）自身抗体 如抗甲状腺球蛋白、抗胰岛素抗体，能与相应靶抗原结合形成复合物，在检测中会干扰抗原抗体反应。

（5）交叉反应物质 能引起免疫测定交叉反应的物质种类很多。一些大蛋白分子有相似的结构和构型，如具有相似 α 亚基的绒毛膜促性腺激素（hCG）、促黄体生成激素（LH）和卵泡刺激素（FSH），对此类激素进行测定时应注意蛋白分子间相似亚基而引发的交叉反应。

2. 外源性干扰因素 包括标本溶血、标本被细菌污染、标本凝固不全、冷冻标本反复冻融等。

（1）标本溶血 血红蛋白中的血红素基团有类似过氧化物酶的活性，标本严重溶血时血红蛋白较易在温育过程中吸附于固相，与加入的 HRP 的底物显色。

（2）标本被细菌污染 某些当天不能完成的检验项目，标本在保存过程中处理不当，可被细菌污染，细菌生长分泌的酶可能会对抗原或抗体等蛋白产生分解作用。

（3）标本凝固不全 凝固不全的标本分离出的血清会残留部分纤维蛋白原，在免疫测定中可形成肉眼可见的纤维蛋白块，导致假阳性结果。

（4）冷冻标本反复冻融 产生的剪切力可破坏标本中的蛋白分子，导致假阴性结果。

六、标本的储存

标本接收后，最好立即检测，否则应按试验要求将其置于合适温度和环境中，对标本进行适当的保存。标本在 2~8℃保存过长，IgG 可聚合成多聚体，ELISA 间接法中则会导致本底过深，甚或引发假阳性结果。血清标本以无菌操作分离，2~8℃可保存一周；若为有菌操作分离，则建议-20℃以下保存。若长时间保存，则应在-70℃以下为宜。

第三节 分析中的质量控制

分析中阶段是指从标本前处理到检测完成形成检验报告的过程，其质量控制包括实

微课：分析中质量控制

验室环境要求、仪器设施设备的维护校准、试剂方法的性能验证、标准操作程序与人员培训、标本前处理、室内质量控制和室间质量评价或实验室能力比对等。

一、实验室环境要求

实验室应有充分的空间、良好的照明和空调设备，这是保证检验人员工作的前提。实验室环境应符合装备技术条件所规定的操作环境的要求，如要防止烟雾、尘埃、震动、噪声、电磁、辐射等可能的干扰；仪器设备的布局要便于进行试验和记录测试结果，并便于仪器的维护校准。

临床免疫检验中，温度和湿度改变对抗原抗体的相互作用影响很大，对实验室室温、湿度的控制除了可使仪器设备正常运行，更可保证检测的准确性。

二、仪器设施设备的维护校准

临床免疫检验所涉及的许多仪器较贵重、精密，必须制定严格的维护保养与定期检查措施。密切关注仪器易出现问题的区域，如探针、洗涤区等。还应特别注意对仪器光学系统的保养维护，如酶标仪的光学系统，否则可导致检测结果改变和室内质量控制的失败。对临床免疫检验实验室量具的定时鉴定和调校也不可忽视。

三、试剂方法的性能验证

商品化的试剂盒使用前或临床免疫检验实验室自建的试剂或方法，分别需进行性能指标的验证或确认。性能指标主要包括：

（一）精密度

1. 定性检测的精密度　是指一个阴性或阳性标本，重复多次测定得到阴性或阳性的百分比。评价定性检测时，只能使用接近临界浓度的标本，进行 20 次以上的重复检测，计算阳性率在 5%~95% 的浓度范围，从而明确同一标本复检可获得一致结果时的浓度范围。有些定性检测中，如 ELISA、CLIA，标本的检测结果可用 S/CO 或 COI（cutoff index）来表示，实验室可根据试剂盒说明书中给出的试剂的批内和批间变异及其检测方法，对试剂的精密度做出评价。

2. 定量检测的精密度　是对检测体系随机误差的度量，只能通过不精密度（标准差或变异系数）来评估，SD 或 CV 越小则精密度越好。

（二）准确度

1. 定性检测的准确度　是指样本阴性或阳性测定结果与其真实结果间的一致程度，可采用阴性符合率或阳性符合率来表示。

通常将待验证方法与公认的参考方法、金标准或实验室在使用的方法同时检测日常工作标本（至少有 50 例阳性），然后比较两种方法之间检测结果的差异。不一致的用金标准或用第三种方法确认，通过计算阴性符合率或阳性符合率来评价定性检测的准确度。一般来说，阴性符合率或阳性符合率应大于 95%。

2. 定量检测的准确度　评价主要是评价测定的定量结果与真实结果间的偏倚，以检测结果和真实值之间的差异来表示。实验室可根据免疫检测项目和临床要求设定允许的定量结果的偏倚范围。

评价定量检测的准确度可使用待验证方法分析已知标准值的标准物质，再比较检测结果和已知标准值，或者用待验证方法与标准方法或参考方法分析同一批次的标本，再对比分析不同方法的检测结果。

（三）线性与可报告范围

线性是指在检测体系的检测范围内测量值和预测值之间的比例关系。高准确度是线性分析的必要条件。线性分析可直接分析已知浓度标本，或将一定浓度标本进行系列稀释，根据检测值和预测值浓度间的关系来判定是否存在线性。

可报告范围是能够报告的可靠的最低和最高的检测结果，一般由厂家或方法建立者提供。实验室可通过多点法进行简单的验证，推荐至少使用 4 个不同浓度水平的标本进行验证。

（四）检测下限

检测下限是指可被检测体系重复检出的待测物的最小含量（或最低浓度）。不同类型的标本，检测下限可能不同。在定性检测和定量检测中，检测下限的评价方式相同。

检测下限一般由试剂厂家、方法建立者完成。实验室可验证检测下限是否正确，采用浓度为检测下限的标本至少检测 20 次，若 95% 产生阳性结果，则验证通过，反之则应联系试剂厂家或自行建立检测下限。

（五）参考区间

参考区间是指上下参考限之间的参考值分布范围。参考区间一般由厂家或方法建立者完成，实验室可验证其是否正确。临床免疫检验的定性检测不需验证参考区间，常以正常人群结果为阴性报告结果，以异常人群结果为阳性报告结果。定量检测时若以某一量值的结果为临界值来进行划分，临界值上下的结果有不同的临床意义，需对量值的参考区间进行验证。

四、标准化操作程序与人员培训

1. 标准化操作程序（standard operating procedures，SOP）　又称标准化操作规程，是指按一定的要求、内容、格式和标准制定的作业文件，使之标准化，以指导和规范日常工作。免疫学实验中通过 SOP 操作可获得稳定的试验数据和试验数据的重复性和历史再现性。方法确定后，操作者必须严格遵守 SOP。凡需修改者必须经过科学实验、统计处理，证明修改后比原来更精密准确，误差更小。

2. 人员培训　检验技术人员的能力和经验是保证检验质量的首要条件。临床免疫检验项目多、相关技术广，需要有一定的专业技术知识和工作经验的检验技术人员来完成，故应根据实际工作需要，制订定期培训计划。检验人员必须有一定的化学知识，并定期培训检测技术的基本原理、实验操作，仪器设备的使用、维护与保养，质量控制，生物安全，结果的报告和解释等。

五、标本前处理

标本前处理包括标本的分离和保留。测定血清或血浆的标本应及时分离，分离过程中应尽可能避免溶血，以免细胞内物质渗入血清而改变其浓度，如红细胞内的一些酶类可因溶血而释放入血清中，导致待测物浓度假性升高。实验室应该在收到标本后，及时将血清与细胞分离。

六、室内质量控制

建立临床免疫检测的室内质量控制程序，能保证检验结果达到预期的质量目标。凡能获得国家批准使用质量控制样品的免疫学检测项目，均应开展室内质量控制。无法获得国家批准使用质量控制样品的检测项目，可自制质量控制样品、留样复查或采用其他方法进行室内质量控制，并将质量控制操作规程形成文件。

（一）室内质量控制方法

室内质量控制的功能在于发现误差及分析误差产生原因，采取措施予以避免。免疫定性检测分别采用弱阳性和阴性质量控制样品，定量检测则应采用高、中、低三个浓度的质量控制样品。室内质量控制方法可分为统计室内质量控制方法和非统计室内质量控制方法。

1. 统计室内质量控制方法　即使用室内质量控制样品与临床常规标本同时检测，然后根据室内质量控制样品的检测结果，采用统计学的原理和方法判断所进行的临床常规标本检测结果是否符合要求的一种质量控制措施。统计室内质量控制方法包括阳性质量控制样品测定重复性和阳性率的统计室内质量控制两种方法。

（1）阳性质量控制样品测定重复性　重复测定阳性质量控制样品，再对室内质量控制结果进行统计分析，及时发现误差并分析原因，进而采取措施。该法适用于定量免疫检测项目及以 S/CO 或 COI 来表示检测结果的定性检测项目（如 ELISA、CLIA、RIA）。

1）基线测定：用质量控制样品确定试验在最佳条件和常规条件下的变异即基线测定。最佳条件变异（optimal conditions variance，OCV）是指在仪器、试剂和实验操作者等可能影响检测结果的因素均处于最佳时，连续测定同一浓度、同一批号质量控制样品 20 批次以上，即可得到一组质量控制数据，经计算得到其均值（$\bar{x}$）、SD 和 CV，此 CV 即 OCV。常规条件变异（routine conditions variance，RCV）是指在仪器、试剂和实验操作者等可能影响实验结果的因素均处于通常的实验条件下时，连续测定同一浓度同一批号质量控制样品 20 批次以上，即可得到一组质量控制数据，经计算可得到其 $\bar{x}$、SD 和 CV，此 CV 即 RCV。

OCV 是在目前条件下，实验室检测该项目所能达到的最好的精密度水平，但所有数据不管是否超出 3SD，均要用于统计计算。RCV 的意义是了解实验室在常规条件下某项目日间精密度的水平，也是室内质量控制中靶值和允许误差范围的确定依据。同样，所有数据不管是否超出 3SD，均要用于统计计算。

当 ROV 接近 COV，或小于 2COV 时，则 ROV 是可接受的，否则就需对常规条件下的操作水平进行改进。ELISA 的 OCV 应小于 15%，使用自动化免疫分析仪的测定 OCV 则应小于 10%。

2）质量控制图：常用的有 Levey-Jennings（L-J）质控图法、L-J 质控图结合 Westgard 多规则质量控制法、累积和 CUSUM 质量控制方法等。以 IQC 中最简单、最普及、最常用的 L-J 质量控制图法为例，其步骤如下。

以 20 次质量控制样品检测结果，计算 $\bar{x}$ 和 SD。

根据 $\bar{x}$ 和 SD 确定控制限，一般以 $\bar{x}\pm 2SD$ 为警告限，以 $\bar{x}\pm 3SD$ 为失控限。在纵坐标上标出 $\bar{x}$ 中线和 $\bar{x}+2SD$、$\bar{x}-2SD$、$\bar{x}+3SD$、$\bar{x}-3SD$ 上下四条标志线。

每次或每天将质量控制样品插入常规患者标本中一起检测，得到的结果标记在质量控制图上，将结果连成线，即为完整的动态质量控制图。图纸下方应填写测定项目、血清来源和批号、日期、测定值、操作者、仪器及分析条件。

L-J 质量控制图既可发现随机误差，又可发现系统误差。本法的优点是简单易行，仅以一个规则（$\bar{x}\pm 2SD$ 或 $\bar{x}\pm 3SD$ 作为质量控制限）来判断分析在控或失控，缺点是仅涉及一个质量控制规则，往往不能满足更高的质量控制要求（图 23-2）。

（2）阳性率的统计室内质量控制　以每次日常检测的阳性率比值作为数据，分析每

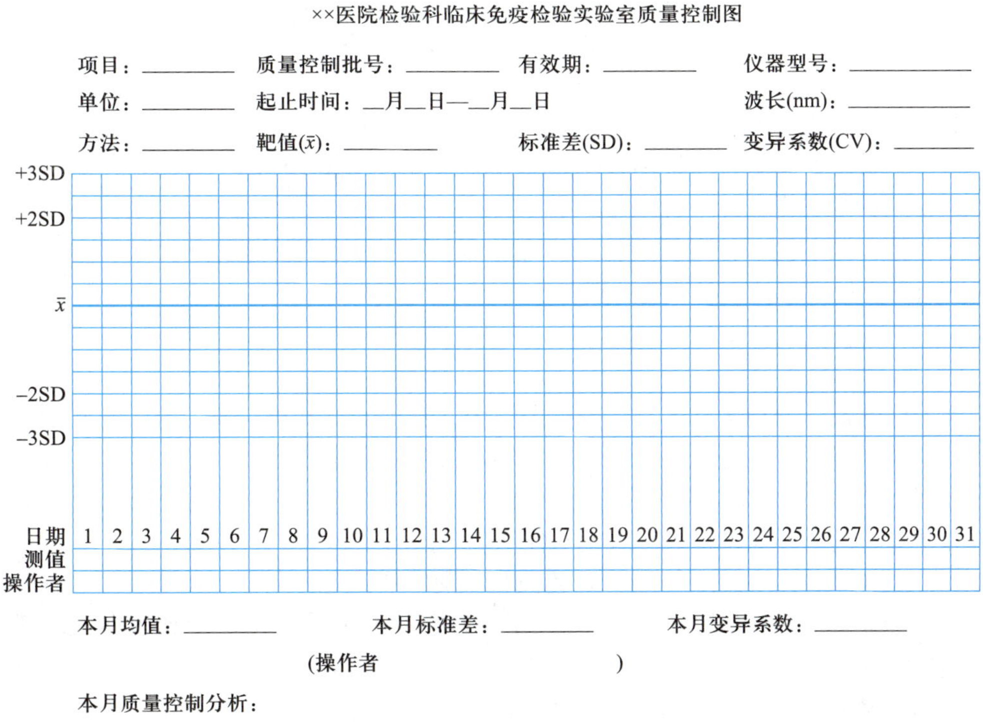

图 23-2　Levey-Jennings 质量控制图

天日常患者检测结果中阳性率出现的概率。根据小概率事件原理，如果这种结果出现的概率<5%，则判为失控，需分析失控原因。该法适用于定性和半定量免疫学检验项目，如凝集试验、沉淀试验、荧光免疫试验、固相膜免疫技术或非定量的酶免疫试验和化学发光免疫分析技术等。

2. 非统计室内质量控制方法　将靶抗原或靶抗体的浓度接近试剂测定下限的质量控制样品和阴性质量控制样品，随机放在临床标本中同时测定，质量控制样品测定结果与预期结果相符，则判为在控。非统计室内质量控制方法适用于定性和半定量免疫检验项目，常用的有沉淀试验、凝集试验、荧光免疫试验、固相膜免疫技术、ELISA 和 CLIA 等。如荧光免疫技术检测自身抗体时，每次测定都应至少同时检测一个已知的弱阳性对照，这有助于判断临床常规标本的结果是否有效。

（二）室内质量控制样品的条件及应用

质量控制样品是保证质量控制工作的重要物质基础。使用质量控制样品，建立质量控制标准，在常规工作基础上评价检测结果的精密度和准确性。

质量控制样品又称质控物，其实质就是为质量控制目的而制备的标本，是含量已知并处于与实际标本相同的基质中的特性明确的物质，故质量控制样品必须按患者标本一样进行检测。按照用途质量控制样品可分为室内质量控制样品、室间质量评价样本、质量控制血清盘三类。

1. 理想的室内质量控制样品的基本条件为：① 基质应尽可能地与临床常规实验的待测标本一致；② 样品所含待测物浓度接近实验或临床决定性水平；③ 在适当的保存条件下长期稳定；④ 靶值或预期结果已知；⑤ 无已知的传染危险性；⑥ 单批可大量获得，价格低廉。

2. 质量控制品的应用

（1）灵敏度控制　将质量控制样品临界值血清插入常规检测工作中，检测试验盒灵敏度是否达到规定要求。

（2）精密度控制　使用质量控制样品临界值血清，连续测定 20 次以上，得到平均值（$\bar{x}$）和标准差（SD）作质量控制图。

（三）失控的处理

失控后的最佳处理是确认导致失控的原因，发现问题并提出妥善解决的办法，进而消除失控的原因，防止再次发生。以下为导致失控的常见因素。

1. 测定操作中的随机误差　如标本和试剂吸取的重复性差、试剂未混匀、洗涤不充分和温育时间及环境条件的一致性不佳等。

2. 仪器的问题　如光路不洁、比色波长不对、管道堵塞等。

3. 试剂的问题　如校准品变质或有误、显色底物变质、试剂受到污染、试剂因贮存不当失效等。

4. 室内质量控制样品失效。

根据免疫检测具体项目，对失控做出恰当的判断。要填写失控报告单并上报专业组长。寻找失控的原因和处理的步骤包括：重新测定同一室内质量控制样品、新开一支室内质量控制样品重新检测、进行仪器维护或更换试剂、重测失控项目、重新校准等。如仍无法纠正，则应暂缓失控项目标本的检测，并要求包括检测系统厂商技术支持人员等在内的所有可能的技术支援，寻找失控的原因。

（四）室内质量控制的局限性

室内质量控制可确保每次测定与确定的质量标准一致，但不能保证单个标本测定中不出现误差，如标本鉴别错误、标本吸取错误、结果记录错误等。不同的临床实验室此类误差发生率不同，但均匀地存在于免疫学检验的分析前、中、后等不同阶段。

七、室间质量评价

（一）室间质量评价的作用

通过相应的免疫质量评价项目来检验室间质量评价工作，这对于保证临床免疫检验的质量，使之具有较高的重复性、准确性和各实验室之间的结果可比性，具有十分重要的意义。

EQA 是为确定实验室能力而进行的活动，是按照预先规定的条件，由两个或多个实验室对相同或类似被测物品进行检测的组织、实施和评价。EQA 是实验室之间的比对试验，而 PT 试验是利用 EQA 的结果，评审实验室的技术能力。EQA 的目的可以是多方面的，包括：① 评价实验室的整体检验能力；② 评价实验室工作人员的个人检验能力；③ 确定检验方法的精密度；④ 确定某一样品的准确度。PT 的目的仅是利用实验室间比对检验结果，检查实验室的整体检验能力。

（二）室间质量评价的局限性

1. 参评实验室没有将 EQA 样本和患者标本同等对待。实验室担心质量评价成绩，常采用特选试剂对质量评价标本进行多次重复检测，该方式导致质量评价结果反映不了实验室的真实检测情况。
2. 单一靶值难以评价单个实验室和测定方法。
3. 不同的 EQA 程序对实验室评价可能不同。

（三）质量保证、室内质量控制和室间质量评价的关系

质量保证是临床免疫检验实验室工作的一个核心活动。免疫学检验的基本步骤可分为标本收集和处理、实验室检测过程和结果的报告与解释等。IQC 仅覆盖上述各步的测定分析步骤，EQA 除了检测测定分析步骤，还包括一个较大范围的实验室活动，如标本接受过程中样本处理的可靠性、测定结果的报告与解释等。QA 覆盖的活动范围更宽，最重要的是标本收集、结果报告和解释阶段。QA 还应评价检验报告的发出周期（及时性）、完整性和简洁性。采用统计学方法对临床免疫学检验进行过程质量控制，是免疫学检验 IQC 的中心环节。EQA 作为 IQA 的补充，是临床免疫学检验质量控制不

可或缺的部分。临床免疫检验实验室工作的质量保证在确保患者治疗质量上有重要的意义。

第四节 分析后的质量控制

分析后的质量控制是指对获得检验结果后的主要过程的质量控制，主要包括检验结果的报告与解释，检验后标本的处理、检验咨询和与临床沟通。

微课：分析后质量控制

报告单发出后要及时送达临床医师以便为患者诊治参考，要防止报告错送或遗失。也应正确地对待反馈信息，有计划地收集来自临床医师的意见，和临床医师沟通。还应重视患者意见认真分析，特别是怀疑检查结果与临床医师的诊断不符合时，要求及时反馈复查，明确责任，不要延误患者的诊治。

一、检验结果的报告与解释

（一）检验报告的审核

签发审核是检验报告发出的最后一个环节。审核内容包括：① 医师申请的项目是否全部检测，有无遗漏项；② 根据检测项目的参考区间、可报告范围、危急值等判断范围审核检测结果；③ 结合临床资料分析检测结果，对异常结果要结合患者的年龄、性别、临床诊断等信息进行系统性评价，以判断检测结果与患者病情的符合性，必要时联系检验申请医师，了解必要信息并做出审核判断；④ 同一标本不同项目检测结果的相关性分析，通过分析检测结果间的内在联系和关系，判断结果是否可靠；⑤ 检测结果的动态对比分析，参考动态检测结果并结合临床资料审核判断；⑥ 逻辑审核，利用 LIS 系统进行逻辑审核发现并排除不符合逻辑的检测结果。

（二）检验结果的报告

检验报告单是传送信息的一种主要形式和文书，是临床医师诊治患者的重要依据，具有法律效力。因此，必须重视报告单填写、审核、签发和登记。一份内容完整的检验结果报告单必须符合如下要求。

1. 结果准确真实　为检验报告单的基本要求，不能有差错，不能出假报告。

2. 内容简洁易辨　内容简明扼要，字迹清晰，加盖图章者要求字字明显。

3. 报告格式规范　使用法定计量单位，结果规范。新项目或不常用项目应有中文全称及英文缩写，并注明参考区间。

4. 填写内容全面　必须逐项填写报告单的各项内容。注意标本种类、采集日期和时间，标本接收时间、签发报告时间。急诊检验报告单还应记录电话报告时间和受话人的姓名。

实验室必须有各种分类结果记录本，要求保存 5 年，可用于随时查询需要和回顾性资料分析。有条件的单位还可建立住院患者检测结果登记卡。目前，国内的临床实验室大多数已实现计算机网络化管理，临床随时通过联机网络检索查询报告，了解患者某检测项目结果的动态趋势，随时观察实验室质量控制记录与图表。

（三）检验结果的解释

筛查试验或诊断试验的“反应性”或“阳性反应”结果，需通过确认试验或其他检测来进一步判断是否为真阳性结果。检测方法的敏感性、特异性和待测物在检测人群中的阳性率，决定了检测结果阳性预测值的高低。因此，免疫学检验的结果解释十分重要。结果解释需指出该检测结果提示疾病的可能性，并说明在何种情况下可能出现假阳性或假阴性结果，给出排除假阳性或假阴性结果的方法。若已在进行进一步检测，在检验报告中应予以说明。

二、检验后标本的保存与处理

（一）标本的保存

检验后标本的储存是指对检验后的标本进行规定期限的保留，以备医师、患者对检验结果有疑惑时进行复查核对。

临床免疫学检验项目的标本保存不应超过一周，抗原、抗体的标本可保存较长时间，必要时可冷冻保存。标本应按日期分别保存，有明显的标识，到保存期后即行处理。对敏感、重要的标本应专人专管，且加锁重点保管。要建立标本的存放信息管理系统，设立每个标本的有效存放时间和最终销毁时间，并可通过患者信息进行快速定位找到标本的存放位置。

（二）废弃标本的处理

标本贮存于专用的、有明显标识的生物危害废物贮存袋内，从实验室取走前进行高温、高压或化学法消毒，最后送无公害化处理中心处理。

三、检验咨询和与临床沟通

临床免疫检验实验室应全方位面向医师、护士和患者提供检验医学咨询服务，与临床沟通，提高检验医学的服务质量。

（一）咨询服务

可通过设立检验医学咨询门诊或咨询热线、参加临床查房、参加临床会诊和病例讨论、参与检验与临床结合的科研和教学活动等方式进行咨询。提供咨询时，应对由于检验方法的局限性（敏感性和特异性）、标本质量、疾病的自然发展过程、参考区间、阳性反应判断值、医学决定水平等因素对检测结果造成的影响做出解释。临床免疫检验的检测对象相对较微量，且随生理活动有较大的波动，故为临床提供咨询的优劣将直接影响医师对检测结果的认可及其对疾病的诊断。

对病毒性感染的疾病的咨询应注意窗口期问题，所有检验结果原则上都是患者隐私权的一部分，未经本人同意，不得公开。虽然检验结果原则上只发给检验申请者，有时从保护患者的角度出发，可能不宜将检验结果直接发给患者本人。但是，抗 HIV 抗体阳性、梅毒反应阳性、淋球菌阳性、肝炎血清学标志物阳性的结果，应直接报送检验申请者本人。

（二）检验与临床的沟通

建立和临床定期沟通的机制，沟通涉及检验的全过程。分析前主要围绕检验项目的正确选择和标本的正确采集。分析后的沟通主要是临床对检验质量的反馈。沟通的方式最常用的是电话联系，或召开检验-临床对话会，或全院性的工作会议，举办检验医学专题讲座，编印检验信息发放到临床科室，检验人员参与临床查房或会诊，通过医院信息管理系统在网上与临床的信息交流等。

（旷兴林）

思考题

第二十三章
在线测试

1. 免疫学试验方法的可信性和诊断效率评价指标有哪些？
2. 何为质量控制样品？质量控制样品的基本条件是什么？
3. 免疫学检验的全过程质量控制包括哪些？其主要内容是什么？
4. 质量保证、室内质量控制和室间质量评价的关系是什么？

中英文名词对照

A

癌胚抗原　carcinoembryonic antigen，CEA
氨甲蝶呤　aminopterin，A

B

白细胞介素　interleukin，IL
白细胞黏附缺陷病　leukocyte adhesion deficiency disease，LADD
斑点金免疫层析试验　dot immunogold chromatographic assay，DICA
斑点酶免疫渗滤试验　dot immunoenzyme filtration assay，DIEFA
斑点酶免疫吸附试验　dot enzyme linked immunosorbent assay，Dot-ELISA
斑贴试验　patch test
半抗原　hapten
包被　coating
胞质型　cytoplasmic
变态反应　allergy
变异系数　coefficient of variation，CV
变应原　allergen
标准差　standard deviation，SD/S
标准化操作程序　standard operating procedures，SOP
丙型肝炎病毒　hepatitis C virus，HCV
丙种球蛋白病　gammopathy
病原体相关模式分子　pathogen associated molecular pattern，PAMP
补体　complement，C
补体结合试验　complement fixation test，CFT
补体受体　complement receptor，CR
不完全抗原　incomplete antigen

C

侧向散射光　side scatter，SS
常规条件变异　routine conditions variance，RCV
超变区　hypervariable region，HVR
超急性排斥反应　hyperacute rejection
超抗原　superantigen，SAg
超敏反应　hypersensitivity reaction
重复性条件　repeatability conditions
重链病　heavy-chain disease，HCD
迟发型超敏反应　delayed type hypersensitivity，DTH
床边诊断（即时检验）　point of care testing，POCT
纯度数　reinheit zahl，RZ
次黄嘌呤　hypoxanthine，H
刺激指数　stimulating index，SI
促甲状腺激素受体　thyroid stimulating hormone receptor，TSHR

D

带现象　zone phenomenon
单纯疱疹病毒　Herpes virus
单核-巨噬细胞　mononuclear phagocyte
单核细胞　monocyte
单克隆丙种球蛋白病　monocolonal immunoglobulinopathy
单克隆抗体　monoclonal antibody，McAb
蛋白酶 3　proteinase3，PR3
氮蓝四唑　nitro-blue tetrazolium，NBT
德州红　Texas red

等价带　equivalence zone
点刺试验　prick test
碘化丙啶　propidium iodide，PI
电化学发光免疫分析　electrochemiluminescence immunoassay，ECLIA
淀粉样变性　amyloidosis
动基体　kinetoplast
毒性弥漫性甲状腺肿　Graves disease
对羟基苯乙酸　4-Hydroxyphenylacetic acid，HPA
对-硝酸苯磷酸酯　p-nitrophenyl phosphate，p-NPP
多发性骨髓瘤　multiple myeloma，MM
多发性肌炎　polymyositis，PM
多发性硬化症　multiple sclerosis，MS
多克隆丙种球蛋白病　polycolonal immunoglobulinopathy
多克隆抗体　polyclonal antibody，PcAb

E

恶性淋巴瘤　malignant lymphoma
二氨基联苯胺　3,3'-diaminobenzidine，DAB

F

发光　luminescence
发光剂　luminescence reagent
反应性氮中间物　reactive nitrogen intermediates，RNI
反应性氧中间物　reactive oxygen intermediates，ROI
放射变应原吸附试验　radioallergosorbent test，RAST
放射免疫吸附试验　radioimmunosorbent test，RIST
非器官特异性自身免疫性疾病　non-organ specific auto immune disease
肥大细胞　mast cell，MC
肺出血-肾炎综合征　Goodpasture's syndrome
分化群　cluster of differentiation，CD
分泌片　secretory piece，SP
风疹病毒　Rubella virus
封闭　blocking
弗氏佐剂　Freund adjuvant，FA
辅助性T细胞　helper T cell，Th
副蛋白　paraprotein

G

甘露聚糖结合凝集素　mannan-binding lectin，MBL
感染性疾病　Infectious diseases
干扰素　interferon，IFN
干燥综合征　Sjogren syndrome，SS
高内皮微静脉　high endothelial venule，HEV
弓形体　Toxoplasmosis
共同抗原　common antigen
供者　donor
钩状效应　hook effect
构象表位　conformational determinant
骨架区　framework region，FR
骨髓　bone marrow
固相放射免疫测定　solid-phase radioimmunoassay，SPRIA
固有免疫　innate immunity
光照发光　photoluminescence
过碘酸-赖氨酸-多聚甲醛　periodate-lysine-paraformaldehyde，PLP

H

合成疫苗　conjugate vaccine
核糖核蛋白抗体　antibodies to RNP
核膜型　membranous，M
核仁型　nucleolar，N
核小体　nucleosome
核周型　perinuclear
恒定区　constant region，C
红藻　red algate
化学发光　chemiluminescence
化学发光酶免疫测定　chemiluminescence enzyme immunoassay，CLEIA
化学发光免疫测定　chemiluminescence immunoassay，CLIA
混合淋巴细胞培养　mixed lymphoxyte culture，MLC
混合性结缔组织病　mixed connective tissue disease，

MCTD
活疫苗　living vaccine
获得性免疫缺陷综合征　acquired immunodeficiency syndrome，AIDS

J

基因工程抗体　genetic engineering antibody
基因工程疫苗　genetically engineering vaccine
激发试验　provocation test
激光捕获显微切割　laser capture microdissection，LCM
激光扫描共聚焦显微镜　laser scanning confocal microscope，LSCM
急性排斥反应　acute rejection
集落刺激因子　colony-stimulating factor，CSF
计划免疫　planed immunization
继发性免疫缺陷病　econdary immunodeficiency disease，SIDD
甲胎蛋白　alpha-fetoprotein，AFP
甲型肝炎病毒　hepatitis A virus，HAV
甲瓒　formazan
间接免疫荧光法　indirect immunofluorescence，IIF
碱性磷酸酶　alkaline phosphatase，ALP
降钙素　calcitonin，CT
交叉反应　cross reaction
胶体金免疫渗滤试验　colloidal gold immunofiltration assay，CGIA
经典途径　classical pathway，CP
精密度　precision
巨噬细胞　macrophage，Mφ
巨细胞病毒　cytomegalovirus
聚乙烯吡咯烷酮　polyvinyl pyrolidone，PVP
均质型　homogeneous，H

K

抗感染免疫　anti-infection immunity
抗核抗体　antinuclear antibody，ANA
抗核小体抗体　anti nucleosome antibody，AnuA
抗环瓜氨酸肽抗体　antibodies against citrullinated peptides，anti-CCP
抗角质层抗体　anti-cuticle antibody，ASCA
抗可溶性肝抗原/肝胰抗原抗体　anti-soluble liver antigen/Liver pancreatic antibody，SLA/LP
抗磷脂抗体　anti-phospholipid antibody，APLA
抗磷脂酸抗体　anti-phospholipid acid antibody，APAA
抗磷脂酰丝氨酸抗体　anti-phosphatidylserine antibody
抗内皮细胞抗体　anti-endothelial cell antibodies，AECA
抗平滑肌抗体　anti-smooth muscle antibody，ASMA
抗球蛋白试验　antiglobulins test，AGT
抗肾小管基膜肾炎　anti-tubular basement membrane nephritis，anti-TBM nephritis
抗肾小球基膜肾炎　anti-glomerular basement membrane nephritis，anti-GBM nephritis
抗丝集蛋白抗体　antiflaggrin antibody，AFA
抗体　antibody，Ab
抗体芯片　antibody chip
抗体依赖的细胞介导的细胞毒作用　antibody dependent cell-mediated cytotoxicity，ADCC
抗线粒体抗体　anti-mitochondria antibodies，AMA
抗心磷脂抗体　anti-cardiolipin antibody，ACLA
抗原　antigen，Ag
抗原结合片段　fragment of antigen binding，Fab
抗原决定基　antigenic determinant
抗中性粒细胞胞质抗体　antineutrophil cytoplasmic antibodies，ANCA
颗粒型　speckled，S
可变区　variable region，V
可结晶片段　fragment crystallizable，Fc
克隆酶供体免疫分析　cloned enzyme donor immunoassay，CEDIA

L

辣根过氧化物酶　horseradish peroxidase，HRP
类毒素　toxoid
类风湿关节炎　rheumatoid arthritis，RA
类风湿因子　rheumatoid factor，RF
粒细胞减少症　granulocytopenia
粒细胞缺乏症　agranulocytosis
连接链　joining chain，J

联合免疫缺陷病 combined immunodeficiency disease，CID
链霉亲和素 streptavidin，SA
链霉亲和素-生物素-过氧化物酶复合物 streptavidin biotin-peroxidase complex，SABC
量子点 quantum dots，QDS
邻苯二胺 o-phenylenediamine，OPD
淋巴毒素 lymphotoxin，LT
淋巴结 lymph node
淋巴细胞 lymphocyte
淋巴细胞交叉配型试验 lymphocyte cytotoxicity crossmatching
淋巴细胞转化试验 lymphocyte transformation test，LTT
流动室 flow chamber
流式细胞术 flow cytometry，FCM
轮状病毒 rotavirus，RV
罗丹明 rhodamine

M

慢性排斥反应 chronic rejection
芒图法 Mantoux
酶标链霉亲和素-生物素法 labelled streptavidin biotin，LSAB
酶扩大免疫分析技术 enzyme-multiplied immunoassay technique，EMIT
酶联免疫斑点试验 enzyme-linked immunospot assay，ELISPOT
酶联免疫吸附试验 enzyme-linked immunosorbent assay，ELISA
酶免疫测定技术 enzyme immunoassay，EIA
酶免疫组织化学技术 enzyme immunohistochemistry technique，EIHCT
门 gate
免疫 immunity
免疫磁珠分离技术 immunomagnetic beads separation Techniques，IMB
免疫复合物 immune complex，IC
免疫胶乳比浊法 immunolatex turbidimetry
免疫耐受 immunological tolerance
免疫器官 immune organ
免疫球蛋白 immunoglobulin，Ig
免疫球蛋白病 Immunoglobulinopathy
免疫球蛋白超家族 immunoglobulin superfamily，IgSF
免疫缺陷病 immunodeficiency disease，IDD
免疫系统 immune system
免疫细胞 immune cell
免疫细胞化学技术 immunocytochemistry technique
免疫芯片 immunochip
免疫性血小板减少性紫癜 immunologic thrombocytopenic purpura，ITP
免疫学 immunology
免疫印迹检测法 Western Blot
免疫印迹试验 immunoblotting test，IBT
免疫应答 immune response
免疫原 immunogen
免疫增殖性疾病 immunoproliferative disease，IPD
免疫组织化学技术 immunohistochemistry technique
免疫佐剂 immunoadjuvant
模式识别受体 pattern recognition receptor，PRR
膜辅助因子蛋白 membrane cofactor protein，MCP
膜攻击复合物 membrane attack complex，MAC

N

黏膜相关淋巴组织 mucosal-associated lymphoid tissue，MALT
凝集素 lectin

P

旁路途径 alternative pathway，AP
胚胎组织移植 embryo organization transplantation
皮肤试验 skin test
皮肌炎 dermatomyositis，DM
皮内试验 intradermal test
葡萄糖氧化酶 glucose oxidase，GOD

Q

器官特异性自身免疫性疾病 organ specific autoimmune disease
前列腺特异性抗原 prostate specific antigen，PSA

前向散射光　forward scatter，FS
亲和力　avidity
亲和素　avidin，A
亲和性　affinity
亲和组织化学　affinity histochemistry
轻链病　light chain disease，LCD
区域　region
趋化因子　chemokine
趋化指数　chemotactic index，CI
群体反应性抗体　panel reactive antibodies，PRA

R

热聚人 IgG　heat agglutionafion human IgG，HAHG
人白细胞分化抗原　human leukocyte differentiation antigen，HLDA
人工被动免疫　artificial passive immunization
人工主动免疫　artificial active immunization
人类白细胞抗原　human leukocyte antigen，HLA
人类免疫缺陷病毒　human immunodeficiency virus，HIV
人绒毛膜促性腺激素　human chorionic gonadotrophin，HCG
人源化抗体　humanized antibody
乳铁蛋白　lactoferrin，LF

S

三丙胺　tripropylamine，TPA
散射免疫比浊法　nephelometry immunoassay
杀菌性/通透性增强蛋白　bactericidal/permeability-increasing protein，BPI
神经元特异性烯醇化酶　neuron specific enolase，NSE
生物发光　bioluminescence
生物素　biotin，B
生物素-亲和素系统　biotin-avidin system，BAS
生长因子　growth factor，GF
时间分辨荧光免疫测定　time-resolved fluorescence immunoassay，TRFIA
实验室能力验证　proficiency testing，PT
适应性免疫　adaptive immunity
室间质量评价　external quality assessment，EQA
室内质量控制　internal quality control，IQC
嗜碱粒细胞组胺释放试验　basophil histamine release test，BHRT
受者　recipient
树突状细胞　dendritic，DC
顺序表位　sequential determinant
斯托克斯位移　Stokes shift
死疫苗　killed vaccine
四甲基联苯胺　3,3’,5，5’-tetramethylbenzidine，TMB
四甲基异硫氰酸罗丹明　tetramethyl rhodamine isothiocyanate，TRITC
四乙基罗丹明　rhodamine，RB200
速率散射比浊法　rate nephelometry
宿主　host
宿主抗移植物反应　host versus graft rejection，HVGR
髓过氧化物酶　myeloperoxidase，MPO
损伤相关模式分子　damage associated molecular patterns，DAMP

T

糖链抗原　carbohydrate antigen，CA
体液免疫应答　humoral immune response
调节性 T 细胞　regulatory T cell，Treg
铁蛋白　ferritin，FE
同系移植　syngraft
同种异体移植　allograft
透射免疫比浊法　turbidimetric immunoassay
吞噬率　phagocytic rate
吞噬指数　phagocytic index

W

外周免疫器官　peripheral immune organ
外周血单个核细胞　peripheral blood mononuclear cell，PBMC
完全抗原　complete antigen
微量淋巴细胞毒试验　microcytotoxicity assay
温育　incubation

X

西妥昔　cetuximab
系统性红斑狼疮　systemic lupus Eratosthenes，

SLE
细胞毒性 T 细胞　cytotoxic T lymphocyte，TCL 或 Tc
细胞角蛋白　cytokeratin，CK
细胞免疫应答　cellular immune response
细胞膜表面衰变加速因子　decay-accelerating factor，DAF
细胞黏附分子　cell adhesion molecule，CAM
细胞外基质　extracellular matrix，ECM
细胞因子　cytokine
细胞因子风暴　cytokine storm
腺苷脱氨酶　adenosine deaminase，ADA
心磷脂　cardiolipin
性联高 IgM 综合征　X-linked high IgM syndrome，XLHM
性联无丙种球蛋白血症　X-linked agammaGlobulinemia，XLA
胸腺　thymus
胸腺非依赖性抗原　thymus independent antigen，TI-Ag
胸腺嘧啶核苷　thymidine，T
胸腺依赖性抗原　thymus dependent antigen，TD-Ag
溴氯羟吲哚磷酸盐　5-bromo-4-chloro-3-indolyl phosphate，BCIP
选择性 IgA 缺陷病　selective IgA deficiency disease
血清铁蛋白　serum ferritin，SF
血小板活化因子　platelet activating factor，PAF
循环免疫复合物　circulating immune complex，CIC

Y

亚单位疫苗　subunit vaccine
吖啶酯　acridinium，AE
阳性判定值　cut-off，CO
阳性预测值　positive predictive value，PPV
氧化荧光素　oxyluciferin
药物超敏反应　drug hypersensitivity reactions，DHR
移植　transplantation
移植排斥反应　transplantation rejection
移植物抗宿主病　graft versus host disease，GVHD
移植物抗宿主反应　graft versus host rejection，GVHR
异硫氰酸基罗丹明 X　Rhodamine X，X-RITc
异硫氰酸荧光素　fluorescein isothiocyanate，FITC
异位移植　heterotopic transplantation
异种移植　xenograft
意义不明的单克隆丙种球蛋白病　monoclonal gammopathy of undetermined significance，MGUS
阴性预测值　negative predictive value，NPV
荧光激活细胞分选仪　fluorescence-activated cell sorter，FACS
荧光抗体技术　fluorescence antibody technique，FAT
荧光免疫测定　fluorescence immunoassay，FIA
荧光免疫显微技术　immunofluorescence microscopy
荧光偏振免疫测定　fluorescence polarization immunoassay，FPIA
荧光素酶　luciferase
萤火虫荧光素　firefly luciferin
硬化症　scleroderma
游离轻链　free light chain，FLC
原发性 B 细胞缺陷病　primary B lymphocyte deficiency disease
原发性 T 细胞缺陷病　primary T lymphocyte deficiency disease
原发性补体系统缺陷病　primary complement system deficiency disease
原发性巨球蛋白血症　primary macroglobulinemia
原发性免疫缺陷病　primary immunodeficiency disease，PIDD
原位移植　orthotopic transplantion

Z

藻胆蛋白　phycobiliprotein
藻红蛋白　phycoerythrin，PE
藻红蛋白-得克萨斯红　energy coupled dye，ECD
造血干细胞　hematopoietic stem cell，HSC

诊断敏感性　sensitivity of diagnosis
诊断特异性　specificity of diagnosis
诊断效率　efficiency of diagnosis
阵发性冷性血红蛋白尿症　paroxysmal cold hemoglobin，PCH
阵发性睡眠性血红蛋白尿症　paroxysmal nocturnal hemoglobinuria，PNH
正态分布　gaussian distribution
植物血凝素　phytohemagglutinin，PHA
质量保证　quality assurance，QA
质量控制　quality control，QC
中枢免疫器官　central immune organ
中性粒细胞　neutrophil
终点散射比浊法　endpoint nephelometry
肿瘤标志物　tumor marker，TM
肿瘤抗原　tumor antigen
肿瘤免疫学　tumor immunology
肿瘤特异性抗原　tumor specific antigen，TSA
肿瘤相关抗原　tumor associated antigen，TAA
重症肌无力　myasthenia gravis，MG
重症联合免疫缺陷病　severe combined immunodeficiency disease，SCID
主要组织相容性复合体　major histocompatibility complex，MHC
主要组织相容性抗原　major histocompatibility antigen，MHA
准确度　accuracy
自然杀伤　natural killer，NK
自身反应性T淋巴细胞　autoreactive T lymphocytes
自身抗体　autoantibody
自身免疫　autoimmunity
自身免疫耐受　autoimmune tolerance
自身免疫性疾病　autoimmune disease，AID
自身免疫性溶血性贫血　autoimmune hemolytic anemia，AIHA
自身特异性细胞免疫　specific cellular immunity
自体移植　autograft
组织蛋白酶　cathepsin G，CG
最佳条件变异　optimal conditions variance，OCV

参考文献

[1] 贾天军,李永军,徐霞.临床免疫学检验技术[M].武汉:华中科技大学出版社,2021.
[2] 吕世静,李会强.临床免疫学检验[M].4版.北京:中国医药科技出版社,2020.
[3] 林逢春,石艳春.免疫学检验[M].4版.北京:人民卫生出版社,2018.
[4] 孙逊,凌虹,杨巍.医学免疫学[M].9版.北京:高等教育出版社,2022.
[5] 朱诗国,程晓东.医学免疫学[M].上海:上海科学技术出版社,2020.
[6] 黄彬红,陈水亲.医学免疫学[M].北京:化学工业出版社,2019.
[7] 曹雪涛.医学免疫学[M].7版.北京:人民卫生出版社,2018.
[8] 齐静姣,卢小玲.医学免疫学[M].武汉:华中科技大学出版社,2018.
[9] 陈永富.免疫学[M].杭州:浙江大学出版社,2021.
[10] 秦庆颖,林逢春.免疫学基础与病原生物学[M].杭州:浙江大学出版社,2018.
[11] 龚卫娟.医学免疫学与病原生物学[M].北京:科学出版社,2018.
[12] 肖纯凌,吴松泉.病原生物学和免疫学[M].8版.北京:人民卫生出版社,2018.

反盗版举报电话　（010）58581999　58582371

反盗版举报邮箱　dd@hep.com.cn

通信地址　北京市西城区德外大街 4 号　高等教育出版社法律事务部

邮政编码　100120